疫学と人類学
医学的研究におけるパラダイムシフト

訳
木原　正博
京都大学大学院医学研究科社会健康医学系専攻社会疫学分野 教授

木原　雅子
京都大学大学院医学研究科社会健康医学系専攻社会疫学分野 准教授
国連合同エイズ計画共同センター長

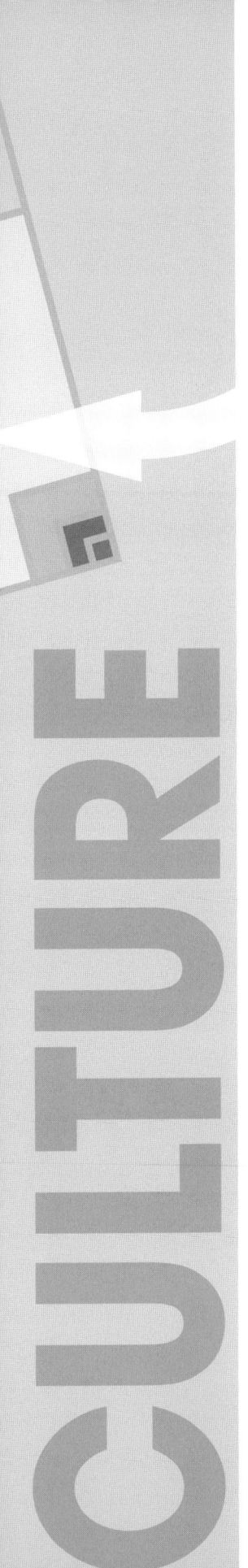

Epidemiology and Culture

James A. Trostle
Trinity College, Hartford

メディカル・サイエンス・インターナショナル

Authorized translation of the original English edition,
"Epidemiology and Culture"
First Edition
by James A. Trostle

Copyright © 2005 by Cambridge University Press

This translation is published by arrangement with Cambridge University Press,
The Edinburgh Building, Shaftesbury Road
Cambridge CB2 8RU, UK

© First Japanese Edition 2012 by Medical Sciences International, Ltd., Tokyo

Printed and Bound in Japan

訳者序文

　「Epidemiology and Culture」という題名に惹かれて一気に読み切り，翻訳を決心するまでにはそれほど時間はかかりませんでした。この本の意義は，膨大な医学的書籍の中で，「オンリーワン」の高い独自性を持ち，かつ医学的研究の新しいパラダイムの要となる論考が展開されているところにあります。

　本書に惹かれた理由は，私たちが提唱してきた「ソシオ・エピデミオロジー（社会疫学）socio-epidemiology」（注：本書に登場する"social epidemiology［社会疫学］"とは，訳語は同じですが概念が全く異なるので注意）と理念が共通していたからです。もともと分子疫学者であった私たちが，エイズ研究に関わる中で，行動の文化性を痛感し，予防の実践を迫られる中で，質的研究，行動科学，ソーシャルマーケティングなどの社会科学分野と疫学を総合するアプローチを開拓し，それを「ソシオ・エピデミオロジー（社会疫学）」と名づけたのは，1999年のことでした。そして，それを2000年に赴任した京都大学の公衆衛生大学院（社会健康医学系専攻）の教室名とし，講義でも教えてきました。私たちは，疫学から社会科学へ，著者トゥロースルは，社会科学（人類学）から疫学へと至り，アプローチはいわば正反対ですが，私たちと著者は，両分野の統合が必要というほぼ同じ境地に到達したということになります。

　著者との邂逅は，私とジム・トゥロースル Jim Trostle の共通の友人，Mitchell Feldman（カリフォルニア大学サンフランシスコ校医学部教授）がもたらしてくれたものでした。京都大学医学研究科の私の分野の客員教授である彼が，2011年にサバティカルの10カ月を奥さんの Jane Kramer と共に京都で過ごすことになり，その期間に京都を訪れた多くの彼らの友人たちの1人が著者トゥロースルだったのです。教室でセミナーをお願いし，食事を共にし，古都の雪見酒ですっかり意気投合して，本書の翻訳事業が始まることになりました。

　本書の翻訳は決して容易な作業ではありませんでしたが，本書はその苦労に値するものでした。かのルドルフ・ウィルヒョウから現代に至る歴史的記述と，「人」，「場所」，「時」という概念の人類学的考察を通して，「疫学」が歴史的，文化的に考察されています。疫学がこのような観点から考察されたことはなく，恐らく多くの読者は，浮かび上がってくる「疫学」の姿に少し驚き，戸惑われるかも知れません。かつて(19世紀)，人間の健康は社会文化的次元で捉えられ，保健問題の解決には，社会改革が必要と考え

られていました．疫学はその文脈の中で，ジョン・スノーやピーター・パヌムらの手によって誕生したものなのです．しかし，その後，医学の発達とともに生物学的疾病観が支配的になるにつれて，疫学から社会的視点が脱落し，延々とリスクを生産する現在の「リスクファクター疫学」に陥ったと，著者は指摘します．そして，近年の，social epidemiology（社会疫学）の登場は，疫学にいくらかの「社会性」を取り戻す動きではあるものの，人類学的にみれば，社会文化を少数の変数に還元する方法には限界があり，疫学がその本来の姿を取り戻すためには，疫学と人類学が共同するパラダイムを拓く必要があると，著者は主張するのです．もちろん，人類学の側も，ただあるがままを観察するだけではなく，疫学と共同して，介入的研究にも貢献する学問としての脱皮が必要であると説いています．私たちの目的が，人々の健康向上に貢献することであるならば，彼が，南アメリカでの経験や，多くの重要人物へのインタビューや膨大な文献渉猟からたどり着いたこの結論に，私たちは，真摯に耳を傾ける必要があると思います．

　本書は，私たちが，メディカル・サイエンス・インターナショナルから出しているシリーズ6冊目に当たる出版となります．このシリーズは，疫学と社会科学，量的方法と質的方法を統合する新しい医学的研究のパラダイムの形成に役立つ優れた書籍を選択して出版しているもので，幸い，「医学的研究のデザイン——研究の質を高める疫学的アプローチ」をはじめとする書籍は，いずれも高い評価を得て，既に教科書として定番化しているものも少なくありません．新たにシリーズに加わった本書が，これまでの書籍同様，様々な医学分野の研究者や学生の皆さんの学習に少しでも役立つことを心から願ってやみません．

　最後に，本書の翻訳には，細心の注意を払っていますが，著者の主張をより明確にするために，議論を整理した部分も少なくありません．原文を損なうことはないと信じていますが，その適切性については読者のご判断を仰ぎたいと思います．

平成24年10月3日

木原正博
木原雅子

序　文

　私はこの本の出版を20年も待ち焦がれていたと言えるかもしれません。今から20年以上も前の，1983年に，カリフォルニア大学バークレイ校の私の授業に，ある1人の学生が現れました。彼の名前は，ジム・トゥロースル Jim Trostle。彼は，医療人類学のプログラム(サンフランシスコ校医学部とのジョイントプログラム)の博士課程の学生で，1年休学して，公衆衛生学修士(Master of Public Health)のコースを受講していたのでした。当時私は，公衆衛生大学院の社会疫学(social epidemiology)の教授で，心理社会的要因と疾病との関連についての研究と教育を行っていました。授業の間中，この学生は，私の言うことにいちいち口をはさんできました。彼は，私が，文化の概念に十分な注意を払っていない，それが研究結果を損なっていると批判するのです。彼の持論は，疫学者と人類学者は共同する道を探るべきであり，そうすることによって，両分野は人間の福祉によりよく貢献できるというものでした。
　私は彼の言い分は間違ってはいないだろうと思いました。しかし，同時に，それは真剣に取り組むにはあまりに難しい課題であるとも思われました。なぜなら，疫学は，大きな集団を対象とした量的研究であり，人類学は，例えば，遠く離れた太平洋の島々で，質的方法やエスノグラフィを用いる研究で，疫学と人類学では，読む本も，使う言葉も違い，何よりも歴史や伝統から見ても，両者の違いはあまりにも大きいと思われたからです。しかし，トゥロースルは私の目の前に座り，違う言葉(疫学用語)を学び，2つの学問のギャップを埋めようとしていたのです。彼がその難しい課題を成し遂げられるのかどうか，私には分かりませんでしたが，正直なところ無謀な試みだろうと思っていました。
　しかし，その後，私たち疫学者は，次々と大きな挫折を味わうことになりました。私たちの関心は，リスクファクターの同定で，それが，疫学者の務めだと思っていました。それによって人々は疾患のリスクを下げ，より健康な生活を送れるようになると信じていたのです。私たち疫学者が想定していたモデルは，リスクファクターを同定する，その情報を人々に提供する，その情報を得た人々は家に飛んで帰って，リスクを下げるために行動を変えるというものでした。一見合理的なモデルに見えますが，しかし，実際にはうまくは行かず，次々と繰り返される介入プロジェクトの中で，人々は，「するべきこと」を教えられながらも，そのアドバイスに従うことはなかったのです。

例えば，カリフォルニア州の保健局は，過去15年にわたって，毎日5種類の果物か野菜を摂ることを人々に勧め，それを重点対策としてきました。それは，一面では成功し，並行して行われた確率サンプルを用いた集団調査によって，そのメッセージが人々の間に浸透していることが確認されました。しかし，それにもかかわらず，食行動，つまり，果物や野菜の摂取頻度には，何の変化もなく，皮肉なことに，その間に上昇したのは，肥満だけという結果に終わってしまったのです。

　私自身も，厳密にデザインされた介入の企画や実施に，これまで膨大な時間と労力を注いできました。理論的には優れたデザインで，実施自体にも問題はありませんでしたが，目的とした結果(行動変容)をもたらし得たものは，結局1つもありませんでした。長年考えあぐねた末に，私は1つの結論に行き着きました。それは，公衆衛生側の人間がいくら重要な情報を持っていても，人々には自分の生活があり，両者の間には大きな関心のギャップがあるということです。ここは，正に人類学者の研究領域であり，人類学を取り込めば，もっとよい介入をデザインできると考えられました。

　もう1つ私が達した結論があります。それは，トゥロースルは全く正しかったということでした。彼がそのことを本に書くことを長く待ち望んでいました。そして漸くその願いがかなうことになったのです。現在，米国の医療システムは厳しい局面にさしかかっています。ベビーブーマー(団塊の世代)が，間もなく(2020年から2030年にかけて)，65歳以上の年代となり，そうなれば，米国の高齢者人口は現在の2倍にも膨れ上がってしまいます。しかしそれにもかかわらず，対策らしきことは何ら行われていません。私たちに求められているのは，人々が病気になるのを待つことではなく，どうすれば病気を予防できるのか，その道筋を明らかにすることです。効果のある介入を開発するためには，疫学は，文化の概念を学ぶべきであり，疫学者は，人類学者と共同する道を模索しなければなりません。本書は，その促進に，非常に役立つものと思われます。

　本書で議論されていることに1つ加えるとすれば，それは，人類学者と疫学者が，健康，病(やまい)，苦痛を，それぞれどのように定義しているかに注意しなければならないと言うことです。単に，疾患(例：喘息，冠動脈疾患)やリスクファクター(例：肥満，コレステロール)を問題にするだけでは，私たちは，人々が日常の生活の中で重視している多くのもの，例えば，仕事，子ども，負債，家族，幸せなどを見落としてしまうことになります。人類学者にも疫学者にも重要なことは，疾患への感受性を根本的に規定している要因に目を向けることなのです。

　例えば，私たちは，現在，カリフォルニア州の低所得地域に住む小学5年生を対象に，喫煙，薬物，暴力，学業成績に影響を与えるための介入研究を行っていますが，私たちが実際に行っているのは，いかに子どもたちが希望を持てるようにするかということです。もし，20歳までに死んでしまうと思っていたら，喫煙をしようが，学校の成績が悪かろうが，それは彼らにとってどうでもいいことになります。生きる希望こそが彼らが求めているものであり，それを与えることができれば，喫煙，薬物，学業成績を始めとする多くの健康関連行動に変化をもたらすことができるに違いありません。もう1つ

の研究では，私は，高血圧，腰痛，胃腸症状，呼吸器症状，飲酒など，多くの問題を抱える，バスの運転手の集団の観察研究を行っています。これらの問題は，それぞれ個別に対処を要する問題ですが，同時に私たちは，これらの諸問題の根本原因となっている問題，つまり職業文化(環境)自体に目を向けなければなりません。そして，それこそが，バスの運転手たちが最も問題視しているものなのです。

　人々の健康に影響を及ぼしている最も根本的な問題を究明するには，人類学と疫学のパートナーシップを確立しなければなりません。そして，この2つの分野が共同する道を見つけることができれば，より効果的で意味のある介入を設計することが可能となることでしょう。

　本書は，そうした共同を築く上で必要な原則を明らかにしようとしています。勇気と先見性に満ちた書であり，私は，私が彼の哲学を理解するまでに要した長い年月を思わずにはいられません。しかし，同時に，この書が世に出ることによって，世界中の多くの人々が彼の哲学に触れる機会を与えられたことを心から喜びたいと思います。

S. Leonard Syme
カリフォルニア大学バークレイ校名誉教授

謝　辞

　1978年のある日，私は，指導教授でコロンビア大学の人類学の教授であった Ida Susser から医学部の精神医学疫学の大学院教育も担当することになったと告げられました。多感な学生であった私は，疫学という新しい学問分野に触れられることに，強い興奮を覚えました。すでに人類学については，Lambros Comitas, Alexander Alland, Charles Harrington, Marvin Harris, Leith Mullings, Joan Vincent, Ida Susser, George Bond の指導で，個人の詳細な観察やインタビューから，大きな概念像を構築することができるようになっていました。人類学は，健康に関連する行動について，その多様性，文脈，理由に関する深い理解を可能とする学問ですが，私は，さらに疫学を学ぶことによって，健康行動の頻度や関連要因を理解するための理論や方法を身に付けられることを期待したのです。疫学が，強力な研究手段であることはすぐに分かりました。健康に関連する社会的問題を集団的視点で描くことができるだけでなく，多くの疾患の発生をパターンや経時変化として分析でき，したがって，疾患の原因を集団規模で探求することができるからです。

　大学卒業後，私は，有給のインターンシップ，夏季アルバイトを経た後，コロンビア大学の College of Physicians and Surgeons の疫学関連の研究所である，Sergievsky Center に常勤職を得ることができました。そこで，私は，Al Hauser と Mervyn Susser の優れた指導を受け，また，責任のある仕事を任されることになりました。素晴らしい機会を与えてくれた2人には，今も感謝の気持ちを禁じることができません。Sergievsky Center では，Gerry Oppenheimer, Richard Neugebauer, Ruth Ottman が，先輩格として，私を励まし，私の幼い質問にも辛抱強く付き合ってくれました。博士課程においては，カリフォルニア大学バークレイ校では，Leonard Syme が，サンフランシスコ校では Fred Dunn が私の主任メンターであり，それが私にとってこの上ない幸いであったと思います。そして，Al Hauser, Len Kurland, Frank Sharbrough は，私がメイヨークリニック時代に行った，7つもの委員会の認可を必要とする面倒な学位研究を支え，研究を可能としてくれました。

　人類学と疫学の方法を統合するという試みを続けるうちに，自分以前に他にどんな人々が同じことを探求していたかに強い興味が湧いてきました。ロサンゼルス，エルサレム，チャペルヒル，ニューヨーク市，バークレイで，図書館での文献検索やインタ

ビューを行って情報収集に努めましたが，その過程で，私は，Sidney Kark, Emily Kark, Eva Phillips, Harry Phillips, Jack Geiger, Art Rubel, Shirley Lindenbaum といった人々に出会いました。彼らは，時間を惜しまず，過去の思い出を語り，また出版物や出版されていない様々な書類を提供してくれました。

私は，1988年に，Harvard Institute for International Development に移り，そこで7年間に10カ国で働くことになり，その間に方法論の学際性に関する私の考えは，鍛えられ，修正されていきました。この研究所で過ごした期間は，新しい考えに出会い，予期しない問題に創造的な解決方法を考案するという，刺激的で支援に満ちた期間であり，そうした環境を提供してくれた Richard Cash, Heidi Clyne, Fitzroy Henry, Bradley Nixon, Jon Simon, Laura Tesler に心から感謝したいと思います。そして，Harvard Institute における社会科学分野での優れた同僚として，方法論の学際性というトピックに一貫して興味を示し，様々な示唆を与えてくれた Johannes Sommerfeld にも感謝したいと思います。

1990年代の初めに，私はラテンアメリカのスペイン語圏の研究者や学生を相手に，人類学と疫学の関係のあり方について自分の考えを説き始めました。メキシコ政府が主催する応用疫学の国際コースや，アルゼンチンのブエノスアイレスの Center for the Study of State and Society, メキシコのクエルナバカの国立公衆衛生研究所，チリのバルディビアの Universidad Austral における講義がその主な舞台となりました。本書に述べた多くの考えを，発展させ，人々と共有する機会を与えてくれた，これらの機関に心から謝意を表したいと思います。そして，私の職歴のほとんどの期間にわたって同僚であり，かつ友人であった Mario Bronfman は，メキシコの国立公衆衛生研究所で働いていた期間，本書で展開した多くの考えを発展させ，教える上で，重要な役割を果たしてくれました。また，Ana Langer, Carlos Coimbra, Jr., Edmundo Granda, Roberto Tapia, Hernan Manzelli, Monica Gogna, Silvina Ramos, Mariana Romero は非常に忙しい中，様々な面で私を支えてくれました。マサチューセッツ大学公衆衛生大学院の Steve Gehlbach と Harris Pastides, ハーバード大学公衆衛生大学院の Richard Cash は，学際的なアプローチについてどのように教えればよいか優れた示唆を与えてくれました。そして，現在私の勤める Trinity College は，サバティカル休暇や研究助成を通して，私が本書を書き上げるのに必要なすべての時間を保障してくれました。これらの人々に心から感謝の意を表します。

本書を書き上げるまでには，数年を要し，その間多くの学生が，研究や編集に協力してくれました。以下に名前を記して感謝したいと思います。Dorothy Francoeur, Jessica LaPointe, Cynthia Lopez, Andrew Noymer, Brian Page, Camvan Phu, Elisabeth Woodhams。そして，Mount Holyoke College, Trinity College, Watkinson Library, カリフォルニア大学バークレイ校公衆衛生大学院の図書館の司書の方々，メキシコ保健省の疫学部には，文献検索で大変お世話になりました。私の多くの友人たちも，学際的研究とそのモデル化をする上で，総合的に思考するのを助けてくれました。こ

こに名前を記して深謝します。Beth Conklin, Kitty Corbett, Joe Eisenberg, Mitch Feldman, Craig Janes, Jane Kramer, Lois McCloskey, Steven Katz, Dan Perlman, Frank Zimmerman。そして，重要なデータや文献提供してくれた，Fernando Barros, Jim Carey, Robert Hahn, Paul Slovic，一番忙しいときに秘書として支えてくれた，Jennifer Fichera と Luiselle Rivera にも心からの謝意を表したいと思います。

　Charles Briggs, Mario Bronfman, Peter Guarnaccia, Don Joralemon, Abby Marean, Meredith Miller, Gerry Oppenheimer, Mariana Romero, Jay Schensul, Jeremy Sussman, Lissy Woodhams には，本書の原稿を読み，貴重なコメントをくれたことに感謝したいと思います。ケンブリッジ大学出版局の Jessica Kuper には本書の執筆を勧めてくれたことに，そして，主編集者 Alan Harwood には，その驚くべき忍耐力と絶えざるアドバイスに，最大の謝辞を贈りたいと思います。

　本書に述べた考えは，長い間私が暖めてきたもので，第2章は私の論文(1986aと1986b)と Sommerfeld との共著論文(1996)の内容に加筆，第3章は，1997年にハイデルベルグ大学で開催された International Symposium on the Role of Medical Anthoropology in Infectious Disease Control と 1999年の米国人類学会で発表した内容に加筆，第4章の初原稿は，1990年のハーバード大学の社会医学部および1993年の米国人類学会における発表内容に加筆したものです。また，第5章の初期の原稿は，1995年と1998年の米国人類学会における発表，1999年のロンドン公衆衛生熱帯病学大学院での講演，第7章は，2000年の医療人類学会・応用人類学会合同学会，2001年のペルーで開かれた第6回ラテンアメリカ社会科学・医学会，2001年のボリビアでのCIEPP/COTES 会議での発表に加筆したものです。これらの会議や学会で受けた多くの質問やアドバイスに感謝したいと思います。

　最後に，私は本書を執筆して初めて，なぜ，多くの本に，「本書を家族に捧げる」と書かれているのかがよく理解できるようになりました。両親である，John Trostle と Sue Trostle は，好奇心を持つこと，「境界・区別」というものに懐疑的であるようにと常に励ましてくれました。また，Noah と Juliana は，本書の執筆に思った以上の時間を取られ，その間，父親として十分なことができなかった私を許してくれました。そして，何よりも，妻の Lynn Morgan は，原稿の最初から最後まで，絶えず執筆を励まし，支えてくれました。本書をこの素晴らしい家族に捧げたいと思います。

日本語版への序文

　本書が日本で出版されることを心から光栄に思います。私が，最初に東京を訪れたのは，1968年で，まだ思春期に入って間もない頃でした。私は，今でもまだ現役の，ダイハツとマツダの三輪トラックになぜか強く魅了されたことを覚えています。その後日本は大きな変化を遂げましたが，日本への思いは今も変わることはありません。この三輪トラックへの思い出に準え，本書の3本柱である「人」，「場所」，「時」のカテゴリーに沿って，序文をまとめてみたいと思います。

　「人 person」：本書の日本語への翻訳は，多くの人々の尽力によって実現したものです。翻訳に携わった木原正博氏と木原雅子氏には，私の英語の微妙なニュアンスにまで配慮した優れた訳業に心から謝意を表したいと思います。異なる国の異なる言語で書かれた学際性の高い文章の解釈と翻訳には，特別な知識を要し，その意味で，広汎な専門性を備え，かつ本書と同じ学問的志向を持った木原夫妻の目に止まったことを嬉しく，また幸いであったと思います。彼らの主宰する京都大学公衆衛生大学院（社会健康医学系専攻）の社会疫学分野（Department of Global Health and Socio-epidemiology）は，本書で推奨している学際的アプローチと国際協力を体現した研究室であり，木原雅子氏が，量的方法と質的方法，ソーシャルマーケティングを統合して，若者の性感染症予防の分野であげた業績は，革新的で素晴らしいものがあります。そして，私は，親友であるカリフォルニア大学サンフランシスコ校のMitchell Feldman氏にも，特別な謝辞を捧げなくてはなりません。なぜなら，そもそも彼の日本における研究と人脈が，私と木原夫妻の架け橋となり，本書の日本語翻訳のきっかけとなったからです。そして，Mitchell Feldman氏の妻のJane Kramer氏も，古くからの木原夫妻の友人であり，かつ彼女の日本文化と日本語への情熱が，Mitchell Feldmanと私たちをさらに強く日本と結びつける役割を果たしてくれたのです。また，S. Leonard Syme名誉教授には，改めて，原本に心のこもった序文を寄せていただいたことに心から感謝申し上げたいと思います。

　「場所 place」：本書は，国際的プロジェクトで，ユニバーサルな意味を持つため，日本での出版にも大きな意義があると思われます。読者は，多くの事例が，中央，南アメリカ諸国のものであることに気が付かれると思いますが，それは，単に，私がその地域を，研究と活動の主な舞台としてきたからに過ぎません。しかし，本書に含まれるアイデアは，それ以外の世界の各地における対話や経験の中で試されてきたものであり，そ

の内容は，他の国々の読者と同様に，日本の読者にとっても変わらぬ意義を持つものであると思います。人類学や疫学について私が本書で述べていることは，これらの分野が，人々の健康の評価や向上にそれぞれどのような利点と欠点を有しているかということ，そして，2つの分野が共同することによって，補完・相乗効果が生まれ，より有益な進歩がもたらされるということです。もちろん国によって，歴史や知識の生産の文脈は異なりますが，それによって，学際的なアプローチの意義は何ら影響を受けるものではありません。読者には，むしろ，「自分の国とは違う」状況と自分の国の状況の対比の中から，多くのものを学びとっていただけるものと信じています。

「時 time」：私が，本書の内容となった論考について，論文の執筆や発表を始めたのは，1990年代で，それが，ケンブリッジ大学出版局によって英国で出版されたのは，2005年のことになります。もし，今日，本書を改訂するとしたら，その内容は，本書とどう異なるでしょうか？　その構成や議論は，変更する必要はないように思われますが，さすがに，事例は少し古くなってしまいました。書き直す機会があれば，文化的文脈が測定やバイアスにどのような影響を与えるかについて，もっと多くの新しい事例を追加することでしょう。そして，残念なことですが，ハイチで2010年に生じたコレラ流行の事例分析を，南アメリカの新たな事例として追加しなければなりません。介入デザインについては，社会的，文化的側面が以前より考慮されるようになっており，WHOのCommission on Social Determinants of Healthの議論や報告にもそうした面が強調されています。そうした内容を盛り込む必要がありますが，何よりも，私が本書で展開した多くの考えを実地に移したエクアドルの研究プロジェクト（www.sph.umich.edu/scr/ecodess/home.php）が，現在11年目を迎えており，その成果も盛り込むことになると思います。本書は，まだ未完の物語であり，本書を読んだ日本の読者から，次の出版に向けて，さらに多くの意見が寄せられることを期待したいと思います。そうした声をぜひ，私のメールアドレスにお寄せいただければ幸いです（james.trostle@gmail.com）。

2012年9月21日

ジェームズ・トゥロースル
James Alan Trostle, PhD, MPH

目　次

1　はじめに　1
　Ⅰ　病気のパターンと文化のパターン　1
　Ⅱ　疫学と医療人類学　3
　Ⅲ　文化疫学的アプローチの応用　7

2　人類学と疫学の統合的アプローチの源流　19
　Ⅰ　19世紀における社会環境に対する科学的関心　20
　Ⅱ　疫学と医療人類学の共同　24
　Ⅲ　人類学と疫学を統合した21世紀の研究の状況　34

3　疾病のパターンと仮定：変数を解剖する　39
　Ⅰ　疾病パターン概念の起源と意味　40
　Ⅱ　変数の定義と測定における仮定　43
　Ⅲ　「人」について　44
　Ⅳ　「場所」について　56
　Ⅴ　「時」について　60
　Ⅵ　結論　64

4　測定とバイアスにおける文化的問題　65
　Ⅰ　はじめに　65
　Ⅱ　疫学におけるバイアスと人類学におけるバイアス　69
　Ⅲ　社会的交換としてのデータ収集　74

Ⅳ　データ収集と記憶の限界・曖昧さ　79
Ⅴ　臨床試験の社会的，文化的側面　81

5　コレラ研究に対する人類学の貢献　85
　Ⅰ　下痢症の蔓延：疫学にとっての意味　87
　Ⅱ　コレラ：下痢性疾患のいわゆる自然史　89
　Ⅲ　ラテンアメリカにおけるコレラ：疾患の社会文化史　91
　Ⅳ　結論：コレラは徴候か？　105

6　コミュニティの健康増進における人類学と疫学の共同　107
　Ⅰ　はじめに　107
　Ⅱ　公衆衛生的介入におけるコミュニティ　118
　Ⅲ　ポピュレーション介入における人類学の役割　122
　Ⅳ　介入研究のツール：ランダム化比較試験の人類学的考察　125
　Ⅴ　最後に　129

7　リスクの認識と表現　131
　Ⅰ　リスクについての一般人の考え方と専門家の考え方　132
　Ⅱ　リスク，脅威，安全のコミュニケーション　141
　Ⅲ　いくつかの教訓と機会　145

8　最後に　147
　Ⅰ　疫学，証明，判断　149
　Ⅱ　疫学と人類学の有益な共同のために　150

参考文献　153
索引　173

図表一覧

図

図 1-1　3つのてんかん患者群（専門医療機関患者群，混合患者群，コミュニティベースの患者のみの群）における Washington Psychosocial Seizure Inventory の Psychosocial Functioning Scale（心理社会機能尺度）の4領域における問題スコアを有する患者の割合　14

図 3-1　1970年代の蚊撲滅プログラムの完了期および1997年の南アメリカにおけるネッタイシマカの分布　57

図 4-1　「Shoe Comic Strip」に掲載された世論調査に関する風刺漫画　66

図 4-2　コミュニティにおける有病者の割合と，医療供給における医師，病院，大学病院の割合（16歳以上の成人，1カ月の平均）　70

図 4-3　コミュニティにおける有病者の割合と，様々なヘルスケア機会の割合。図中の枠内の数字は，全体（1000人）の内数を示す。人数は全年齢　71

図 5-1　疾患の自然史　89

図 5-2　ニューヨーク市を襲うコレラの恐怖　92

図 5-3　疾患の社会文化史　93

図 7-1　医学ニュースに関する風刺漫画（本日の無作為医学ニュース）　131

図 7-2　マサチューセッツ州 Woburn における小児白血病患者の分布　135

表

表 3-1　経済状態と性別と死亡率の関係　45

表 3-2　経済状態と年齢と死亡率の関係　45

表 3-3　特性別の生存率　46

表 3-4　各変数別の生存率　46

表 3-5　4つの国の死亡証明書に含まれる社会的変数の比較　48

表 3-6　タンザニアにおける季節ごとのマラリアのリスク　61

表 4-1　バングラデシュの247家族における，KAP 調査（知識/態度/行動に関する質問票調査）と日記調査と観察調査による結果の比較　76

表 4-2　包皮切除に関する患者本人の申告と医師の診断の比較　80

表 5-1　ラテンアメリカ諸国におけるコレラ流行の感染経路：1991〜1993 年に行われた 8 つの疫学研究の要約　97

表 5-2　累積 1 万人以上のコレラ症例が発生した国々における累積致死率(%)：1991 年 1 月 1 日〜1995 年 7 月 15 日　99

注　意

　本書に記載した情報に関しては，正確を期し，一般臨床で広く受け入れられている方法を記載するよう注意を払った．しかしながら，著者(訳者)ならびに出版社は，本書の情報を用いた結果生じたいかなる不都合に対しても責任を負うものではない．本書の内容の特定な状況への適用に関しての責任は，医師各自のうちにある．

　著者(訳者)ならびに出版社は，本書に記載した薬物の選択，用量については，出版時の最新の推奨，および臨床状況に基づいていることを確認するよう努力を払っている．しかし，医学は日進月歩で進んでおり，政府の規制は変わり，薬物療法や薬物反応に関する情報は常に変化している．読者は，薬物の使用にあたっては個々の薬物の添付文書を参照し，適応，用量，付加された注意・警告に関する変化を常に確認することを怠ってはならない．これは，推奨された薬物が新しいものであったり，汎用されるものではない場合に，特に重要である．

1 はじめに

　私が，かつてマンハッタン北部のハドソン川を見下ろすビルの19階で働いていたとき，よく，はるか眼下の6車線のヘンリー・ハドソン・パークウェイにおける車の動きを，飽きることもなく眺め続けたものです。いつもはスムーズな車の流れが，ラッシュアワー時に事故が起こると，とたんに一変します。パトカーや救急車が駆けつけ，その後に長い車列ができ，片側3車線の交通が止まり，対向車線では，事故を見ようとドライバーたちが，車の速度を落とすため，やはり交通が渋滞してしまうのです。渋滞はほとんど瞬時に生じるのに，交通が元に戻るまでには，1時間以上かかることもあります。

　個人の行動と集団の行動パターンの違いをどう説明しようかと行き詰っていたときに，この懐かしい記憶がふとよみがえってきました。ドライバーたちは，早く渋滞を抜けようと，神経質に車間を詰めたり空けたりし，しかし事故の様子を一目見ようともしていました。車の流れはドライバーたちのそうした感情の動きを映し，それは単なる車の射光やブレーキランプの列という物理的景色以上のものでした。つまり，1人1人のドライバーの考えや行動が積み重なって渋滞が生じ，それによって，新たな車の射光やブレーキランプの流れが生じ，ときには新たな事故さえ起こります。それぞれの車は1人のドライバーが運転しているのに，それが集まると1つの「パターン」が生まれ，ドライバーとそのパターンは，相互に関係しつつも独立し，どちらが原因とも結果とも言えない状況が生まれるのです。

Ⅰ. 病気のパターンと文化のパターン

　病気にもパターンがあります。例えば，1991年の1月に，汚染された貝を食べて，コレラで死亡したペルーのある漁師の例を考えてみましょう。その町では，死者を海水で洗い清める習わしがあり，その日も大勢の人が集まり，酒や食事が振舞われました。しかし，その洗い水によって参列者の一部がコレラ菌に曝露し，そこから他の多くの参

列者にコレラ菌感染が拡大することになったのです。そして，まだ潜伏期にあった人々が，イースター祭を祝いに，山あいにある自分の村に帰っていったために，1991年の4月に，そこでコレラ流行が勃発してしまいました。上述の車の流れのように，個々人の行動が集まり，そこから，単なるそれらの足し算では説明のつかない，流行の「パターン」が生み出されたのです。

　文化 culture は，個人の考え方や行動に強い影響力を持ち，それを介して健康や病気のパターンの形成に影響を与えます。生活行動(仕事，食事，活動)，認識(知識や誤解)，環境への適応能力，感情や信念など，私たちのあらゆる営みは，文化の影響を受け，かつ病気に対する感受性 susceptibility(罹りやすさ，抵抗力)に影響を与えます。感受性はすべて遺伝的に規定されていると考える学者もいますが，それだけで説明できるものではなく，文化(環境)は明らかに，私たちの身体(骨格，筋肉，内臓)に刻印され，感受性に影響を与えます。例えば，同じ民族でも，農民と炭鉱夫では罹りやすい病気は異なり，また一生の間，毎日ナタを使う中央アメリカの男性では，左右で腕の長さが違ってしまうのです。

　しかし，疾患(健康)のパターンに影響を与えるのは，行動だけではありません。信念(考え方)もまた影響を与えます。例えば，一部の南アジア諸国では，女児の死亡率が男児よりも高い傾向がありますが，その理由の一部は，それらの国々では，女児よりも男児が好まれるという文化的背景があるからです(Sen 1992)。また，注射の方が飲み薬より効果があると信じられている文化では，注射の出張サービスを行う「注射屋 injector」と呼ばれる職業の人が町に数人はいるのが普通です(Reeler 2000)。また，うつ病，低血圧，乳児死亡率などにおける国間の違いは，医師による診断の違いが原因の1つであることが知られており(Payer 1988)，罹病 morbidity や死亡 mortality についても，その報告自体が，一部文化的影響を受けることが知られています。

　それ以外にも，文化は，病気と人間の関係に，様々な影響を与えます。例えば，身体の具合が悪くなったときに(医者にかかる前に)どう対処するか，予防行動にどういう態度を示すか，身体の具合をどう判別するか，病者や伝染病患者が社会的にどう扱われるか，どういう疾患を社会にとって重要と見なすか，患者がどのような治療法を選択するか，処方どおりに薬を飲むかどうか，治療が成功するかどうかなどは，すべて文化によって異なります。生物学的メカニズムだけではなく，こうした行動や信念を通して，文化も病気のあり方に影響を与えるのです。また病気の原因を，中国医学のように気の経絡の影響と考えるか，チベット医学のように脈の異常と考えるか，ラテンアメリカにおけるように熱と寒のバランスの狂いと考えるか，医学的に免疫能の異常と考えるかも，主には，その人が育ってきた文化によって決まります。伝統医学の歴史は，古くは，中国の針医学やギリシャの血液と胆汁に関する体液理論に始まり，北米におけるホメオパシーやカイロプラクティックなどの最近の潮流につながっています。これに対し現代医学は，実証主義 positivism に基づく医学で，今日の世界の医学の主流を形成しています。伝統医学と同じように，現代医学も，1つの文化システムですが，独立性の高いシステ

ムとして，伝統医学とほとんど相容れることなく，排他的に広がり続けています。

このように，文化は，健康や病気のあらゆる側面を貫くものですが，文化は一様でも不変なものでもなく，ローカルで（訳注：集団，地域，組織，コミュニティに固有であること）動的なものであり，時代や社会の力や相互作用によって絶えず変化を遂げるものです。人々は，規範（文化）に従って行動しますが，規範は時間とともに変化し，人々はそれを拒否するか，新しい規範に従って行動するかを絶えず選択していくことになります。例えば，美の基準，したがってそれに伴う健康問題も，時代とともに大きく変化を遂げてきました。かつてコルセットは，女性に筋萎縮や肝障害をもたらし，最近では，豊胸手術に伴う，痛み，瘢痕，シリコンインプラントの破裂などが問題となっています。また，食嗜好の変化，時間的制約，大規模な工業的食料生産の発展によるいわゆるファストフードの登場や運動不足によって，未曾有の肥満の流行が生じています。

文化は，時間とともに変わるだけではなく，物理的，社会的環境によって築かれる複雑な関係性の中における人々の相互作用によっても，変化していきます。相互作用の中で，人々は文化の異なる側面を選び取り，固有の文化に仕立て上げることによって，自らのアイデンティティを形成していくのです。そして，それは，健康にも影響をもたらします。したがって，「文化」を論じるときには，それぞれの人における意味にも注意しなければなりません。

本書の目的は，病気のパターンと文化のパターンの間に密接な関係があることを示すことによって，人類が今日直面する，悩ましく複雑な健康問題の理解と解決の方向について，疫学と人類学 anthropology の対話を促すことにあります。そうした対話が促進されれば，共同の機運が生まれ，それによって効果的な介入の開発につながると考えられ，また，研究分野間，あるいは，研究者と一般の人々との間の，より包括的な相互理解に役立つと考えられるからです（Dunn 1979）。そして，こうした試みは，より適切な健康政策の開発，疾患の原因や治療についてのより深い理解の促進，健康増進と病気の予防につながる行動の促進などにも役立つと思われます。

II．疫学と医療人類学

疫学と医療人類学 medical anthropology はいずれも，病気や行動のパターンを研究する科学の領域であり，ヒューマニティがその根底にあります。疫学と人類学は，それぞれに固有の歴史と伝統があり，疫学は，統計学的で量的，人類学は，文脈的で質的な分野です。本書では両者を統合して論じますが，こうした統合的アプローチは，同じプロジェクトで共同し，その意義を理解した，多くの人類学者や疫学者たちによって創造されてきたものです（Fleck and Ianni 1958, Dunn and Janes 1986, Frankel et al. 1991, Hahn 1995, Inhorn 1995, Dressler et al. 1997）。

疫学 epidemiology は，ギリシャ語で「上」を意味する「epi」と，「一般の人々」を

意味する「demos」と、「言葉」を意味する「logos」から成り、疫学とは、人々に関する学問、特に病気の分布と原因を研究する学問を意味します。中世のペストの流行に象徴されるように、かつて、疫病（感染症）epidemic は、人類にとって最も深刻な健康問題であったため、疫学と疫病は語源的に重なっていますが、今日の疫学は、感染症だけではなく、人間集団におけるあらゆる疾患を対象としています。そして、疫学の核心は、基礎実験や症例報告ではなく、集団における健康事象の記述と推論で、それによって、健康や疾患のパターンを明らかにすることにあります。

疫学では、健康や疾患と、リスクファクター（年齢、食事、貧富の差、運動、職業など）との真の関連を明らかにするために、データ収集に伴う誤差を極力排除しようとします。誤差には、偶然誤差と系統誤差がありますが、後者は、誤った結論を導く恐れがあるため、特に重要です。系統誤差 systematic error は、記憶の曖昧さ、記録の偏りなどによって生じ、例えば、イベント（例：疾患）が生じてから長時間経つと、記憶は曖昧になり、センシティブな行動（例：性行動）に関する質問に対しては、面接者の年齢や性別によっては、対象者は正直な回答をしないことがあります。

疫学では、既存のデータ、あるいは、これから集めるデータを用いて、疾患とリスクファクターの関連を記述しようとします。例えば、前向き研究 prospective study と呼ばれるタイプの研究では、ある集団を経時的に追跡して、病気の原因となる可能性のある要因への曝露を観察しながら、曝露のあった人々となかった人々の間で、疾患の発生率に差がないかどうかを観察します。例えば、看護師の集団を15年間追跡調査し、経口避妊薬服用の有無が、乳がんの発生率にどう影響するかを見るというタイプの研究です。これに対し、ケースコントロール研究 case-control study では、すでに疾患を発症した人々（ケース）の記録を調べ、それらの人々におけるリスクファクターへの曝露割合や程度を、疾患を発症していない人々（コントロール）と比較します。例えば、喫煙者の割合を、肺がん患者と肺がんではない人々で比較するといった研究です。疫学では、こうした比較を通して、人がある疾患に罹る確率（リスク）を推定しようとします。

疫学で、国家間、あるいは、国家内のグループ間を比較するとき、必ず直面するのが、文化の違いという問題です。こういう場合、疫学では、文化[1]を多変量解析の1つの説

---

[1] 「文化」の概念には長い歴史があり、また様々な定義があります。人類学者 Clyde Kluckhohn (1949) は、「人々の生活様式のすべて」、「学習された行動」、「外的環境や人々に適応するための技術の集まり」、「考え方、感じ方、信じ方の様式」を含む、いくつかの多少異なる定義を提案しています。クリフォード・ギアツ Clifford Geertz は、「文化」を、意味のシステムに体系化されたシンボルの集合と定義し、「人間とは、自分が紡いだ意味のくもの巣にとらわれた動物であるというマックス・ウェーバー Max Weber の言葉を借りれば、文化とはくもの巣であり、その分析には、法則を探求する科学ではなく、意味を読み解く解釈的アプローチが必要である」(1973：5)としています。行動の背景となるパターンの集合としての「文化」と、文化的規範に従って行動することによって生じる集団行動のパターンを区別しなければなりません。後者は、本書の冒頭で示した交通のパターンに似ています。

明変数とし，グループ間の行動や疾患の違いへの寄与を計算しようとする傾向があります．しかし，**文化は単なる 1 つの変数に還元できるほど単純なものではありません**．これが，本書を貫く基本的な前提でもあります．

　疫学は，「社会的要因 social factor」に大きな関心を寄せてきましたが，それだけの関心を「文化」にも向ける必要があります．最近の潮流である，社会疫学 social epidemiology は，社会的要因の健康影響を最も直接的に研究対象とするという意味では，疫学の中では，本書の目指す方向に比較的近い分野ということができます．社会疫学では，収入，富，職業上のストレス，階層，社会的サポート，不平等，職種などの健康影響に注目し，それらを説明変数として扱います．そして，社会を，ある価値観を共有し，相互作用し合う人々の集団と定義します．しかし，こうした社会疫学の言う「社会 society」は，人類学の言う「文化」とは似て非なるものです．疫学では，「社会」を変数に還元しますが，人類学では，変数の背後にある文化的前提（意味）に着目し，それぞれの文化における観念や考え方の違いに注目しながら，グループの多様性の原因を深く掘り下げようとします．

　行動や信念の健康への影響を探求する疫学的アプローチを，「文化疫学 cultural epidemiology」と呼ぶことがあります．これは，社会疫学よりもさらに本書の立場に近いものと言うことができます．本書が，注目するのは「文化」です．なぜなら，社会疫学で扱われる社会的変数（例：収入，婚姻状況，職業）は限られており，健康問題をより緻密に描くためには，疾患に対する，個人的，社会的価値観，意味，リスク，行動といった概念を付け加える必要があります．疫学の世界で，文化が語られることはあまりありません．しかし，文化は，社会を包括する概念であり，健康をより深く理解するためには，文化的観点が不可欠です．ただ，そうは言っても，文化は，漠然とした概念であり，複雑な意味が含まれているため，研究や政策形成の目的のためには，その大きな包みを解いて，より小さく，より定義の明確なカテゴリー群に変換する方が作業上便利です．それでも，文化という枠組みを示す上では有用であり，本書では，その具体例とその重要性についても解説します．

　疫学と同じように，医療人類学も「パターン」を探求しますが，人類学が追及するのは，病気の文化的パターン（文化と疾患の関係）です．医療人類学は，直面する問題について，その原因を理解し対応するために，どのように人々が組織やシステムを形成しているかを研究しますが，単に，健康に影響を与える，環境的，生物学的，行動的，文化的要因の探究だけではなく，癒し，病（やまい），健やかさといったものが，人々にとってどのような意味を持っているのかを探究します．そして，そのために，医療人類学者は，長期，短期のフィールドワーク，構造的観察，個人インタビュー in-depth interview，集団調査 survey，グループインタビューなど様々な研究方法を用います．

　病気や人間が国境を越えて移動するように，疫学にも医療人類学にも，本来，国境は関係ありませんが，伝統的に疫学研究は国内で，医療人類学的研究は海外の文化環境で行われてきました．しかし，最近では，疫学は国境を越えた疾病のパターンを追求する

ようになり，逆に，医療人類学は，国内での文化の多様性に注目するようになり，両者の間の伝統的違いは薄れつつあります．したがって本書でも，国内(米国)，海外を含めた幅広い研究を視野に入れて解説することとします(注：Coimbra and Trostle 2004)．

人類学も疫学も単純な研究領域ではなく，多くの理論的前提や研究方法によって成り立っています．医療人類学者の中には，災厄sufferingの解釈や，高地における身体的・社会的適応に興味を持つ人がおり，一方，疫学者の中には，ある町に流行している菌株や地球上における疾患の移動に興味を持つ人もいるなど，研究テーマは，いずれの領域でも，非常に広汎にわたっています．したがって，テーマによっては，両者の興味が重なり，共同研究ができる可能性が存在することになります．

私が本書を執筆した目的は，疫学と医療人類学が共同するパラダイムを拓くことにありますが，同時に私は，以下の3つの理由により，それぞれの領域の独自性についても強調したいと考えています．その第1は，人類学と疫学の共同の歴史がまだ浅いため，それぞれの分野が，過去の共同研究において，理論や方法論の面で果たした役割をいったん明確にしておくべきだと考えること，第2は，そうすることで，それぞれの役割を今後どのように共同につなげていくかの展望を描きやすいと考えたこと，第3は，それぞれの教育プログラムや，研究の興味の違いがまだ大きく，両分野の共同の機会が十分に生かされているとはまだ言えないことです．本書が，疫学と医療人類学の相互理解の促進に貢献できることを心から願うものです．

人類学的見地からは，疫学は，1つの知識の生産システムであり，ある規則や期待に基づいて判断や行動が行われるという意味では，1つの「文化」ということができます．そして，その意味では，鍼灸，カイロプラクティック，呪術などの伝統医療と変わるところはありません．文化間比較を伝統とする人類学には，「再帰性reflexivity」という，研究者自身が立脚する前提，バイアス，慣行を理解しようとする努力を意味する概念がありますが，疫学には，そうした概念がなく，そのため，自らの研究が文化的営みであることを自覚することは難しいのかもしれません．疫学研究は，病因に関する生物学的理論が前提となり，仮説検定を重視する実証主義的研究の枠組みの中で営まれており，1つの特殊な文化的文脈の中にあります．しかし，疫学者は，多くの場合，疫学を，客観的原理や測定方法に基づく，文化の影響を受けない自然科学的意味での「サイエンス」と考える傾向があります．

疫学が文化の文脈にあることは，疾病の測定を考えればすぐに分かります．統計学的検定，研究デザイン，リスクファクターの定義，疾患の定義，測定法は，時代(文化)とともに変わるものであり，必ずしも普遍的なものではありません．例えば，臨床分野の学術誌では，統計学的検定法について，多くの相矛盾する勧告が行われてきました(Sterne and Davey Smith 2001)．統計学的ソフトやGIS(地理情報システム)は，複雑な統計学的検定や量的データのビジュアルな表示を可能としてきましたが，高価で扱いが難しいため，利用できる人々は，世界全体から見れば，ごく1握りの裕福な研究者に過ぎません．また，記憶媒体が安価で大容量となったために，膨大な患者情報を収集で

きるようになりましたが，一方で，個人情報の利用に対する法的制約が増し，情報が，ある面では使いやすく，ある面では使いにくくなるという状況が生じています．人の属性の定義も時代とともに変化します．例えば，米国の国勢調査(U.S. Bureau of the Census 2001a)では，過去30年間，白人／黒人／その他という区分が用いられてきましたが，最近では，もっと多様な人種区分が用いられるようになっています．また，臨床疫学研究の論文数は，国間で大きな格差があり(Takahashi et al. 2001)，疫学研究の能力が，世界で不均等であることを明瞭に物語っています．以上の例から明らかなように，疫学研究は，疫学者の認識に反して，時代的にも，地理的にも，文化の影響を受ける学問なのです．

Ⅲ．文化疫学的アプローチの応用

　文化は，疾病のパターンに様々な形で影響を与えます．それは，何を「病(やまい)」と見なすかや，それにどう対処するかは，文化によって異なるからです．それは，医療人類学と疫学が密接に共同するときに，より明確な形で現れてきます．本書では，両者が共同したプロジェクトについて，具体例を紹介していきますが，最初に，医学的によく確立された疾患である「癲癇(てんかん)」に対する医療人類学的(文化的)アプローチと，ある文化圏に特有の症候群である「ataques de nervios(神経発作)」を例に取り上げることにします．

　疫学ではまだよく認識されていませんが，病気や治療に対する人々の考え方が，疾病のパターンに影響を与えます．これを示すために，疫学の基本的指標である，発生率incidenceと存在率(有病率)prevalenceを検討してみることにしましょう．発生率とは，ある一定期間の間にある疾患に「新たに」罹患した人の数を，その期間にその疾患発症のリスクのあったすべての人々の数(あるいは観察期間)で割った値のことで，集団中の疾患の変化を知る上で不可欠の指標です．ある疾患の新規発生の増減の速度，あるいは，その疾患が発生する理由を知りたい場合には，発生率を知る必要があります．

　これに対し，存在率は，ある時点で集団中に存在する，ある疾患の患者の割合を示す概念で，その集団中に存在する疾患の量(負荷)を表します．存在率は，地域医療計画を設計したり，ある疾患の患者のニーズを測定する場合に，重要な情報となります．

　存在率は，疾患の罹病期間に影響を受けます．糖尿病や喘息のように，罹病期間が長い疾患では，患者が蓄積するために，発生率よりも，ある時点の存在率の方が大きくなることがあり，逆に，水疱瘡や急性呼吸器感染症のように，罹病期間が短い疾患では，ある時点の存在率は発生率より小さくなることがあります．

A. てんかんに関する文化疫学的研究

19世紀に，ハーバード大学の解剖学の教授であったOliver Wendell Holmesは，「もし私が，医学を通して真理を究めることの難しさを学生に示したいと思えば，てんかんの歴史を読むことを奨めるだろう」と述べています（Holmes 1860）。今日であれば，エイズや鎌状赤血球症がそれに相当すると思われますが，ほんの150年前まで，てんかんは，複雑で，矛盾に満ちた疾患として扱われていました。現代でこそ，てんかんは，病因も分かり，診断，治療が可能な疾患の1つとなっていますが，医学史家Owsei Temkinの著書，「The Falling Sickness」(1971) には，てんかんが，霊，悪魔，神，自然，人の意思などによって引き起こされる病気とされてきた長い歴史が綴られています。てんかんにはこうした文化的意味が与えられ，それがこの疾患の疫学的「見え方」に大きな影響を与え，病因論だけではなく，発生率，存在率，アウトカムなどの指標にも影響を与えてきました。

てんかんは，神経内科医が遭遇する重篤な疾患の中で最も多いものの1つです。先進国における年間発生率は，人口10万対50人で，存在率（有病率）prevalenceは人口1000人対5〜6人と推定されています（Hauser and Kurland 1975）。生涯で発作を1回でも経験する人の割合は，人口の約5％と推定されています。医学的には，てんかんとは，脳における異常な放電によって生じる脳の障害ですが，臨床的には，四肢の痙攣や強直，意識障害などを含む「発作seizure」の発症を繰り返す症候群に対して付けられた病名です。

神経内科学的には，てんかんには2つの要素が含まれると考えられています。1つは，発作自体，もう1つは，基礎疾患です。抗けいれん薬を用いれば，発作を止めることはできますが，なぜ発作が生じるのかを説明することはできません。患者に，「なぜ私が？」と聞かれても，医師は答えを持ち合わせず，いつその発作が止まるのかを告げることもできないのです。医師は，てんかんを慢性疾患に分類しますが，患者にしてみれば，発作はたまに起こるだけで，それが次にいつ起こるかは分かりません。発作のない，つまりてんかんのない時期がどれほど続くのか，抗けいれん薬を続けている間は本当に発作が起こらないのかと患者は不安に陥り，そのため，患者は，自分で自分の状態を判断するようになり，服薬さえ加減するようになってしまいます。

それでは，てんかんにまつわるこうした「文化」が，発生率や存在率の理解にどのように影響するのでしょうか？　文化疫学的なアプローチでは，てんかんに対する人々のこうした解釈や対応が，てんかんの数や重症度の計測にどう影響するかを探求します。文化疫学では，文化を，本章の初めに紹介した2つの側面，つまり，獲得され継承されてきた信念や営みpracticeであるという側面と，時間とともに変化するという側面を含めたものとして扱います。以下，私自身の調査経験をもとに，てんかんの症状や予後，それに対する個人的もしくは社会的対応，その定義（カテゴリー化）と測定のあり方に

よって，疾患のパターンにどのような影響が生じるかを見てみることにしましょう。

ミネソタ州のオルムステッド郡は，1950年代中ごろから，てんかんに関して地域ベースの重要な疫学研究が行われてきたところです。そこでは，ほぼすべての住民が，ロチェスター市にあるメイヨークリニックMayo Clinicで医療を受けており，また同郡にある他のすべての医療施設から，メイヨークリニックに患者情報が集められるようになっています。私が，1985年にメイヨークリニックで働いていたとき，てんかんで治療を受けた18〜59歳の199人の患者の診療録を調査したことがあります。そのうち127人の成人の活動性てんかん患者（注：1980年1月1日以前の5年間にてんかん発作を起こしたか，抗けいれん薬を処方された患者）に対して，インタビュー調査を実施しました。その目的は，てんかんの捉え方，その影響，治療に関して，医師と患者の間に存在する違いを明らかにすることでした。

そのインタビューの中で，私は，患者に，病気にどのように対処しているか，何が病気の原因と考えるか，他の人がその病気をどのように見ていると思うか，病気が自分の人生にどのような影響を与えたと思うかを尋ねました。患者の中には，自分の状態を，大発作，小発作といった医学用語を用いて説明し，脳の断層撮影や脳波所見について語った患者もいましたが，彼（女）らは，同時に，ふらふらする，めまいがする，がーんとする感じ，気を失う，眠気が襲う，目の前が真っ暗になる，死にそうな感じ，跳び上がるといった様々な「非医学的」な言葉も用いてその症状を表現していました。中には，医師が否定しているにもかかわらず，発作を，ストレス，食事，感情の高ぶりのせいだと考えている患者もいました。医学的に原因が判明している患者は14％であったにもかかわらず，127人の患者のうち79％は，てんかんは，他の病気，心的外傷，生理的問題などの何か他の医学的要因によるものだと考えていました（Trostle 1987：24-28）。発作の誘引については，55％の患者は，ストレスや感情，26％は睡眠不足，21％は疲れをあげていました。

以下に引用するのは，この調査で，患者が，自分の病気のことを表現した語りです。エスターは，中年の主婦で，高校卒業後は事務職に就いていました。発作は，高校時代に始まり，5年間発作がなかったため，薬物の服用を中断しましたが，その10年後に再び発作が起きてしまいました。

> また問題が起きました。なぜだか私には分かりません。**医師は，てんかんだとは言いません**。ただ，「以前にも発作を経験しているので，何らかの発作性障害があるのでしょうが，それが何か我々にも分かりません」と言うだけです。しかし，それでは私は異常であることになります。倒れて足を折るというのは誰にでもある当たり前のことで，異常ではありません。

ジョージは，ドラッグストアに勤務する19歳の男性で，1年間カレッジに通い，現在は，親と一緒に住んでいます。発作は彼が8歳のときに始まり，16歳まで続きました。

彼は、「自分の身体が不完全なために」、発作が起きたのだと思うと語りました。しかし、彼は、それが発作なのかどうか確信が持てないこと、母親からはそれを、「睡眠発作」と呼ぶようにと言われたことを語りました。

> 医者は、それは発作、つまり、自分でコントロールできない気質的な原因で起こるものだと言いました。でも、ソーシャルワーカーは、それは不安発作だと。どちらにしても、原因は自分にあり、僕が悪いのです。自分としては、それは、不安発作だと思っていますが、医者は……。誰でも医者は神様みたいなものだと言いますから、医者が発作だと言うのなら、発作なのでしょう。彼らの言うことは、何でも正しいはずですから……。でも僕は、それでも、それは不安発作じゃないかと思うんです。何でしばらく発作がないのだろうと思っていたら、発作が起きて、そのことを考えたほんの数時間後に発作が起きたんですよ。

これらの語りから、てんかんについて、患者が医師の説明に納得していないことがよくわかります。エスターの場合は、自分の症状について、明確な診断がなされないことを気にし、原因のはっきりとした「正常な」病気(訳注：原因があれば結果が生じるのは当然という意味で正常ということ)と考えたがっています。一方、ジョージは、発作の原因を知りたがっており、医師が言った気質原因説とソーシャルワーカーが暗に示唆した、不安発作説の間で葛藤しています。

私は、その後、エクアドルとケニアでてんかん発作を経験した人々について研究を行いましたが、これらの国の人々は、てんかんについて全く異なる見方をしていました。エクアドルの北部高地の住民は、発作を遺伝的なものと考える一方で、うっ積した感情の爆発、いらいら、苦しみ、過敏状態が発作の引き金となると考えていました。ケニアのリフト・バレー(大地溝帯)の住民は、悪いことを考えたり想像すること以外に、マラリア、悪い血、怪我などが、てんかんの原因になると考えており、また中には、てんかんは伝染性で、発作のときに患者に触れるのが一番危ないと考えている人もいました。そのため、田舎では、屋外で調理中に発作で倒れても誰も助けようとしないため、私がインタビューした89人のうち3分の1の人々には、ケロイド化した火傷の跡が見られ、その結果、さらに差別されるという悪循環に陥っていました。また、てんかんは悪事に対する神の罰と考えている人々もいました。興味深いことに、ケニアでは、てんかんを精神的な問題と考えている人はほとんどおらず、71%の人はマラリア、13%は肺炎を原因と考えており、てんかんという名称自体を知っていたのは、13%に過ぎませんでした。

エクアドルとケニアの人々と米国のミネソタ州の人々の間では、発作の原因だけではなく、治療の選択にも違いが見られました。エクアドルの高地の小さな町に住む中年女性のイサベルは、自分の発作の原因や、それに対する対処について、次のように語っていました。

Ⅲ　文化疫学的アプローチの応用　11

　　えーっと。それは，確かに3年前です。初めて発作が起きたのは3年前のことです。ある日曜日の午後遅くに，初めて，発作が起きたのです。ここで1人でいたときに。すぐに，弟と義理の妹が私を病院に連れて行ってくれて，そこで8日入院しました。とてもよく看てもらいましたが，どういう薬をもらったかは覚えていません。ただ，錠剤と，注射と点滴をしてもらいました。医者からは，発作は，神経性のもので，それが発作の原因だと言われました。3カ月後にもう一度受診しましたが，その時は，注射だけで，錠剤はもらわず，医者からは，あまりいらいらしないこと，いらいらしたときは，何か他のこと，例えば，歩いたり，パーティに行くなどして，気を紛らわせるようにと言われました。

　　6カ月後に，また発作が起きたので，その病院を受診したら，今度は，錠剤をくれました。それを，とても不安感が高まったときとか，意識を失うかもしれないと感じたときに，飲みました。Malva olorosa というこの辺りに生えている，不安によく効く薬草を含む水と一緒に飲みました。

　　私は，（発作が）悪い憑き物が原因とは全く考えませんでした。それが原因だったら，具合はずっと悪いままなはずで，薬で治ったりするはずがないからです。だから，これは不安のせいだと思います。私は家にほとんど1人でいて，同じことをくよくよ考えてばかりいます。夫は，あちこちに仕事で出かけて，ときどき家に帰ってくると言いますが，帰ってきません。それで心配になります。近所は変な人ばかりで，今はいい人はいません。いつも問題を起こしてばかりで，隙があれば盗もうとし，ですから，夫が彼らに撃たれたんじゃないか，殺されたんじゃないか，だから家に帰ってこないんじゃないかと，心配で……。だから発作が起こったんです。少しずつ変になって，とうとう発作が起きるようになったんです。誰かが私に呪いをかけたとかいうわけではないと思います。

マリーは，ケニアの中規模の町に住む女性で，発作を持つ10歳の少年の母親です。てんかんの原因や治療に関する彼女の語りは，エクアドルの場合とは全く違っています。エクアドルに比べ，治療の選択の幅が広いこと，また，治療が期待したような効果を発揮しないときに，あちこちに診せていること，魔術を使っていると思われるのを怖れて，伝統的施術を受けていることを隠そうとしていることに注意してください。

　　この病気が起きたのは，マラリアと肺炎が原因でした。最初に発作が起きたときは，まず病院に駆け込みました。その後，親戚に言われて，ムガンガ mganga（注：伝統的施術師）に診てもらいました。親戚たちは，この病気は遺

伝だと言いました。友人の中には，ムガンガに連れて行けという人もいれば，ケニヤッタ病院に連れて行けという人もいました。その病院なら，その病気のことを知っている医者がいるからと。私たちは，ムガンガのところに行くことにしました。なぜなら，ケニヤッタ病院では，誰か知り合いがいないと，診てもらえないからです。

　私たちは，3人の医者にも診てもらいました。最後の医者は，子どもの調子が少しよくなったらすぐ退院させ，もう治ったと言いました。本当は，治ってないのに。

　次に，3人のムガンガにも診てもらいました。最初のムガンガは，これは親からの遺伝だと言い，鶏と羊の頭を子どもに与えるように言いました。そうしました。私たちが帰る直前に彼は，鶏を殺しました。その後，息子がそれを食べたかどうかは分かりません。次のムガンガも，病気は遺伝だと言いました。彼は，鶏とチャルルという鳥を持って来るように言いました。病気をその鳥たちの方に移してしまおうというわけです。しかし，父親は，それに従わないことにしました。最初のムガンガに診てもらった後も，病気は一向によくなる気配がなかったからです。父親はもうそんな治療に望みを持てずにいたのです。

　3人目のムガンガは，赤い鶏と羊を持ってくるように言いました。赤い鶏は持っていきましたが，羊は持っていきませんでした。ムガンガは，鶏をじっと見つめ，その踵を切り取って，子どもに3日間縛り付けるように言いました。私たちは，鶏の爪を夜に子どもの身体に結びつけ，朝にはそれをはずすようにしました。そんなものを付けて学校に行ったら，他の人から魔術をしていると誤解される恐れがあるからです。これも効きませんでした。

　以上見てきたように，ミネソタ州では，人々は，てんかんの症状を医学的に説明する傾向があり，たとえ，医師が明確な説明をしない（できない）場合でも，そうでした。これに対し，エクアドルでは，不安，恐怖，怒り，いらいらといった感情に関連付けた説明がなされ，ケニアでは，てんかんに対する差別が強いため，てんかんをマラリアや肺炎の症状の1つだと説明していました。発作には説明が必要で，その説明に適した治療戦略がとられることになります。その地域の文化が，病気を解釈する「枠組み」を提供し，人類学者はそれを，医学的に正しいかどうかは問わず，生物学的，個人的，超自然的に分類します。上述の例では，てんかんの原因として，医学以外の2つの要因が登場しています。1つは，情緒的な原因，もう1つは，超自然的な原因で，いずれも，現代医学ではてんかんの原因とは考えられていないものです。情緒的，あるいは超自然的な要因が原因と見なされる場合，患者は，医学よりも伝統的施術を選択するか，両者が併

Ⅲ 文化疫学的アプローチの応用

用されることが多く,エクアドルのイサベルのように,抗けいれん薬と不安を鎮めるハーブ茶を一緒に飲んだり,ケニアのマリーのように,病院と伝統的施術師の両方を訪れたりします。そして,どちらが本当に効くかを見極めようとするのです。米国に限らず世界中どこでも,患者は,病気自体だけではなく,「てんかん」というレッテルに苦しみます。薬物を飲み続けることは,自分がてんかん患者であるという診断を認めることになるため,患者は,服薬を止めて,発作が起こるかどうかを確かめようとします。また,てんかんというレッテルが貼られると,保険の加入料が高くなるとか,運転免許が取れなくなるなど,生活に支障が生じるため,患者は,できるだけ早く,その診断から逃れたいと考えるのです。ミネソタ州のジョージの母親が,ジョージに,発作を,てんかんではなく,睡眠発作と呼ぶようにと言ったのは,1つはそのためなのです。

　医師,特に神経内科医は,てんかんの診断の鍵を握る存在です。なぜなら,てんかんと診断するかどうか,どういう場合にそう診断をするか,患者が治癒したかどうかは,すべて彼らが決定権を握っているからです。しかし,神経内科医には,サーベイランスのために,患者数を数える役割だけではなく,政府の障害者給付の適格性を判断するという役割もあります。また,てんかんの薬物治療には,独特で重篤な副作用を伴うことがあるため,治療を続けるかどうか,いつまで続けるかを判断する責任もあります。これは,医師と患者の複雑な交渉を伴う作業であり,てんかんという診断を避けたい,早く診断を免れたいという患者の思いが,医師の仕事を複雑なものにしています。

　てんかんは,それを定義し,共通の特徴を分析しようとする疫学者にとっても,難しい疾患です。てんかんの疫学者は,3つの特徴に基づいててんかんを定義します。つまり,2回以上の発作の経験があること,最も最近の発作が過去5年以内であること,そして抗けいれん薬をまだ服用していることです。しかし,これらの定義は理想的というにはほど遠いものです。なぜなら,サーベイランスの定義には正確性が求められますが,これらの基準は,てんかんという診断を避けることを望む患者による,服薬の中断や,発作の過小報告に影響を受ける可能性があるからです。こうした問題は,故意になされる場合もありますが,てんかんによる認知障害や記憶障害などの神経学的問題によることもあります。また,こうした障害があると,過去の発作の有無や,過去の発作の起因と思われるものを,患者が明確に想起することができないことがあり,その場合は,本人の報告の信憑性に問題が生じたり,他の人からの報告に頼ることにもなりますが,これらは,疫学的指標,つまり発生率 incidence や存在率（有病率）prevalence の測定に大きな影響を与えます。

　てんかんに罹患している人は,他の人々にそのことを知られたくないと思っていることが多く（Beran et al. 1985）,これは疫学的に難しい問題を投げかけます。なぜなら,病気の存在を隠すことができる人とできない人との間には,認知障害や記憶障害の程度に系統的な違いが存在する可能性があるからです。これが,てんかんを専門とする医療機関を受診するてんかん患者が特に重症に見え,治療を受けずに一般社会の中で暮らしているてんかん患者が,軽症に見える理由でもあります。こうした治療のパターンも,

てんかんの疫学的把握に影響を与える要因となります。

　私は，ミネソタ州ロチェスター市で，人類学と疫学を組み合わせたアプローチで研究を行いましたが，その中で，専門医療機関からの報告は，コミュニティベース community-based（注：この場合は，ロチェスター市全域）のてんかん患者の報告に比べて，病気に伴う社会的ダメージが過大評価されていることが分かりました(Trostle 1987)。それ以前のてんかんの研究は，すべて，専門医療機関を受診する患者や，米国てんかん協会などの患者団体に属する患者などが研究対象とされていました。こうした患者層は，より重症な患者，病気への対処に困難を抱えている患者が多いため，コミュニティベースで把握される患者層に比べて，問題が深刻な傾向があります。実際，図1-1に示すように，「専門医療機関の患者群」，「専門医療機関の患者とコミュニティベースの患者が混合した群」，「コミュニティベースの患者のみの群」で問題の頻度を比較すると，専門医療機関の患者群で最も高く，コミュニティベースの患者群で最も低いという結果になりました。

　これは，以前の研究が間違っていたということではありません。専門医療機関を受診する患者が，コミュニティの患者全体を代表すると仮定されたため，問題の頻度が過大評価されてしまった可能性があるということです。これを疫学では，選択バイアス selection bias と言います。しかし，専門医療機関の患者では，逆に過少評価となることもあるので注意が必要です。例えば，都市のマイノリティ層では，（医療費の関係で）発作が起きても医療機関をあまり受診しないとすれば，彼らの抱える問題は，医療機関を受診する患者層よりも深刻である可能性があります。てんかんに伴う様々な問題をより的確に把握するためには，患者の置かれた社会的状況に注意を向ける必要があるということです。

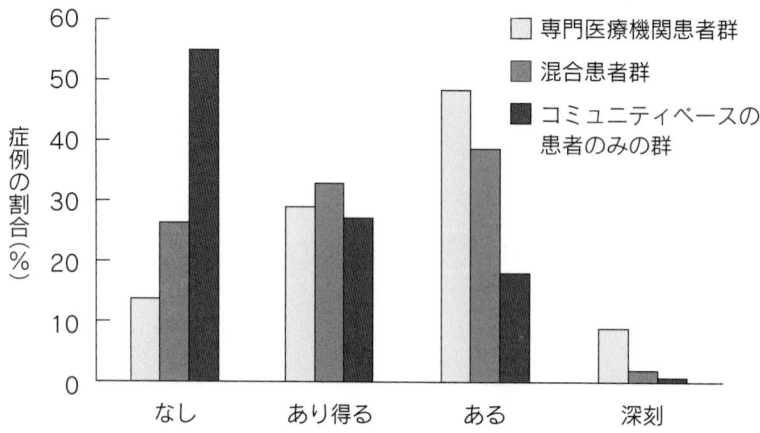

図1-1 3つのてんかん患者群（専門医療機関患者群，混合患者群，コミュニティベースの患者のみの群）における Washington Psychosocial Seizure Inventory の Psychosocial Functioning Scale（心理社会機能尺度）の4領域における問題スコアを有する患者の割合
出典：Trostle et al. 1989：635. Copyright by Lippincott, Williams & Wilkins, 1989.

てんかんは，それ自体が死因となることがほとんどないため，幼児や児童の死亡率の観点からは，相対的に重要性の低い疾患と見なされてきました。しかし，実際には，てんかんの症状は，痙攣や意識障害など重篤で，患者の日常生活に非常に大きな影響を与えます。この問題は，最近になって研究者の注目を集めるようになり，新たな疾患指標が開発されました。その中で，特に重要なものが，世界銀行が1993年に開発した障害調整済損失年数(Disability-Adjusted Life Year：DALY)です。DALYでは，死亡だけではなく，その疾患によって生じる障害の程度や期間も評価されるため，てんかんは上位にランクされる疾患となり，世界銀行は，てんかんを途上国の5〜14歳の子どもの10大疾患の1つに数えています(World Bank 1993)。

　DALYによって，不登校，社会的孤立，職業に就けないことなどが，正当に評価されるようになり，てんかんの重篤な影響を可視化できるようになりました。この結果，この病気に対する研究者の関心が高まり，またより多くの保健医療資源が振り向けられるようになりました。

　てんかんは，非感染性の慢性疾患で，年齢を問わず障害を与えます。てんかんは，発生率や存在率を研究する疫学者や，その予防に取り組む公衆衛生関係者にとって非常に難しい疾患です。その定義は，主にその症状によるため，診断は，患者や観察者の報告に頼らざるを得ません。症状は間歇的で，稀でさえあり，罹病期間やその発生の定義は容易ではありません。てんかん患者やその家族は，必死の思いで様々な癒しを求め，そこで様々な診断や治療を受けることになります。民俗的な治療では，病気の原因，経過，予後について，文化特有の解釈が行われ，現代医学の専門家との間に齟齬が生まれることになります。

　以上のように，てんかんの疫学は，多くの要因に影響を受けます。その一部は医学的なものですが，社会的，文化的な要因にも大きな影響を受けます。その症状のゆえに，てんかんは，社会の強い反応(例：差別偏見)や独特の解釈(例：生化学的異常，超自然的原因)を導きますが，その内容は，文化によって大きく異なり，それが，例えば，上述したケニアのてんかん患者に見られる火傷のケロイドの原因となり，また，疾患がもたらす障害の大きさに影響し，あるいはその疾患の存在自体の否認(発作をマラリア・肺炎のせいとする)の原因となるのです。疫学は，人々の報告に頼ることの多い観察の科学であるため，こうした人々の反応から直接的な影響を受けることになります(この問題については，第4章でさらに解説します)。

B. 神経発作(ataques de nervios)の文化疫学的研究

　ローザは，プエルトリコ出身の中年の女性で，1953年に，家族とともにニューヨーク市に移住してきました。プエルトリコから米国本土への大規模な移民が始まったのはこのころからで，10年の間に，ニューヨークはプエルトリコ人の間で，「プエルトリコ最大の都市」と呼ばれるまでになりました。家族を深く愛していたローザの長男が交通

事故で死亡するという痛ましい事件が起きたのは，1958 年のことでした。ローザは，打ちのめされ，その号泣は葬儀中に激しさを増し，葬儀場を出るときに，遂に卒倒し，意識を失い，がたがたと震え出してしまいました。

同じことが，以前プエルトリコの自宅でも起きたことがあったため，彼女の親戚たちは，激しい嘆きがきっかけで，ataques de nervios（神経発作，以下 ataques と省略することもある）が再発したのだと理解していました。プエルトリコの人々にとって，そのような発作は，嘆きや怒りなどの強い情動がきっかけとなって起きる，文化的に許容される反応であり，プエルトリコであれば，霊的浄化のために，彼女を，地域の霊媒の所へ連れていったことと思われます。しかし，ニューヨークの葬儀社の社長は，彼女がてんかん発作を起こしたと思い，救急車を呼んでしまったのです。

彼女は，救急外来に運び込まれました。そこの医師は，彼女にてんかんらしい症状が全く認められなかったため，何らかの精神障害を疑い，精神科医を紹介しました。しかし，ローザと家族は，病院が「気違い」扱いしたことに腹を立て，2 度とその病院を訪れることはありませんでした。こうしたプエルトリコ人における発作は，その後数多く経験されたため，1961 年には，ある精神科医が，「プエルトリコ症候群」という題名の論文を発表したほどです（Fernández-Marina 1961）。同じような論文が，この時期にいくつか発表されており，それらの論文では，プエルトリコ人は，感情のコントロールが下手で，文化的にヒステリー的な反応を起こしやすいと結論されていました。これは，臨床医たちの，プエルトリコ文化に対する無知，プエルトリコ人の精神的，感情的特徴への無理解を曝け出すものでした。同じ ataques（発作）が，ある地域では受け入れられ，別の地域では，症候群という不名誉なレッテルを貼られてしまうのです（Harwood 1977）。こうした「転換」は，プエルトリコ人が新しい土地に移住し，主流な住民から，マイノリティに変化したことに伴うものです。

てんかんは，脳における無秩序で突発的な放電によるもので，発作性の症状すべてが，てんかんというわけではありません。急激なストレスに対する身体反応としては，トランス状態，失神発作，手足の震え，顔面の引きつりなどが，社会的に知られています。米国でも，てんかん発作以外の多くの発作の存在が報告されており，メイン州では，「Jumping Frenchman」，ジョージア州とフロリダ州では「Falling out」，アリゾナ州では，「Moth madness」などと呼ばれています。ataques de nervios は，プエルトリコ以外にも，ドミニカ共和国やその他のラテンアメリカ諸国にも存在しており，「痙攣症候群 shaking syndrome」は，世界の各地に，様々な名前で存在しています。

これらの発作は，神経学的な疾患ではなく，「悲嘆の伝統的表出 idiom of distress」，「文化に結び付いた症候群 culture-bound syndrome」と見なされるものの例で，ある種の悲嘆に対して，現代医学的診断にはなじまない，しかし共通した身体反応のパターンが，世界の各地に存在することを示唆しています。

では，そのような，医学的に明確な説明のつかない症状の原因，存在率（有病率），予後などは，どうすれば研究できるのでしょうか。1960 年代に行われた ataques に関す

る報告のほとんどは，救急外来の患者が対象で，当時それは，プエルトリコ人特有の問題だと認識されていました。しかし，1970年代に入って，医学や心理学に興味を持つ人類学者たちが，他の地域で研究を始め，その結果，ストレスに対するそのような身体的反応は，多くの地域に，様々な名称で存在することが明らかになりました(Low 1985, Weidman 1979)。1970年代初期に行われたマイアミにおける研究では，救急外来記録が，8ヵ月にわたって調査され，てんかん，外傷，失神，心臓疾患，糖尿病，飲酒などの事例をすべて除外した上で，3700例のうち12%が，ataquesあるいは，falling outと記載された，意識を半分もしくは完全に消失した発作状態であることが示されました(Lefley 1979)。この研究では，falling outは，ラテン系あるいはアングロ系(白人)住民よりもアフリカ系住民に多いこと，またラテン系女性や，アフリカ系およびアングロ系男性に最も多いことが示されました。しかし，この研究では，救急車の出動が必要となった事情についての正確な情報が把握されておらず，この結果が，グループ(年齢，性別，人種，民族性，臨床症状)による医療行動の違い，つまり，医療機関にかかるよりも救急車を呼ぶ，何もせず放置するなどといった行動の違いに影響を受けた結果である可能性もあります。

　1990年代には，プエルトリコとメキシコで，もっと複雑で妥当性の高い研究デザインを用いた研究が行われています。プエルトリコでは，1980年代半ばの大災害の後，人類学者，疫学者，精神科医の共同による，心理学的な症状に関する大規模な集団調査が実施されました。その調査では，他の症状に加えて，ataques de nerviosに関する質問が設けられ，16%の参加者にその経験があったことが報告されました(Guarnaccia et al. 1993)。特に頻度が高かったのは，高校を卒業しておらず，結婚経験のある(現在は独身の)中高年の女性でした。この研究では，ataquesの経験のある女性とない女性を比較することができたため，両者間で，精神科的診断の既往の頻度が比較されました。その結果分かったことは，ataquesの既往のある人では，ない人に比べ，うつ病，不安症の診断歴や自殺企図の既往の割合も大きいということでした。要するに，プエルトリコのataquesは，ある特定の精神科的疾患と関連しているものではないこと，言い換えれば，ataquesも精神科的疾患も，強い悲嘆経験から生じた非常に強い不安状態やうつ状態に起因する，多少形の異なる反応に過ぎないということです。

　ataquesの原因と存在率に関する，同じような研究がメキシコで実施されています(Salgado de Snyder et al. 2000)。2つの農村の住民から，ランダムに対象者を選択し，ataques既往の有無が調べられました。すると，ここでも16%の住民がその経験があると回答し，同様に，男性よりも女性でより頻度が高いことが明らかとなりました。そして，プエルトリコの研究と同じように，ataquesとは特定の医学的疾患と関連したものではなく，悲嘆によって，身体と心が衰弱し，深刻な精神的，身体的崩壊に陥った叫び(cry for help)のような症状であると結論されています(2000：467)。

　このように，精神保健に興味を持つ人類学者と疫学者などが共同することによって，医学的には説明の難しい病態も研究することができ，特に，ataquesのように，文化的

性格の強い疾患には，人類学，疫学，臨床医学を組み合わせた研究が必要であることが主張されています(Guarnaccia and Rogler 1999)。これは，歓迎すべき傾向です。なぜなら，人間集団の中に存在する病(やみ)，嘆きに関するエビデンスを蓄積するためには，医療機関を訪れる患者や医学的な基準に当てはまる患者の研究だけでは不十分だからです。医学的な疾患だけではなく，人々によって認知されている病(やみ)のあり方に目を向ける必要があります(この問題については，第7章でさらに詳細に解説します)。

　「てんかん」と同じように，「ataques」という民俗的呼称を用いることによって，人々がそれに対してどのような治療を求めるかを知ることができ，また，疫学研究の対象にすることできます。そして，発作は，文化によって，様々な身体的，精神的，あるいは霊的要因が原因とされ，それに応じて，様々なタイプの治療が選択されることになります。疫学的方法を用いれば，発生率や存在率を研究することができますが，人類学的，社会学的方法と組み合わせることによって，病態の原因や治療について，さらに複雑で，豊かで，文化的に適切な理解に至ることができるのです。

参考文献

Berkman L. F. and I. Kawachi, eds. 2000. *Social Epidemiology*. New York: Oxford University Press.
Fadiman A. 1996. *The Spirit Catches You and You Fall Down*. New York: Farrar Straus and Giroux.
Gordis L. 2000. *Epidemiology*. 2nd edition. Philadelphia: Saunders.
Hahn R. A. 1995. *Sickness and Healing: An Anthropological Perspective*. New Haven: Yale University Press.
Janes C. R., R. Stall, and S. Gifford, eds. 1986. *Anthropology and Epidemiology*. Dordrecht: Reidel.
Stolley P. D. and T. Lasky. 1995. *Investigating Disease Patterns: The Science of Epidemiology*. New York: Scientific American Library.
Young T. K. 1998. *Population Health: Concepts and Methods*. Oxford: Oxford University Press.

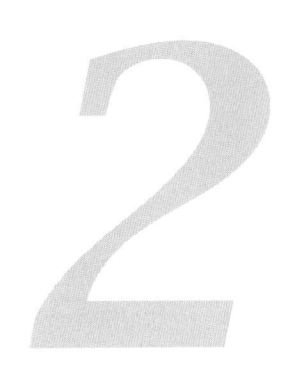

2 人類学と疫学の統合的アプローチの源流

　医療人類学も疫学も,「観察 observation」という手法によって, 人間集団における健康の状況を探求する学問であるという点においては, 違いはありません。しかし, 20世紀の最後の4半世紀に至るまでは, 若干の例外を除いて, 医療人類学者と疫学者が共同して研究を行うことは, ほとんどありませんでした。

　疫学者は, その歴史を語るとき, 2400年前のヒポクラテスの書物, 特に, 疾患の原因として, 季節, 風, 場所, 土壌などの環境要因の重要性を強調した,「Airs, Waters, Place(空気, 水, 場所について)」をその起源として引用するのが普通です。しかし, ヒポクラテスは, 病気の原因を, その集団の特性に結びつけて論じてもおり, 人々の,「よく酒を飲むかどうか, 昼食をとるかどうか, 運動を好むかどうか, 勤勉かどうか, よく食べるかどうか」といった「生活様式」と病気との関係を論じています(Hippocrates 1957：73)。このように, 今日言うところの,「行動学的」, あるいは「社会的」病因に対する関心は, はるかにヒポクラテスの時代にまでさかのぼることができるのです。

　今日, 健康を扱う研究分野は, 医療人類学, 社会疫学, 医療社会学, バイオインフォマティクス, 精神神経免疫学など多岐にわたっています。これらの学問分野は, 自然な学問の発展として生れたものですが, これらの分野の境界は, 決して神聖不可侵のものではなく, それぞれの分野の知識を統合することによって, 考えを交流したり, お互いの存在を認識したり, お互いを尊重したり, お互いに刺激し合ったりすることができます。人類学者と疫学者による初期の共同研究の経験を検討すると, 両分野の研究者が, リサーチクエスチョン, 研究目的, 研究デザイン, 方法, 分析のあらゆる段階で共同するときが, 最も生産的であることが分かります。それぞれが, 自分の分野の優越性を主張することは, 共同の妨げとなり, また, 各分野ごとの排他的な専門学術誌, 専門用語の存在や, 各分野で主に使われる方法論の違いも, 分野間の交流の妨げとなります。また, 一方の分野に政治力が偏り, 研究資金などに格差が生じることも, 対等な関係による共同の妨げとなります。しかし, 以下に述べるように, 共通するクエスチョンや問題意識に目を向けることによって, 分野間の統合したアプローチが可能となります。

Ⅰ. 19世紀における社会環境に対する科学的関心

　人類学と疫学の交流の起源は，少なくとも19世紀の半ばにまでさかのぼることができます（Trostle 1986a）。それぞれの分野が創始されたのもその頃であり，急激な社会環境の変化が，深刻な健康影響をもたらすことが明らかとなる時代背景の中で生まれ，学問分野として確立していきました。つまり，産業革命に伴う，都市への人口集中，劣悪な労働環境による健康被害が明らかとなる中，問題意識を持った科学者や社会活動家たちによって，こうした社会変化の健康に与える影響が探究されていったのです。19世紀は，理論，技術，行政機構の発達も目覚しく，それも集団中の健康問題の理解を促進する役割を果たしました。

　18世紀には，医学の関心は，血液や胆汁などの体液から，心臓や皮膚といった身体構造に向かい，健康に関する研究も，個々の疾患を単位として行われるようになっていました（Shryock 1961：94）。そして，それによって，疾患がある程度の確かさと再現性を持って診断されるようになり，疾患を定量的に記述することができるようになっていきました（Susser 1973）。そして，発生率 incidence や存在率（有病率）prevalence など，診断の質に大きく依存する疫学的測定も，可能となっていったのです。

　18世紀には，病院も単なる宿泊所から，病人を治療する場所に変わりました。これも病気の正確な診断を促進する重要な要因となりました。なぜなら，そうした病気に特化した施設が作られることによって，診断技術の進歩が促されたからです。病院で働くことによって，医師たちは，多くの同じ病気の患者に接することができるようになり，それによって，疾患が稀なものであるか，流行しているものであるかを知ることが可能となっていきました。そして，それぞれの疾患の疾患像が次第に明確となるにつれて，正確な診断が可能となり（Ackerknecht 1967, Foucault 1973），研究者も，患者を「数える」ことができるようになっていったのです。

　しかし，存在率や発生率を計測するためには，分子と分母の両方が必要です。つまり，疾患を有する人の数（分子）だけではなく，「その疾患に罹るリスクのある人々（population at risk）」の数を知らなければなりません。いかに患者を正確に診断できるようになっても，それは分子が分かるだけで，疫学的に必要な情報の半分に過ぎず，分母にあたる集団を登録するシステムの整備が必要になります。この時代は，診断学が進歩したばかりではなく，国家規模での登録制度や人口統計の整備が進んだ時代でもあります（Rosen 1955：39）。

　そして，この時代には，新しい科学技術が次々に登場し，生体内部に関する研究も大きく進歩しました。1819年のフランスにおける聴診器の発明を皮切りに，1830年代には，イギリスで複式顕微鏡（訳注：2枚以上のレンズを用いた顕微鏡）が，1850年代にはドイツで検眼鏡と喉頭鏡が，そして1870年代には，様々な部位の組織染色法といった，新しい技術が次々に開発されていきました。これらの新しい技術を用いた観察によって，

新しい知識が次々ともたらされ，疾患やその原因について，より明確な概念化が可能となっていきました。しかし同時に，これらの新技術は，科学者の「視野を狭める」ことにもなり，研究者は，社会環境に対する幅広い関心を次第に失い，19世紀の終わりに至るまでには，その興味は，生物学的な範囲へと狭まって行ってしまいました。つまり，「貧困」への関心は，「病原体」への関心にほぼ置き換わってしまったのです。

A. 疫学の登場とフィールドワーク

　フィールドワークは，人類学の基本的な手法の1つであり，人類学者にとっては，どこでどれくらいのフィールドワークを行ったかが，重要な経歴となります。例えば，ニューヨーク市のホームレス，スペインの農村地帯の町，パプアニューギニアの農場などにおいて，その社会の言語を学び，あるいは通訳の助けも借りて，その社会に浸りながら長期間滞在するのが古典的なパターンですが，濃密な調査を短期間行うというやり方もあります。フィールドワークは，疫学においても長い伝統があり，疫学が誕生した19世紀の中ごろは，疾患の原因や経過に関する研究には，主にフィールドワークが用いられました。こうした研究の中で恐らく最も有名なものが，ジョン・スノー John Snow によるコレラの研究(1855年)でしょう。彼は，フィールド疫学の創始者と見なされており，1855年に出版した，「コレラの伝播モードについて(On the Mode of Communication of Cholera)」と題する論文で，彼は，コレラが伝染性で水系感染であることを，実地データと緻密な論理で実証しました。これは，コレラの病原体が発見される30年以上も前のことです。

　スノーは，コレラの病理学的知見を，感染経路解明の手掛かりとして用いました。例えば，彼は，コレラが消化器官を侵すことに気が付き，それは何らかの物質が消化管から吸収されたためだと考えました。そして，炭鉱，貧しい人々の住む長屋，近隣地域におけるコレラ流行の事例を綿密に記述し，その過程で，流行の鍵を握るある重要な要因の存在を突き止めました。つまり，スノーは，ケンブリッジ近傍やブロードストリートの家屋を一軒一軒訪問して，コレラ患者の有無を調べることによって，コレラ発生の地理的分布を作成し，それによって，ブロードストリートにある井戸が，流行の原因であるとの結論に達したのです。そして，彼が，予防措置として井戸を封鎖すると，その後コレラ流行は収束していきました。これは，予防医学の誕生を告げる，歴史的，象徴的な出来事と見なされています。

　スノーが行ったフィールドワークには，ミアズマmiasma(瘴気)説とコンタギオン(感染子)説の闘いの一環として行われたという側面があります。ミアズマ説とは，流行は空気中に漂う腐敗物質によって引き起こされるという説で，コンタギオン説とは，流行は，何らかの感染性生物が，接触，蒸気，汚染した物を介して広がるために生じるという説です。その当時(19世紀後半)は，それぞれの学派が，自説を証明するための証拠集めにやっきとなっていましたが，そのときに環境の健康影響を調べる方法としてよ

く用いられた方法が，フィールドワークだったのです（Ackerknecht 1948, Terris 1985）。「革靴の疫学者 shoe leather epidemiologist」という言葉は，今なお，机上で既存のデータベースを扱う研究者とコミュニティで自らデータを集める研究者を区別する用語として用いられています。

長期間の参加観察（参与観察）participant observation を方法として用いる人類学は，フィールドワークを重んじる学問としてよく知られていますが，皮肉なことに，フィールドワークを最初に重視したのは疫学者でした。19 世紀の人類学は，フィールドに出かけてデータを集めるよりも，組織の歴史や概念を重んじる学問で，長い間フィールドワークを，その本質的な方法論として取り入れることはありませんでした（Asad 1994：57）。それが一変したのは，トレス海峡や北米の北西沿岸部への遠征が行われるようになった，19 世紀の終わりから 20 世紀の初めにかけてのことです。

ピーター・パヌム Peter Panum は，デンマーク人の医師で，麻疹の疫学を記述したことで知られています。まだ 25 歳だった彼は，フェロー諸島に起こった麻疹流行の調査を命じられて，19 世紀の半ばに，綿密なフィールドワークを行いました。パヌムは，人類学の教育を受けたわけではありませんが，彼が 1847 年に発表した報告書は，見知らぬ環境で研究を始める研究者にとって，フィールドワークがいかに優れた手法となり得るかを如実に示すものとなっています。この報告書は以下の力強い文章で始まります。

> **気候，食事などが全く異なる土地で働くことになった医師にとって，まず最も重要なことは，その土地に住む人々の健康状態に影響を及ぼす衛生条件を明らかにすることである。実際，そうした衛生条件は，疾患の頻度や流行を左右するだけではなく，あらゆる疾患の症状にも影響を与える**（1940 [1847]：3）。

パヌムが，その島に 5 カ月住んだ間に行った観察は，エスノグラフィに近いものであり，その諸島の地理，気候，植生，物理的条件，生活様式（調理法，家の建付けや部屋割り，衣服，職業）が綿密に記載されています。多要因説が意識されていたわけではありませんが，彼は，こうした要因やその他の社会的要因が病因となる可能性があると考えていたように思われます。

ドイツの医師であったルドルフ・ウィルヒョウ Rudolf Virchow は，病気の原因としての社会の重要性を明確に理論化した最初の医学者の 1 人として有名です。彼の伝記を著した伝記作家によれば，1848 年に，飢饉に襲われたシレジア地方北部に生じたチフス流行について，ウィルヒョウが政府に提出した報告書は，稀に見る独創性に満ちたものだったと言います。単に疾患の綿密な臨床的，病理的記述にとどまらず，その流行の，人類学的（社会学的），疫学的背景について優れた記述がなされていたからです（Ackerknecht 1953：15）。ウィルヒョウは，流行と飢饉に対する政府の責任を非難し，長期的な解決策として，教育の充実，自由の保障，貧困の解消を上げ，さらに短期的施策として，食物と新しい薬物の供給をあげています。パヌムと同じように，ウィルヒョ

ウも，流行の場所に身を置き，フィールドワークと綿密な観察を行うことによって，疾患と社会的条件との具体的関係を明らかにしたのです。

B. 疾患と死亡の社会的原因

　ウィルヒョウは，社会改革がどのように疾患の流行に影響するかについて考察を行っています。彼は，貧困者や，特定の生活条件や労働条件下に生じる流行を「人為的」なものと見なし，あらゆる社会階層にあまねく生じる流行を「自然」なものと見なしました(Ackerknecht 1953)。社会正義，教育，自治，宗教と政治の分離。これらが，ウィルヒョウがシレジア地方北部のチフスの人為的流行を止めるのに必要と考えたものでした。

　ウィルヒョウが社会改革が政治的に不可欠と考えてから数十年後，フランスの社会学者エミール・デュルケム Emile Durkheim(1858〜1917年)は，疾患と社会的要因の関係について，確固たる理論を提唱しました。その著書「自殺論(Suicide)」(1951[1897])の中で，彼は，自殺をパターン化された社会現象として捉えました。つまり，自殺は自己決定あるいは個人的行為であるばかりでなく，一定のパターンで発生する社会現象でもあると論じたのです。デュルケムの業績は，その内容と時期において，非常に重要なものでした。なぜなら，それが，疫学研究において，細菌説が支配的になりつつあった時期だったからです。疫学の世界で，デュルケムの功績が語られることはあまりありませんが，社会的要因が個人に影響を与えるというその洞察は，現代の社会疫学 social epidemiology に 100 年近くも先駆けるものでした(Krieger 2001, Trostle 1986a)。

　しかし，残念なことに，集団の健康を社会的要因との関連で考察するこうした学問的潮流は，19世紀の終わりまでには衰退してしまいました。その背景には，臨床家の関心が病気の生物学的な単一要因説に向かっていったこと，また社会学者の関心が，社会の機能(社会の役割や影響)ではなく，社会の進化(社会の誕生と発展)に向かったことがあります。それでも，結核，梅毒，ペラグラなどの疾患の研究では，社会的要因への研究者の関心は衰えませんでした。それは，それらの疾患の伝播における人間同士の接触の役割が明瞭だったからです。しかし，病気の発症における社会的要因に対する関心が再び高まったのは，それから数十年経った1930〜40年代，つまり先進国で，がん，心臓疾患，糖尿病などの慢性疾患が主要な疾患となってからのことでした。こうした慢性疾患を，単一の原因で説明することは不可能だったからです。加えて，政府は，慢性疾患の増加に対応した新しい保健医療サービスの提供を強く求められるようになり，それらの疾患に対する医療や予防プログラムの企画，実施，評価のあり方についての研究を促進する必要に迫られていました。こうして，1918〜1919年のインフルエンザ世界流行ど感染症の流行によって，宿主と社会環境に対する関心が高まるとともに，慢性疾患の疫学やコミュニティ医学 community medicine(後述)は，社会や文化の健康影響についての研究を復活させる役割を果たしたのです(Gordon 1953：61, Kolata 1999)。

しかし，1920〜30年代に生じた，こうした社会的要因への関心の高まりは，19世紀半ばのものとは異なり，政治性や抜本的な環境・政治の変革への関心を欠くものでした。これには，細菌学の進歩によって，それまでにはなかった科学的な治療や予防が可能となってきたこと，また医学の発達によって，臨床医学に対する期待が大きく高まったことが関係しています。イギリス，ヨーロッパ，ソ連，米国，南アフリカ共和国では，国家による健康保険の導入や保健医療サービス事業に対する関心も高まりました。抜本的な「改革 revolution」ではなく，「手直し reform」に重きが置かれ，研究者の関心も，社会改革から，新しい治療法や保健医療プログラムの開発，制度の「手直し」などに移っていってしまったのです。

II．疫学と医療人類学の共同

A．社会医学への回帰：南アフリカ共和国における実験

1930年代の南アフリカ共和国で，国家による保健医療サービス構築の実験的事業が始まり，それは，1940年のポレラヘルスセンター(Pholera Health Center)（注：Poleraとも綴る）と1945年の家族・地域保健研究所(Institute of Family and Community Health：IFCH)の設立として結実していきました。ポレラヘルスセンターは，農村部に設立された小さなクリニックですが，そこには，臨床家，疫学者，ヘルスワーカーが働き，その活動から，その後50年以上にわたって世界に影響を与えた「コミュニティヘルスケア(地域保健医療：community health care)」の概念が生まれることになったのです。ポレラプロジェクトは，世界のプライマリヘルスケア primary health care にとって，心疾患疫学のフラミンガム研究にも匹敵するパイオニアであり，その研究活動から，重要で新しい知見が次々と生み出されました。

ここで，ポレラプロジェクトについて，少し詳しく紹介しておきましょう。それは，このプロジェクトが，社会科学と疫学を統合した学際的アプローチを用い，コミュニティの健康状態の綿密な評価に基づく保健医療サービスのデザインを試みた，世界最初のプロジェクトだからです。ポレラプロジェクトの前提となった考えは，その多くが，19世紀の社会医学 social medicine 的活動の前提となった考えと共通したものでした。つまり，①貧困と社会階級が健康の重要な決定要因である，②社会文化的な変化が疾患の流行に影響を与える，③個人レベルの介入(治療)だけではなく集団レベルの介入(公衆衛生対策)も健康増進と疾患の予防に役立つ，というものでした。このプロジェクトについて，後に出版された有名な書籍にも，社会医学との共通性を意識し，「社会医学の実践 Practice of Social Medicine」というタイトルが付けられています(Kark and Steuart 1962)。

プロジェクトが始まって10年経った頃，最初のセンター長であったシドニー・カー

ク Sidney Kark は，その試みの初期に得られた成果について，次のように述懐しています。

　　家族における個人，コミュニティにおける家族の生活状況，そして，南アフリカ社会におけるコミュニティの生活状況についての文脈的理解が深まるにつれて，ヘルスセンターの活動もまた発展していった。こうした綿密な調査によって，センターは，社会的要因の重要性に対する漠然とした理解から，それらの要因が，住民個々人の健康や病気にどう影響しているかを具体的に理解できるようになっていった(1951：677)。

　ポレラプロジェクトの意義は，社会的要因と健康の関連が，ヘルスセンターの日常活動の核心となっていったことにあります(同上)。センターのスタッフたちは，疫学，それも社会性の高い疫学によって，「コミュニティを対象としたプライマリヘルスケア(community-oriented primary health care：COPC)」を開発・評価していきました。彼らは，子どもの成長や発達に対する社会的・文化的要因の影響，性感染症，栄養状態，健康に影響する社会的要因，COPC の健康への効果評価に特に力を入れました。20世紀の後半において，世界で最も抑圧的な政治が行われていたあの南アフリカ共和国で，人々の健康の改善のために，社会科学と疫学が統合的に用いられるという極めて創造的な試みがなされていたのです。

　シドニー・カークとその妻エミリー・カーク Emily Kark の伝記には，彼らがなぜ研究に人類学的な側面を取り入れたかが記されています。当時医学生だった彼らは，南アフリカ人種問題研究所 South African Institute of Race Relations との関わりの中でその強い影響を受け(S. and E. Kark 私信)，1934 年に「バンツー族の健康状況に関する研究会」を立ち上げました。そして，1939 年に，カークは，保健省がナタール州の小さな農村であったポレラに新たに設立したヘルスセンターの所長に任命されたのでした。

　ポレラヘルスセンターは，農村コミュニティにおける効果的で適切な保健医療サービスのあり方を開発することを目的とするパイロットプロジェクトでした。センターでは，初めから，コミュニティの社会的，文化的生活状況に注目しました。彼らはただちに，住民との意見交換を開始し，コミュニティの部族長や長老，女性グループ，教会関係者，学校の教師，子どもたちの親と会合を重ねていきました。また，センターの保健教育担当者は，住民の啓発，コミュニティにおける伝統的健康観や伝統的健康行動の探索，コミュニティでニュースや新しい考えを普及する上で鍵となる人々の同定など，多くの目的を持った家庭訪問を実施しました。ヘルスセンターのスタッフたちは，新しい家庭菜園のプログラムの開発と普及にも着手しました。そのプログラムでは，人々に種子を提供し，新しい多くの種類の野菜の栽培法を教え，住民の嗜好に合った，しかも栄養価の高い料理法を教え，さらには，種子の共同購入法や作物を売るための市場の運営法の普及も行いました。また，学童期の子どもの健康診断，総合診療科の開設，母子保健プロ

グラムの開始なども行われ，住民の健康状態を把握するために，個別訪問による疫学調査も行われました。調査とアクションプログラムを組み合わせ，特に対策の必要な人々を同定して対策を行うという，「コミュニティ診断（地域診断 community health diagnosis）」という新しい概念がここから誕生したのです（Kark and Kark 1981）。

ポレラヘルスセンターは大きな成功を収め，1944 年には，南アフリカ国家保健医療評議会（South African National Health Services Commission）は，40 の新しいヘルスセンターの設置と，それらをポレラモデルで運営することを推奨しました。そして，シドニー・カークの指導のもと，新しいヘルスセンターのスタッフのトレーニング，研究の実施，家庭医療やコミュニティ医学を実施するために，家族・地域保健研究所（Institute of Family and Community Health：IFCH）が設立されました。この研究所には 7 つのヘルスセンターが属し，その 1 つがポレラで農村コミュニティに位置し，他の新しい 6 つのセンターはダーバン周辺の，収入や民族の異なる様々なコミュニティに設置されました。これらのセンターでは，プライマリヘルスケアが提供され，子育て，幼児死亡，月経などのトピックに関する文化間比較研究の情報源としての役割も果たしました。

カーク夫妻は，1947 年から 1948 年にかけて，自ら疫学や社会科学の勉強に励み，オックスフォード大学のジョンライル新社会医学研究所（John Ryle's New Institute of Social Medicine）で疫学を学ぶとともに，エドワード・E・エバンス=プリチャード Edward E. Evans-Pritchard（訳注：医療人類学の創始者），マイヤー・フォルテス Meyer Fortes，マックス・グルックマン Max Gluckman など，イギリスの社会人類学を創始した学者たちと共同研究を行いました。カークらは，ポレラのデータをグルックマンの方法論セミナーで，フォルテスとエバンス=プリチャードと議論しながら分析を進めました。そうした環境の中で，カークらは，社会性の高い疫学の概念を洗練させていったのです（S. and E. Kark 私信）。

しかし，この画期的なプロジェクトも，1940 年代の後半になると，保守的な政治家からの南アフリカ国家保健事業 South African National Health Service への風当たりが強まり，遂には廃止に追い込まれてしまいました。選挙で保守的な政権が樹立され，1948 年には，あの悪名高いアパルトヘイト（人種隔離制度）が導入され，社会的平等や社会医学に関心のある活動家や思想家は，その後数十年にわたって政府の迫害を受けるようになり，多くの人々が国外に脱出していきました。

B. 家族・地域保健研究所（IFCH）を支えた人々とその系譜

南アフリカ共和国政府による 1960 年の家族・地域保健研究所（IFCH）の閉鎖によって，同国における社会医学の実験は終焉を迎えることになりました。しかし，皮肉なことに，それによって，IFCH に携わった人々は世界に拡散し，その理想，方法が地球上に拡がることになったのです。1950〜1960 年代当初にかけて国外に脱出していった IFCH のメンバーのリストは，さながら，20 世紀後半の社会医学や社会疫学の研究者や活動家

のWho's Who（訳注：世界の名士録）の様相を呈しています（Davey Smith and Susser 2002, Trostle 1986b を参照）。

　カーク夫妻は1959年にイスラエルに移住し，そこで，ヘブライ大学の拡大プログラムに招かれていた，かつてのIFCHの旧スタッフたちと落ち合いました。彼らは，早速活動を開始し，それはすぐに，エルサレムのヘブライ大学医学部 Hebrew University-Hadassah Medical School の社会医学部（後の，公衆衛生・コミュニティ医学大学院）に発展していきました。彼らが，コミュニティにおける保健医療サービスの供給において，いかに疫学と社会科学を統合していったかは，Epidemiology and Community Medicine (Kark 1974), The Practice of Community-Oriented Primary Health Care (Kark 1981) などの著書に，また，疫学をいかにヘルスセンターの活動に応用していったかは，Survey Methods in Community Medicine (Abramson and Abramson 1999) と Making Sense of Data (Abramson and Abramson 2001) に記されています。

　IFCHの旧スタッフの一部はウガンダやケニアに移住し，IFCHとほぼ同じような予防医学を重視したヘルスプログラムを確立しました。また，一部は，IFCHの経験を応用するために，米国に移住し，コミュニティヘルスセンターや主要な大学に職を求めました。例えば，Mervyn Susser と Zena Stein は，1950年代後半に自ら参加したIFCHの活動に強い影響を受け（Oppenheimer and Rosner 2002, Susser 1993），イギリスを経由して米国に渡った後，疫学部や公衆衛生学部設立の中心的役割を果たしました（Davey Smith and Susser 2002）。Susser は，米国公衆衛生学誌の編集者として活躍し，社会医学の重要な教科書を共著出版するとともに，疫学理論に関する多くの基本的な書籍や論文を著しています（例：Susser 1973, 1987；Susser and Susser 1996）。Stein は，母親の出産年齢と先天性異常の関連に関する研究や，女性がHIV感染予防に用いることができる方法の開発で世界をリードする研究を行いました（Stein 1985, 1990）。IFCHの活動には，南アフリカ共和国以外の国の人々も参加し，その中の2人は，米国における社会医学や社会疫学の発展に重要な役割を果たしました。その1人である人類学者のNorman Scotch（後にボストン大学公衆衛生大学院の院長となった），は，IFCHで18カ月働き，ズールー族 Zulu における高血圧の原因究明に取り組みました（例：Scotch 1960, 1963b）。そして，その後すぐに，医療人類学に関する最初のレビュー論文を著し，その中で，かなりの部分を割いて疫学について論じ（Scotch 1963a），疫学とは，生物学，環境，社会，文化の人間の健康に及ぼす総合的な影響を分析するための方法であると述べています。彼は，ニューギニアのクールー病 kuru，イヌイットにおける精神病理学，ズールー族の高血圧に対する疫学の応用についてレビューを行い，これらの研究において，社会変化の重要性が示唆されていることを指摘しています。

　Jack Geiger は，彼がまだケースウェスタン大学の医学生だったときに，IFCHの事務を手伝い，後に Scotch とともに，関節炎や高血圧に対する社会的要因の影響に関する論文を執筆しています（Scotch and Geiger 1962, 1963）。Geiger は，米国の社会医学やコミュニティヘルスセンター運動において指導的な役割を果たし（例：Geiger 1971），

また大きな反核・人権団体(Physicians for Social Responsibility[後のPhysicians for Human Rights])の設立者ともなりました。Geigerは,シドニー・カークやその同僚たちに大きな影響を受けたと述べています(1984:17)。「コミュニティを対象としたプライマリヘルスケア(COPC)」は,米国で,実現可能な目標として推進され,最盛期の1970年代には,米国全体で連邦政府の予算措置を得て600ものコミュニティヘルスセンターが設立されました(Geiger 1993, Mullan 1982)。それ以外にも,米国では多くの面でIFCHに似た2つの実験的事業が実施されました。1つは,1950年代に始まったNavajo(ナバホ)-Many Farms Project(Adair and Deuschle 1970を参照)で,もう1つは,1965年に始まって現在も継続されている,Tufts-Delta Health Centerです(Geiger 1971を参照)。IFCHと同じように,これらのプロジェクトも,都市部と農村部の両方を含み,社会科学と医学,疫学を組み合わせる革新的な方法を取り入れました。COPCは,米国以外の国でも取り組まれ,多くの成功事例が報告されています(Susser 1999, Tollman 1994)。

　ポレラやIFCHで創始された理念や方法は,こうして,世界中に広がり,多くの地域で,類似のプロジェクトが実施されていきました。ポレラとIFCHは,疫学と社会科学の組み合わせが,コミュニティヘルスのより深い理解に役立つこと,治療や予防が必要な層を明らかにして対策の重点化が可能となること,これらの対策の効果評価が可能となることを示しました。人類学的観点から,恐らく最も重要なことは,IFCHの試みが,そのスタッフに,文化理解の重要性を教えてくれたことでした(Kark and Kark 1962)。文化理解の重要性は,ポレラやIFCHが打ち切られ,そのスタッフが散り散りになった後も,世界各地で始まった類似のプロジェクトや出版物の中でも強調されており,その中でも,ジョン・カッセル John Casselの業績は特筆すべきものがあります。

C. 南アフリカ共和国から米国へ:ジョン・カッセルの業績

　IFCHで活動した人々が生み出した最も重要な成果は,恐らく,健康を社会的,文化的文脈の中で理解するという考え方であり,この考え方は,かつてIFCHNの医師および疫学者であったジョン・カッセルをリーダーとする,ノースカロライナ大学チャペルヒル校の学際的研究チームによって確立されていきました。そのチームには,人類学者(Donald Patrick)と心理学者(David Jenkins)も参加していました。

　カッセルは,南アフリカ共和国生まれの医師で,1948年にポレラのヘルスセンターに参加し,そこにおける経験は,カッセルのその後の仕事に決定的な影響を与えました。ポレラ地域の健康問題に深く関わったこと,彼が行おうとした(西洋医学的な)治療や予防の試みが,時に,伝統的な疾病観や施術とぶつかったことが,健康の社会的,文化的要因に対する彼の興味をかきたてることになりました。そうした彼の関心は,彼がある書籍に執筆した「病の解釈における文化的要因:事例研究(Cultural Factors in the Interpretation of Illness:A Case Study)」という章のタイトルによく現れています(Cassel

1962)。この事例研究は,「不可解で無意味としか見えない行動が,文化的パターンや社会状況を理解することによって解釈可能となった例」と述べられており(1962:238),ポレラの2つの血族グループが,結核,子宮頸部がん,持続性頭痛の患者をどのように扱ったかを記述し,土着の呪術に関する民俗的知識を持つことが,これらの血族グループ,あるいは,宣教師たちによるこれらの疾患の扱い方を理解する上でいかに役立ったかを述べています。

カッセルは,また,1955年に出版された,Benjamin Paulの古典的な教科書に,「健康,文化とコミュニティ(Health, Culture, and Community)」という題名で,ポレラにおける文化理解の重要性についての章を著し,そこで彼は,当時の健康状況や,ポレラのスタッフによる治療や予防活動に対するズールーの人々の態度について記しています。当時,ポレラのコミュニティには,南アフリカ共和国の労働政策による男性労働者の出稼ぎの増加によって,梅毒や結核がもたらされ,労働年齢の男性の長期結核治療が困難になっていました。失業率は高く,人口は増加し,以前には適切だった伝統的な食習慣や土地の利用法によって,深刻な土壌荒廃がもたらされ,栄養不良が蔓延していました(Cassel 1955:35)。そこで彼らは,野菜,卵,牛乳の生産と消費を増やすための食生活改善運動,肺結核の治療,土壌荒廃の防止策などを提案しましたが,これらの対策は,当初,コミュニティの実力者の強い抵抗に遭いました。しかし,ポレラのスタッフたちは,コミュニティの民俗文化への理解を深め,変化の鍵となる人々を見極めることによって,現実的で適切な目標設定を行っていきました。つまり,コミュニティの実力者を見極め,そうした人々と対話することによって,プロジェクトへの理解を獲得していったのです。このプロジェクトが開始されて以降,コミュニティの健康状態は目に見えて改善していき,特に,幼児死亡率,感染症の発生率,栄養不良の割合は大きく改善しました。

カッセルは,1954年に南アフリカ共和国を去り,ノースカロライナ大学チャペルヒル校の公衆衛生大学院に職を得ました。そこで,彼は,社会科学者と疫学者からなる強力な研究チームを組織し,戦後の工業化が進行する米国の農業地帯における健康問題に取り組みました。社会的,文化的要因の健康に及ぼす影響は,ポレラほど強烈なものではありませんでしたが,カッセルらの研究によって,戦後の社会・文化的変化とその変化への適応という全社会的なプロセスが,健康に重要な影響を与えることが明らかになりました。カッセルの,社会環境が宿主の抵抗性に影響を与えるという概念(1976年)は,彼の古典的な業績であり,出版以来800回も引用されていることにその重要性が示されています。

カッセルが率いたノースカロライナ大学チャペルヒル校の学際的な研究チームは,社会システムと文化システムを明確に区別して論じた,最初の社会疫学 social epidemiology の論文を出版しました。クリフォード・ギアツ Clifford Geertz の人類学的研究に従って,彼らは,文化を,「人々が自分の経験を解釈し,行動を決定する意味の体系」と定義し,一方,社会構造を「集団の生活を秩序立てるもの。人々の間を貫く規則的な社会関係」

と定義しました(Cassel et al. 1960：945)。そして，これらの定義を用いて，3つのレベルの社会的組織，つまり，職場，家族，社会階層，それぞれにおける文化的規範と健康との関連を検証していきました。すでに，この段階で，社会疫学では，かなり洗練された仮説設定が行われていたことが分かります。これは，すでに，社会的，文化的要因と健康の関連が極めて明確になっていたため，その複雑さを表現できる理論的モデルを構築する必要性に迫られていたからです。

1960年に，彼らは，農村社会型生活様式から，工業社会型生活様式への変化が健康状態に及ぼす影響に関する疫学的な研究を提案しました。これは，アパラチア地方の町に新設された工場をフィールドとする研究で，農業労働者と，第1，第2，第3世代の工場労働者を比較しようとするものでした。この研究では，最も大きな文化的変容に曝された第1世代の工場労働者の健康状態が最も悪いという仮説，家族の絆が弱いほど，あるいは文化的背景と現在の社会的立場の不調和が大きいほど，健康状態や適応が悪いという仮説が立てられ，これらの多くが研究によって証明されました(Cassel and Tyroler 1961)。例えば，この研究で，罹病や病気による欠勤をアウトカムとして検討した結果，第1世代の工業労働者の健康状態は，第2世代以降の工場労働者よりも悪いことが初めて明らかになりました。

カッセルの影響を受けて，ノースカロライナ大学チャペルヒル校では，民俗的病態に関する疫学とソーシャルサポート social support の予防介入効果に関する研究という，疫学と人類学を統合した2つの研究が行われました。その1つは，医療人類学者の Arthur Rubel が，同校で学んだ疫学の知識を生かして，メキシコ人の間で susto（ススト）と呼ばれる病態に関して行った研究で(Rubel 1964)，これは，現代医学的な説明のつかない病態の分布や原因の究明に疫学が適用された，最初の研究の1つに数えられます。

2つ目の研究は，結婚，友人関係，コミュニティへの関わりなどによるソーシャルサポートの予防効果を明らかにした一連の研究です。これらの研究によって，1970年代の初期には，ソーシャルサポートが病気への感受性（罹りやすさ）や抵抗性（罹りにくさ）に与える影響が認識されるようになり，それは，その後社会疫学の中心的テーマとなっていきましたが(Berkman and Kawachi 2000, Berkman and Syme 1979)，それがもともと人類学的研究から始まったという事実は，残念ながら，ほとんど忘れ去られてしまいました。

ノースカロライナ大学チャペルヒル校は，その後の社会疫学の発展に大きな影響を与えました。仮に，南アフリカ共和国におけるポレラの貢献が，社会的，文化的理解に基づくコミュニティヘルスケア概念の実践的確立にあったとすれば，同校の貢献は，社会的，文化的変容が健康に及ぼす影響を評価するための疫学的戦略の開発にあったと言えるでしょう。南アフリカ共和国で実践された「新しい社会医学」は，19世紀の「社会学的疫学 sociological epidemiology」にその明らかな起源を持つものでしたが，同校が展開した，社会的，文化的変容の健康影響に関する研究にもまた，意図せずして，19世紀の思想的影響を指摘することができます。例えば，ウィルヒョウは，「病気の流行

は，文化的変容の鏡だ」と述べていますが，今日の工業社会における，がん，心疾患，脳卒中などの慢性疾患，事故などの蔓延を思えば，ウィルヒョウの言葉の正しさが理解されることでしょう。彼は，次のようにも述べています。「人為的な病気の流行の歴史は，我々人間の文化が経験した混乱の歴史でもある。社会にはやる病気の変化は，文化が新しい方向に変化していることを極めて明確に物語るものだ」(Virchow, Report on the Typhus Epidemic in Upper Silesia, Rosen[1947：681]による引用)。

D. 医療生態学，医療地理学の登場

　以上，カッセルらの業績に注目して論じてきましたが，それは，それが今日の社会疫学 social epidemiology や，南アフリカ共和国のポレラや家族・地域保健研究所(IFCH)と強いつながりがあるからです。しかし，疫学と人類学を統合しようとする試みは，これにとどまるものではありません。20世紀には，社会環境の病因的影響を明らかにしようとする新しい学問分野が登場しました。それを以下に簡単に見ておくことにしましょう。

　1950年代後期に始まった，人類学と疫学の共同は，1つの節目を迎えようとしていました。その当時のある疫学の論文には次のように書かれています。「方法論は進歩したが，大きい意味では，19世紀の物理化学的でかつ社会科学的な疫学に回帰しつつある」(Terris 1962：1375)。1950年代に出版された多くの疫学の教科書で，疫学は，感染性疾患，慢性疾患を問わず，あらゆる疾患に適用することができる，社会環境が疾病の原因として重要であると述べられています。医療人類学が始まって間もないころに行われたレビューでも(Caudill 1953, Polgar 1962, Scotch 1963a 参照)，当時の疫学のことが論じられており，疫学と人類学が，明らかにそして意識的に接近し始めていたことを示しています。

　人類学者のFleckとIanniは，1958年に出版した論文で，人類学と疫学はお互いに手を携えるべき分野であることを明確に指摘しています(1958 Fleck and Ianni)。しかし，それが応用文化人類学に関する学術誌に掲載されたために，疫学者の目に留まることはほとんどありませんでした(FleckとIanni 私信)。彼らは，その論文の中で，パヌム，スノーなどの19世紀の疫学者の仕事が，豊かな社会文化的洞察に満ちたものであることを指摘しつつ，しかし，一方で，人類学者と疫学者の共同が難しい現実についても論じています。共同が難しい主な理由の1つは，社会医学的研究に人類学者が関わるとしても，一般には，単なるコンサルタントという立場にとどまり，研究テーマを決定する権限がないこと，そして，疫学に対する知識が乏しいことだと述べています。そして，それ以外に，疫学者の関心が，歴史的に，病気の生物学的要因に傾いていることも困難の原因の1つとして指摘しています。その上で，彼らは，疫学における，多要因説と環境を重視する「エコロジカルアプローチ」の登場に大きな期待を寄せています。また，彼らは，「疫学者は，いわば，疾患の定義にとりわけ関心の深い人類学者というべき存

在である」とも述べています(1958：39)。

　FleckとIanniは，当時登場しつつあった疫学におけるエコロジカルアプローチの重要性を主張した点で正しかったと言えますが，疫学と人類学の共同の促進という彼らの「夢」は，その後20年以上も理解されることはありませんでした。1950年代には，医療生態学medical ecologyという分野も登場しました。これは，「人間集団の健康や生存を，特に，環境やあらゆる動植物集団との関連で分析する研究分野」(Audy 1958：102)と定義された学問分野で，地理学者が，東南アジアにおける熱帯病対策の必要性から，病気の地理的分布と動植物の生態をマッピングしたことをきっかけに，第2次世界大戦の時期に急速に関心が高まっていきました。医療地理学medical geographyという分野も登場しました。これは，疾患の空間的・時間的記述を主な関心とする学問分野で，ある有名な医療地理学者が，かつて，「"医療地理学"ではなく，健康と疾患に関する人間生態学という方が適切だ」と提案したことがあるほど，医療生態学と重なる部分が少なくありません(May 1978 [1952]：212)。しかし，主たる関心が，医療地理学では，疾患の分布(場所と時)であるのに対し，医療生態学では，疾患分布の構造，つまり，細胞，個体，コミュニティ，集団など，異なる生態レベルにおける疾患の現れ方，そしてそれらのレベル間の相互作用にある点で異なっています。

　1950年代における，こうした医療生態学，医療地理学の登場と疫学との相互作用によって，疾患の分布や規定要因の研究に，社会環境を考慮することの正当性が，理論的にも整備されていきました。ある研究者は，「生態学との交流によって，社会環境への関心の広がりという重要な観点が疫学にもたらされた」と述べています(Gordon 1958：351)。1960年に出版された「人間生態と健康(Human Ecology and Health)」という教科書にも，ほぼ同様な考えが示されています。

> 　公衆衛生は，その歴史において，常に人間と環境の関わりに関心を向けてきた。そして，その意味で，初めは限られた範囲ではあったが，人間の生態学的理解にも関心が向けられてきた。しかし，今日，「環境environment」という言葉は，新たな意義と意味を帯びるようになっている。つまり，今日，「環境」には，もちろん人間社会の物質的，空間的側面も含まれるが，それだけではなく，非物質的な側面，すなわち，人間のあり方に深い影響を及ぼす，「文化」と呼ばれる，人間の社会関係も含まれる(Rogers 1960：vii)。

　生態学と環境に対する関心の高まりから，2つの重要な結果がもたらされました。第1は，フィールドに入る際に，人類学者が活用されることになったことです。例えば，1965年に，ジョンズホプキンス大学の地理疫学分野は，疫学，社会人類学，昆虫学，衛生工学，公衆衛生看護学，基礎医学からなる学際的研究チームを組織し，5つの途上国における疾患の生態学を研究するという，野心的で国際的な比較研究プロジェクトを実施し，ペルー，チャド，アフガニスタンにおける研究成果を発表しています(Buck et al. 1968, 1970, 1972)。これらの研究における社会人類学者の役割は，社会経済的，文化的文脈に関するデータを収集することや，それぞれの対象地域におけるプロジェクトの受け入れを円滑に進めることにありました。異なる文化にも応用可能なインタビューガイドが開発され，それぞれの言語に翻訳された後，それぞれの村の様子や文化に関する情報を得るために，キーインフォーマントに対するインタビューが行われました。ただ，これらの研究では，農業のタイプや年間サイクル，定住してからの期間，村における人の出入り，社会変化の速度などの，社会的，文化的文脈は記述されていますが，残念なことに，そうした文脈(背景)と熱帯病，すなわち現地の人々の健康や疾患とを関連づける系統的な試みはほとんどなされていません。

E. 社会環境と精神保健

　本章の主題とは少しそれますが，1950〜60年代には，文化的変容の身体的影響ばかりではなく，精神保健への影響についての研究も行われていたことを指摘しておく必要があります。その当時活躍した最も重要な研究チームは，コーネル大学のチームで，精神科医，人類学者，疫学者などで構成されていましたが，人類学者が比較的多く含まれ，Marc-Adelard Tremblay, Charles Hughes, Norman Chance, Jane Hughes, Robert Rapoportらが参加していました。プロジェクトリーダー(Alexander and Dorothea Leighton)は精神科医で，人類学部の教官も兼務していました。このプロジェクトで最初に行われたのは，彼らがスターリング郡 Stirling County と呼んだ，ノバスコシア Nova Scotia の一地域における12年にも及ぶフィールドワークでした。この研究では，臨床医が問診を行い，精神障害を有する人の存在率(有病率) prevalence を調べ，コミュニティの社会的解体 social disintegration の程度との関連が検討されました。最初の10年間で，合計33人の人類学者が参加し(Hughes et al. 1960：531)，このプロジェクトは現在もなお続けられています(Murphy 1994b, Murphy et al. 2000)。

　このプロジェクトでは，人類学的データの収集は，対象コミュニティを包括的に理解するアプローチの一部と位置づけられ(Hughes et al. 1960：7)，筆者らが，「背景の社会文化についてできる限り豊富な情報を提供することで，症状の存在率やパターンに関する様々な傾向を文脈的に理解できるように」と述べているように，人類学的データは，疫学的知見を理解する上で役立つものと考えられていました(同上：8)。ほぼ100年前のパヌムの時代からの伝統に沿って，このプロジェクトの研究者たちも，参加(参与)観察者 participant observer として，参加しました。

　　　研究チームのメンバーは，そのコミュニティに住み，野菜を育て，林から薪を切り出し，入り江で魚を釣り，ロブスターを獲り，街の中に事務所を構え，看護学校で教え，友人たちの結婚式，洗礼式，葬式などに参加した。逆に，私たちも，結婚や出産などの喜び，また病気や死による悲しみを住民と分かち

合った(同上：7)。

　本書では，人類学と疫学の歴史において，ウィルヒョウを19世紀の特筆すべき人物として言及してきましたが，スターリング郡に関する報告書の1つ(The Character of Danger：Psychiatric Symptoms in Selected Communities, 1963)が，ウィルヒョウに捧げられていること，その報告書のタイトルが，ウィルヒョウの，正常なプロセスと病的なプロセスをどう区別するかを論じた著書の中からとられていることは，注目に値します。ウィルヒョウは，その著書の中で，正常なプロセスと病的なプロセスを区別することは難しく，時には，正常のプロセスが，不適切な時や場所で行われることが問題になることさえあると述べています。Leightonらは，精神障害を脳の損傷部位や精神力動的理論で説明するのは難しいと考え，異常の評価に対するウィルヒョウのアプローチに習って，精神障害を，その症状によって生じた問題のタイプ，頻度，期間によって分類しています(Leighton and Murphy 1997)。

　このプロジェクトや，その他の精神障害に関するコミュニティベースの研究によって，「コミュニティの健康に与える影響」という，今日に至る疫学的関心の基礎が築かれていきました。前述したように，彼らは，人類学者と同じように，対象とするコミュニティと，辛抱強く，密接な関係を築くことの重要性を理解しており，人類学者と疫学者の協働が必要であることを明確に意識していました。

　精神保健に関するLeightonの研究や，身体的疾患に関するノースカロライナ大学チャペルヒル校の研究は，人類学者が文化適応acculturation(Beals 1953)や文化的変容cultural change(Lange 1965)という概念に興味を持ち始めた1950年代に始まったものです。しかし，社会的，文化的変容という概念の重要性が，社会疫学(Cassel 1964)や精神疾患の疫学(Leighton et al. 1963)で認められるようになる一方，そうした疫学が，人類学の理論発展に影響を与えるようになったのは，やっと1990年代に入ってからのことに過ぎません(第3章参照)。

Ⅲ．人類学と疫学を統合した21世紀の研究の状況

　人類学と疫学がこの21世紀初頭に直面している新しい問題について論じる前に，すでに何十年にもわたって注目を集めてきた現代的諸課題について論じておくことにしましょう。例えば，40，50年前の人類学と疫学の交流は，少なくとも一部は，疫学者がその研究の範囲を，国内から国外に拡張し始めたことに伴うものでした。疫学者が見知らぬ文化環境で仕事をする機会が増えるにつれて，人類学は，疫学にとって必要な研究分野と認識されるようになったのです。この傾向は今日も続いていますが，「見知らぬ文化」はその後，国外だけではなく国内のコミュニティにも拡張されつつあります。無防備な性行動，喫煙，過度の飲酒などのリスク行動を変えるための介入研究に対する疫

学者の関与が高まるにつれ，コミュニティや人間行動を理解する必要や理解しようとする気運が高まってきたのです(Smedley and Syme 2000)。

人類学と疫学が統合的に用いられるようになったのは，社会的，文化的変容に対するそれぞれの分野の反応の結果でもあります。人々の移動や都市化によって，社会，文化的変化が健康に及ぼす影響を評価する必要性が高まり，そのために，疫学と社会科学の両方を動員する必要が出てきたからです。人類は，自らがもたらした交通手段の発達や森林破壊，新しい薬物や毒物の生産によって，生態系を変容させつつあります。高血圧，糖尿病などの慢性疾患は，食生活や運動量の変化によって，途上国を含め，地球上に広汎に広がり，また，戦争，暴力，政治的抑圧によって，人々は居住地の移動を余儀なくされ，それに伴って，新たな習慣，新たな疾患のパターンが生じつつあります。そうした変化の文脈を，直接，自分の目と耳で理解する上での手段として，フィールドワークの重要性は衰えることはありません(Agar 1996)。

社会的，文化的変容が人間の健康にどのような影響を与えるかは，今後も極めて重要な研究テーマであり，人間と環境や病原体(例：AIDS，SARS，病原性大腸菌O157-H7，薬剤耐性結核菌)との相互作用を説明するための複雑なモデルを構築することは，1つの学問分野だけでは不可能となっています。また，第6章で解説するように，これらの疾患に対する介入(治療や予防)においても，疫学研究と全く同じように，多分野間の共同が重要となってきています。

21世紀において，人類学者と疫学者間の交流を促す原動力となった要因の1つに，各分野における研究手法や知識の発達があります。例えば，19世紀における革新的な行政改革によって，健康保険，国家による保健医療事業，人口動態統計などのシステムが創造され整備されましたが，それにより今日では，研究参加者の登録や追跡，統一した手法に基づく多施設共同研究が可能となり，そのために，複雑な研究デザインによる研究，医学的変数，社会文化的変数の両方を含む研究などが可能となってきました。また，疫学研究への人々の参加，不参加についても，それを社会文化的プロセスとして研究することが可能となってきました。

コンピュータの性能の向上や安価で大容量の記憶媒体の発達によって，大量のデータ処理が可能となったことも，分野間の共同を促す要因となっています。それに伴う統計ソフトの進歩によって，パス解析や非線形回帰分析などの多変量解析が容易となり，今日の社会疫学的，文化疫学的研究に不可欠な，医学的変数と社会文化的変数を含めた，マルチレベルの多変量モデルを構築することができるようになりました。また，地理情報システムとソーシャルネットワークのモデル化やグラフ化を可能とする統計手法の登場によって，人間同士の相互作用や疾病の伝播を新たな観点から研究することも可能となってきました。

技術の進歩によって，情報処理が容易になっただけではなく，データの可視化も進みました。本章の冒頭で紹介したように，19～20世紀には，聴診器，顕微鏡，組織染色法が発明され，それによって，病気の診断方法が大きく発達しましたが，21世紀には，

人体の内部の非侵襲的観察法(例:磁気共鳴画像法)は飛躍的な進歩を遂げつつあります。また，遺伝的異常の検査，ヒトの遺伝子の解読も進み，これらの技術の進歩によって，疾患や異常の定義，さらには，「健康」，「病気に罹っている」，「罹患のリスクがある」という概念さえ変わりつつあり，人類学と疫学が共同しうる新たな領域が生まれつつあります。

　人類学と疫学の，お互いの分野に対する興味の高まりによって，両者の間で，理論の起源や用いる方法の妥当性，その知見の活用のあり方といった重要な問題について，活発な議論が行われるようになりました。医療人類学では，病気を医学的，文化的文脈で把握するために，様々な質的方法，量的方法が駆使されるようになり(Dunn and Janes 1986)，また，人類学でも統計学的手法が用いられるようになり，エスノグラフィによる知見と統計学的知見との違いが論じられるようになってきました(Asad 1994)。同じように，疫学の中にも，人類学者との共同に積極的な分野が出現し，疫学者の中にも，質的方法や解釈的アプローチに興味を持つ人々が増加しつつあります(例：Almeida Filho 1992, Béhague et al. 2002, Black 1994, Breilh 1994, Donovan et al. 2002)。

　こうした状況の中で，それぞれの分野から，新たな大きな議論が生じつつあります。疫学の側からは，ここ十年で，人類学を柔軟性の高い学問として評価する論評がなされるようになりましたが，逆に，人類学の側からは，疫学について，その因果関係に囚われたパラダイムに公然と疑問が呈されるようになり，「果てしない因果の綾」(Krieger 1994)，「底なしのブラックボックス」，あるいは「無限のからくり箱」(Schwartz et al. 1999, Susser and Susser 1996)といった表現がなされるようになってきました。

　人類学者は，疫学で用いられる概念についても，疑問を投げかけてきました。例えば，過去数十年，健康の説明変数として，「人種race」を用いることにどういう意味があり，それが，どのように病気の因果に関係すると考えられるのかを問い続け，また，「ストレス」，「ライフスタイル」，「リスク」，「社会経済的状況」，「コミュニティ」といった言葉についても，同じような問いを投げかけてきました。また，精神保健に関しても，米国内の多様なグループ間を比較する場合(Guarnaccia and Rogler 1999)，あるいは国際比較をする場合(Weiss 2001)に，その測定はどうあるべきかという問い，疫学の中に，フェミニズムの観点をどう取り入れるべきかという問いも投げかけてきました(Inhorn and Whittle 2001)。次章からは，それらの問いについて少々詳しく論じていくことにします。

　他の人々との関係性(存在，地位，力関係)が健康にどのような影響を与えるかが，現在，学際的な注目を集めており，ソーシャルネットワークやソーシャルサポートの健康影響に関する研究がさかんに行われるようになってきました。この種の研究の中心テーマは，周囲の人々によって形成される環境やそこに存在する病気のパターンが，個人の疾病リスクにどのような影響を与えるかということです。例えば，貧困は人の健康を害する主要な原因であり，貧困が拡がれば，健康も悪化し，死亡が増加することは，疫学研究から明らかになっています(Farmer 2003, Kawachi et al. 1999, Nguyen and Peschard 2003)。これは，病因（例：貧困）とそれに伴う関係性が，ともに人々の間に伝播することを意味する点で，人類学者にとって特に興味深い事実です。これらの現象を理解するためには，病因，行動，力関係，病気の間の因果連鎖を明らかにする必要があり，人間同士の関係のレベルから生体レベルの間の相互関係を明らかにできる手法や理論が必要となります。

参考文献

Ackerknecht E. H. 1953. *Rudolf Virchow: Doctor, Statesman, Anthropologist.* Madison: University of Wisconsin Press.
Cohen M. N. 1989. *Health and the Rise of Civilization.* New Haven, CT: Yale University Press.
Hahn R. A. 1995. Anthropology and Epidemiology: One Logic or Two? In *Sickness and Healing: An Anthropological Perspective.* Pp. 99–128. New Haven, CT: Yale University Press.
Krieger N. 2001. Theories for social epidemiology in the 21st century: an ecosocial perspective. *International Journal of Epidemiology* 30:668–677.
Kunitz S. J. 1994. *Disease and Social Diversity: The European Impact on the Health of Non-Europeans.* Oxford: Oxford University Press.
Lindenbaum S. 2001. Kuru, Prions, and human affairs: thinking about epidemics. *Annual Review of Anthropology* 30:363–385.
Porter R. 1997. *The Greatest Benefit to Mankind: A Medical History of Humanity.* New York: W. W. Norton and Company.
Rosen G. 1958. *A History of Public Health.* New York: MD Publications.
Trostle J. A. 1986a. Anthropology and Epidemiology in the Twentieth Century: A Selective History of Collaborative Projects and Theoretical Affinities, 1920 to 1970. In *Anthropology and Epidemiology: Interdisciplinary Approaches to the Study of Health and Disease.* C. R. Janes, R. Stall, and S. Gifford, eds. Pp. 59–94. Dordrecht: Reidel.
―――. 1986b. Early Work in Anthropology and Epidemiology: From Social Medicine to the Germ Theory, 1840 to 1920. In *Anthropology and Epidemiology: Interdisciplinary Approaches to the Study of Health and Disease.* C. R. Janes, R. Stall, and S. Gifford, eds. Pp. 25–57. Dordrecht: Reidel.
Trostle J. and J. Sommerfeld. 1996. Medical anthropology and epidemiology. *Annual Review of Anthropology* 25:253–274.

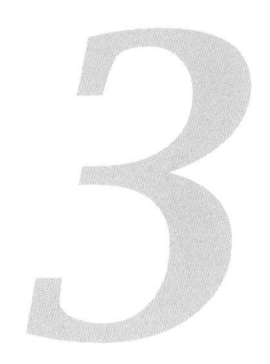

3 疾病のパターンと仮定：変数を解剖する

　　　ボストンの小児科医である Donald M. Berwick 博士は，最近次のように語った。「その人の人種，その人の収入，その人が喫煙者かどうか，の3つが分かれば，恐らくそれだけで，その人の寿命や健康状態を推測することができる」
　　　　　　　　　　　　　　　　　　　　　　　　　　　　　（Kilborn 1998：A16）

　　　「あなたがどのように死ぬかが分かれば，あなたが誰かを言い当てることができる。」　　　　　　　　　　　　　　　　　　　　　　　　　（Paz 1993：59）

　小児科医は，その人の社会階層や行動特性が分かれば，健康状態や寿命を予測できる，作家は，どのような死に方をしたかが分かれば，その人がどういう人かを推測できると述べています。全く正反対のことを言っているようにも見えますが，実際には，同じ仮定，つまり，その人の生き方と死に方の間には，強い関連があるという仮定が前提になっているのです。
　もちろん，いかなるパターンの因果関係も，何らかの仮定がその前提となっています。なぜなら，その仮定に基づいて測定内容が決められ，それによってパターンが可視化されるからです。言い換えれば，用いる概念によって，得られる知見が制限されるということでもあります。ある研究者は，「我々は，我々が見ようとしないものは永久に見ることができない」と述べています(Burrage 1987)。本章では，「人」，「場所」，「時」といった基本概念の定義が，学問分野によってどのように異なるかを見てみることにしましょう。

I．疾病パターン概念の起源と意味

　疫学では，データは「人 person」，「場所 place」，「時 time」というカテゴリーに沿って整理され報告されます。1980 年代に Lilienfeld らが書いた「疫学の基礎(Foundation of Epidemiology)」は，次のような一節で始まっています。「疫学とは，人間集団における疾病の発生パターンと，それを規定する要因に関する学問であり，疾病の発生を時，場所，人の観点から分析する」(1980：3)。

　しかし，「人」，「場所」，「時」と言うとき，それぞれの概念には，何が含まれ，何が含まれないのでしょうか？　疫学で，「人」に関する変数としてよく用いられるのは，年齢，性別，婚姻歴，人種，社会経済状態，宗教，職業ですが，これらの変数は，どれ1つをとっても，含まれる内容は単純ではありません。年齢を例にとれば，それは，生物学的な加齢を表すものであると同時に，社会的地位や責任という社会文化的意味を含むものでもあります。宗教にしても，それは，一般的な属性変数であると同時に，信仰心の有無，教義に従った行動，ソーシャルサポートへのアクセスなどを反映するものでもあります。その変数が意味するものについての明確な定義がなければ，そうした変数は無意味であり，それらと健康との関連をいくら研究しても，解釈することも比較することもできません。

　これは，「場所」でも同じです。例えば，「場所」を定義するとき，一般には，居住地域，州，区域，国などの，社会的，政治的地域区分がよく用いられますが，その中には，高度，日光強度，飲料水中のフッ素やヒ素濃度，大気汚染物質などの地理学的違いが含まれていることがあり，また，人口密度，ライフスタイル(例：都市型，農村型)，ソーシャルサービス(例：警察，消防，教育，医療)の違いなどの社会的環境，蚊，寄生虫，有毒植物などの生態学的環境，空気の汚染度，放射線，土地の食物中の微量栄養素の量などの物理化学的環境が反映されることがあります。また，「場所」は，病気，失業率，教育や医療の質など，多くの要因が複雑に相互作用する場でもあります。

　「時」についても同じことが言えます。時間の単位(日，週，月，年)や暦年は，曝露時点，症状の発現時点，感染性を有する期間，発病年齢，平均余命などを表すのに重要な役割を持っていますが，週を，平日と週末に分けるといった，時間の「文化的区分」も，それ自体が病気に関連しています。なぜなら，そうした区分は，飲酒，性行動，娯楽，仕事などの活動を規定する作用があるからです。時間は，生物学的影響を表すこともあります。例えば，疾患の季節的変動は，蚊(例：マラリア，黄熱病)，ノミ(ペスト，ライム病)，アライグマ(狂犬病)の数の変動によることがあります。「時」はまた，いわゆる「コホート効果 cohort effect」として研究に入り込むことがあります。これは，ある時期に生まれた人々が同じような疾病パターンを持つ現象を意味します。また，歴史としての時間も，診断や用語の変化や行動パターンの変化(例：喫煙率，初交年齢)，人生で達成すべきものの意義を変化させるという意味で，保健医療研究に影響を与えます。

例えば，1950年代において結婚することや高校を卒業することは，1990年代におけるよりも，若者の社会的立場を高める上で，はるかに大きな意味を持っていました。

「人」，「場所」，「時」というカテゴリーはオーバーラップすることもあります。その典型例が，移民です。移民は，「人」が「時」をかけて「場所」を移動することだからです。移民の研究は，肥満，高血圧，心血管疾患の原因を究明する上で，特に大きな力を発揮してきました。例えば，日本にいる日本人とハワイやカリフォルニアに移住した日本人とでは，遺伝要因は共通であるため，その比較によって，食生活などの文化的変化が健康に及ぼす影響を検討することができます(Marmot and Syme 1976)。同じように，Janes(1990)は，サモアからカリフォルニアに移住した人々における健康問題についての研究を行っています。

A. 「人」，「場所」，「時」の混交：近代化，文化的調和と血圧

場所の移動や時代の変化に伴って，例えば，物質的に豊かになる(貧しくなる)，労働条件が変わる，教育の機会が増える(減る)，それまでの伝統的価値観や常識を失い，新しい規範や価値観を獲得する，食生活や運動量が変化する，といった生活上の変化が生じる可能性があります。カッセル John Cassel らは，そうした社会的条件の変化(例：都市化，経済的発展，移民)によって，ストレスと高血圧が増加することを明らかにしています。

人類学者と疫学者は，世界各地で，人の移動，特に移民の健康影響に関する研究を行ってきました。それは，移民は移住先の文化に適応するために，行動や価値観を変えることが多いため，彼らと母国に住む人々を比較することによって，そうした変化が健康に及ぼす影響を評価することができるからです。こうした研究によって，年齢や肥満度で補正しても，生活の近代化によって，血圧が上昇すること，その傾向は特に男性で強いことなどが明らかにされてきました。

しかし，移民だけではなく，工業化社会においても，高血圧者の割合は集団間で違いがあります。人類学者のドレスラー William Dressler らは，「文化内多様性 intracultural diversity」という概念を用いて，同じ文化内であっても，出来事や条件に与える意味は，人によって異なることを強調しています(Dressler et al. 1996)。例えば，あるプレゼンテーションの機会が，ある人々には絶好の機会のように見えても，他の人には，下品な自己アピールに見えることがあり，また何を人生の成功と見なすかは，人によって異なります。ドレスラーは，高血圧を，健康の総合的指標として用いながら，階層の存在や階層認識は，健康に明らかな影響を与えると述べています。

ドレスラーは，Richard Wilkinson(1996)を始めとする社会疫学者(Davey-Smith et al. 1990, Kawachi et al. 1997, Marmot et al. 1991)によって探求されていた，社会階層と健康の関連について，人類学的観点から研究を行っています。例えば，Wilkinson は，先進国では，絶対的貧困ではなく，相対的貧困，つまり貧富の格差の大きさが，死亡率

の大きさや平均寿命の長さとより強い相関があることを明らかにしていますが, ドレスラーは,「生活の不調和 lifestyle incongruity」という新しい概念を導入し, 自分の生活レベルへの不満感が健康に与える影響を追及しています(Dressler 1999)。「生活の不調和」の裏返しが,「生活の文化的調和 cultural consonance in lifestyle」であり, 人が自分の置かれた生活水準に満足できているかどうか, その程度を表すものです。

　ドレスラーらは, ブラジルにおける農村部から都会への移住に関する一連の研究で, 対象者が暮らしている地域で最も重要と見なされている生活財(例:家, 家具, 家電, 車など)をまず相手に示し, 次に, それを対象者が獲得できると思うかどうかを尋ねるという調査方法を取りました(1996)。その結果,「生活の文化的調和」の度合いが高いほど, 血圧レベルが低いことが明らかとなり, 同時に,「生活の不調和」の負の影響は, 強いソーシャルネットワークがあれば軽減されることも明らかとなりました。つまり, どういう社会でも, また, たとえ社会的・心理的ストレスの回避法や対処法が社会によって違っていても, 血圧は, 強いソーシャルサポートを受けている人々で低いという共通した結果が得られたのです(Dressler et al. 1997)。こうした結果を踏まえて, 彼らは, 自分がそのコミュニティの「スタンダード」と考える生活と自分の実際の生活の格差が大きいほど, 血圧が上昇する傾向があると結論しました。

　人類学者と言えば, 人々を「文化」のタイプで分類すると思われがちですが, ドレスラーの研究は, それとは異なるアプローチがあることを示したものと言えます。たとえ文化自体を明確に規定できなくても,「生活の文化的調和」という概念を用いれば, 人々が帰属する文化の価値観を共有できているかどうかを測定することができるということです。

B.「人」,「場所」,「時」を統合する:疾患の集積(クラスター)

　疫学では, ある地域で, ある時期に, 疾患が「通常以上」の頻度で発生しているかどうかを確認しなければならないことがあります。最近の事例としては, マサチューセッツ州のウーバン Woburn の一地域における小児白血病の集積(クラスター cluster)が有名です。この事例は, 1995年に出版された本で有名になり, その後,「シビル・アクション(A Civil Action)」という映画にもなりました。もう1つの有名な事例は, 1976年にフィラデルフィアで行われた, 米国退役軍人会 American Legion War Veterans の会合で生じた病気の集団発生です。この疾患は, 新しい疾患であり, その会にちなんで, レジオネラ病 Legionnaire's Disease と名づけられました。1つの場所に病気が集中発生すると, 人々は, 病原体の感染, 環境(水や空気の汚染), 放射線, 高圧電線からの電磁波など, 何らかの共通する原因によると考えがちですが, 実際には, 偶然によることもあるので注意が必要です(Schinazi 2000)。クラスターの確認は実際には容易ではありません。例えば, 人の出入りの多い地域では, 仮にその地域に何らかの曝露要因があっても, 長く曝露された人が引っ越していく一方で, 新たに引っ越してきてほとんど曝露されていな

い人もいるといった，複雑でわかりにくい状況が生じてしまうからです。

疾患の集積も，「人」，「場所」，「時」の相互作用の結果と考えることができますが，「集積」という概念自体が，行政的あるいは社会的地域区分に左右される概念であることに注意が必要です。なぜなら，そうした地域区分の人口が「集積」の分母となるからです。例えば，ある小さな地区で，6例の小児白血病の患者が発生すると，それらが国勢調査区域や町全体で発生した場合よりも，集積しているように見えます。また，地域や社会層に対する先入観によって，集積の判断に誤りや偏りが生じることもあります。例えば，貧困な地域と裕福な地域，教会の信徒や学校の生徒などの集団と社会的に差別されている人々の集団では，集積の判断が異なる可能性があります。

最後に，政治的判断が，集積の観察期間や，データ収集の徹底度に影響を与えることがあります。例えば，2003年に発生したSARS(Sudden Acute Respiratory Syndrome)流行では，トロント市は，症例を正確に報告するとともに，市に対する旅行規制を撤廃するようWHOに強力に働きかけましたが，中国政府は，サーベイランスの遅れと国際機関に対する正直な症例報告を怠ったことから，その流行の影響をはるかに長期間被ることになってしまいました。

II．変数の定義と測定における仮定

以上見てきたように，変数のカテゴリーには，2つのレベルがあります。「人」，「場所」，「時」などの，非常に抽象的なカテゴリーと，宗教，居住地，季節などの，より具体的なカテゴリーです。しかし，測定には，他にも重要な側面があります。それは，情報収集に用いる質問が目的とする概念を適切に測定できるかどうかという問題，つまり，変数の「最適化 operationalization」の問題です。例えば，「信仰心」と健康との関連に関する研究を考えてみましょう。「信仰心」という概念をどういう質問で捉えたらよいでしょうか？　1つの考えは，よくお祈りをする人としない人，あるいは，他の人々から沢山お祈りをしてもらえる人とそうでない人を比較することが考えられます(注：実際に，1872年に，Francis Galtonが，「祈りの効果に関する統計的考察」という論文を出版しています！)。そして，恐らくすぐ思いつくのは，祈りを，その頻度や時間で測ることです。しかし，本当にそれで，「信仰心」を測定できるのでしょうか？　実際には，祈りの頻度や時間は，「信仰心」の一側面に過ぎず，「信仰心」は，教義に従った行動としても現れます。例えば，安息日再臨派 Seventh Day Adventist の人々は，肉食をせず，喫煙も飲酒もしないため，「信仰心」のない他の人々よりも健康であり，それは祈りの量の問題ではないのです。「信仰心」の指標として，祈りの量，教義に従った行動，礼拝に行く頻度などがよく用いられますが，用いる指標によって，「信仰心」と健康との関連について，異なる結論に至る可能性があることを念頭に置いておく必要があります(Levin 1996)。

目的とする概念と，それを測定するための具体的指標との関係を表すものとして，「**測定仮説** auxiliary measurement theory」（訳注：直訳すれば，「補助測定理論」ですが，意味を重視して，意訳しました）という用語があります（Blalock 1968, 1990：24）。例えば，礼拝に行く回数ではなく，礼拝に費やす時間によって「信仰心」を測定しようとする場合には，礼拝に行く回数よりも，礼拝に費やす時間の方が，「信仰心」をより適切に反映するという「測定仮説」を設けたことになります。そして，その結果，礼拝回数と健康との関連は，もう直接評価できなくなってしまうのです。「測定仮説」という用語の存在はまだあまり知られていませんが，この用語が念頭にあれば，どういう変数を用いれば目的とする概念を適切に測定できるかについて，慎重な選択を促す効用があるため，量的研究において，非常に重要な概念であると考えられます。この後，本章では，疫学的によく用いられる，「人」，「場所」，「時」という変数に潜む，社会的，文化的意味について考察しますが，こうした領域こそ，人類学者と疫学者の共同が重要な意義を発揮する領域であると考えられます。

III．「人」について

「人」というカテゴリーの中には，属性に関する多くの特性が含まれますが，年齢，性別がその代表で，非常に多くの疾患と関連があります。その他にも，職業，経済状態，教育レベルなどの社会的地位，健康関連行動，栄養状態，身長，体重，血圧などの身体的特性などがあります。最近では，個人ではなく，集団あるいは社会としての特性，例えば，集団全体としての貧富の差の程度，個人の夢や希望を実現するのに必要な社会資源の有無といった，社会全体の特性を表す変数が，社会疫学者によって開発されてきました。以下のセクションでは，「人」というカテゴリーに属するいくつかの概念を取り上げて，人類学者と疫学者がどのように共同できるかを論じることにします。

A．社会文化と死亡パターン

1980年代に，カリフォルニア大学サンフランシスコ校の医学生向け疫学コースでVirginia Ernster教授は，単に「普通ではない出来事」と題して，ある死亡率のデータを提示しました。そして，本章の冒頭に示したOctavio Pazの引用を示しながら，学生たちに，生存した人々，死亡した人々の社会属性の分布から，その出来事が何であるかを推測するように求めました。

この章に示したいくつかの表は，同じ死亡率のデータを様々な角度から分析したものです。表3-1と表3-2からは，死亡率が，女性よりも男性で高いこと，経済レベルの高い人よりも，「低いもしくはその他」の人々で高いこと，子どもよりも大人で高いことなどが伺われます。つまり，社会的，文化的な階層と死亡率との間に明らかな関連が

表3-1 経済状態と性別と死亡率の関係

経済状態	リスクに曝露された集団 男	女	合計	死亡者数 男	女	合計	リスク曝露者100人当たりの死亡者数 男	女	合計
I(高)	180	145	325	118	4	122	65	3	37
II(中)	179	106	285	154	13	167	87	12	59
III(低)	510	196	706	422	106	528	83	54	73
その他	862	23	885	670	3	673	78	13	76
合計	1731	470	2201	1364	126	1490	80	27	67

出典：Dawson 1995.

表3-2 経済状態と年齢と死亡率の関係

経済状態	リスクに曝露された集団 大人	子ども	合計	死亡者数 大人	子ども	合計	リスク曝露者100人当たりの死亡者数 大人	子ども	合計
I(高)	319	6	325	122	0	122	38	0	37
II(中)	261	24	285	167	0	167	64	0	59
III(低)	627	79	706	476	52	528	76	66	73
その他	885	0	885	673	0	673	76	−	76
合計	2092	109	2201	1438	52	1490	69	48	67

出典：Dawson 1995.

あることが分かります。表3-3と表3-4は，これらの社会的，文化的要因をすべて組み合わせて，(死亡率ではなく)生存率を分析したものです。

表3-1と表3-2には，2つの要因を組み合わせた場合，表3-3には，3つの要因(経済的地位，年齢，性別)を組み合わせた場合，表3-4にはそれぞれの要因ごとに集計した場合の生存率(＝100％−死亡率)が示されています。表3-3と表3-4を比較することによって，生存率は，(1)経済的地位が高いほど高く，(2)大人より子どもで高く，(3)男性より女性で高いことが分かります。

実は，これらのデータは，1912年に氷山に衝突して沈没したタイタニック号の乗客の死亡率(生存率)を示したものなのです。当時，この船が沈没することは想定もされていなかったため，十分な数の救命ボートが備えられておらず，ボートに乗れなかった人々は全員溺死してしまいました。しかし，このデータの中に，人命に関する2つのルール(パターン)が貫いていることに注意してください。第1は，社会的階層・地位に関するルールです。社会的地位の低い乗客より高い乗客の生命が優先され，乗務員(表中「その他」)の生命より乗客の生命が優先されています。第2は，性別と年齢に関するルールで，同じ経済階層の中では，常に，女性の生命が男性より，こどもの生命が大人より優

表3-3 特性別の生存率

男性

経済状態	大人	子ども
高	175人中 32.6%	5人中 100%
中	168人中 8.3%	11人中 100%
低	462人中 16.2%	48人中 27.4%
その他	862人中 22.3%	

女性

経済状態	大人	子ども
高	144人中 97.2%	1人中 100%
中	93人中 86.0%	13人中 100%
低	165人中 46.1%	31人中 45.2%
その他	23人中 87.0%	

出典：Simonoff 1997.

表3-4 各変数別の生存率

経済状態	生存率(%)	年齢	生存率(%)
高	325人中 62.5%	子ども	109人中 52.3%
中	285人中 41.4%	大人	2092人中 31.3%
低	706人中 25.2%		
その他	885人中 24.0%		

性別	生存率(%)
女	470人中 73.2%
男	1731人中 21.2%

出典：Simonoff 1997.

先されています。こうした違いに注目すれば，事件は，「女性と子どもを優先する」という救命ボートに関する文化的ルールの影響を受けるもの，つまり，海難事件であることが推測されることになります。飢饉，地滑り，地震などで，女性や子どもの死亡率が低いといったデータが得られることはまずありません。

　タイタニック号事件は，社会的，文化的ルール（パターン）が死亡率のパターンに反映する数多くの事例の中で，最も単純でわかりやすい事例と言えます。乗船者を高い死亡リスクに曝すことになった救命ボートの不足は，破滅的な設計ミスであり，疫学者が言うところの「環境」の欠陥にあたるものです。社会的階層は，デッキの上の上級船室とデッキの下の3等船室という空間的区分として表れており，年齢と性別による死亡率の違いは，しばしば「騎士道精神」と誇張されることもありますが，数少ない救命ボートが女性と子どもに優先的に提供されたという事実を示すものとなっています。

　タイタニック号事件は，環境もしくは社会文化によって規定される行動規範が，死亡パターンに影響を与えることを端的に示す例としてよく知られ，死亡率と社会階層の関

係を示す好例として，社会疫学でよく引き合いに出されます．

B. 人口動態統計と社会文化

　環境や社会文化的要因以外にも，死亡パターンは，国家の人口動態統計 vital statistics で用いられるカテゴリーによっても生み出されます．例えば，幼児死亡率 infant mortality を，人種，社会階層，地域などのカテゴリーに応じて記述すると，それぞれのカテゴリーによって，あるいはカテゴリー内の分類のあり方によって，死亡統計には異なったパターン（＝死亡とカテゴリーの関連）が生じます．言い換えれば，行政的サーベイランスで用いられるカテゴリーのあり方によって，人口動態統計上のパターンが作り出されるということです．人口動態統計は一般に，自明で自然なものと受け止められがちですが，そこで用いられるカテゴリーによって，死亡パターンが創り出される（＝パターンが現れたり，見えなくなったりする）面もあるため，注意が必要です．

　死亡証明書は人口動態統計の最も基本的な情報源の1つです．その重要性から，標準化の必要性が早くから認識され，世界保健機関は，死因分類を含め，死亡証明書で収集するべき情報についての国際標準を決定する委員会を設置し（WHO 1992），その最新版が，国際疾病分類第10版（International Classification of Diseases, Version 10：ICD-10）として出版されています．死因以外の記載事項としては，収入，技能，職業，経済階層，教育歴，身体的外観，宗教，居住地などがオプションとして示されています．一方，国連の「人口動態統計システムの原則と勧告（Principles and Recommendations for a Vital Statistics System）」という文書には，住民登録に必須の情報として，死因，死亡日と場所，居住地，性別が，それに次ぐ重要な事項として，職業，学歴（義務教育），婚姻歴，子どもの数，雇用の有無，生存している配偶者の年齢があげられています（United Nations 2001）．

　死亡証明書で集められる情報は，どの国でもだいたい同じですが，そのカテゴリー化，データの質，分析は国によって大きく異なることがあります．つまり，国際基準が存在するにもかかわらず，実態は国によって異なる，言い換えれば，同じような情報が集められているように見えても，その内容や質は，国によって異なる可能性があるということです．

　例えば，表3-5は，死亡診断書で集められる社会的事項を4つの国で比較したものです．多くの項目は共通していますが，人種やヒスパニック系という項目は米国のみ，市民権の有無はメキシコのみに認められ，またアルゼンチン（2001年以降）や英国では，職業以外の雇用状況に関する項目が加えられています（注：これは，例えば，主婦と非雇用を区別するため）．米国で教育歴が死亡証明書の項目に加えられたのは，つい最近（1989年）のことであり，これは，社会経済的状況の代替指標とする目的で加えられたものです（Tolson et al. 1991）．そして，2003年には，白人，インド人，ベトナム人などの項目の追加が検討されています（National Center for Health Statistics 2003）．これ

表3-5　4つの国の死亡証明書に含まれる社会的変数の比較

変数	米国 2003	英国 2001	メキシコ 1988	アルゼンチン 2001
年齢	✓	✓	✓	✓
性別	✓	✓	✓	✓
生誕地	✓	✓		✓
通常の職業	✓	✓	✓	✓
職業分類				✓
産業分類	✓			✓（生産形態）
就業形態		✓		✓
ヒスパニック系かどうか	✓			
人種	✓			
市民権			✓	
教育歴	✓（最終学歴）		✓（年数と最終学歴）	✓（年数）
婚姻歴	✓	✓	✓	✓
加入している健康保険			✓	
主な居住地	✓	✓	✓	✓

国名および最新の死亡証明書の改訂年

出典：Weed 1995; Ministerio de Salud, Argentina, 2001; Donkin et al. 2002; NCHS 2003; Instituto Nacional de Estadística Geografía e Informática, Mexico, 2003.

らの項目に見られる国家間の違いは，社会的価値や地位に関するそれぞれの国家の価値観を反映するものであり，人口動態統計はその意味で，それぞれの国の社会文化的特性を帯びたものとなるのです。

　死亡証明書のデータ収集のプロセスも，社会文化の影響を受けます。死亡証明書に必要な情報のほとんどすべては，検視官，葬儀屋，あるいは医師によって集められますが，属性に関するデータの正確さは，国によって大きな違いがあります。例えば，南アフリカ共和国の研究で行われた死亡証明書の調査では，47％の証明書で教育の項目が未記入であり，70％で職業の定義が曖昧で，84％で産業分類が未記入であることが示されています(Government of South Africa 2001)。

　さらに，死亡証明書の分析の段階で歪みが生じる可能性もあります。死亡証明書のデータは，最近，社会的地位と死亡の関係を分析する目的でよく用いられますが，証明書に記載されている社会属性以外にも，他のデータベース(例：国勢調査)とリンクできる場合には，それによって得られる属性情報も含めて，用いられます。ここで，「教育」を取り上げてみましょう。これには，「通学年数」，あるいは「最終学歴・学位」が実際の変数としてよく用いられますが(Krieger et al. 1997)，「測定仮説 auxiliary measurement theory」の観点から言えば，教育を通学年数で測定する場合には，年数に応じて教育レベルが直線的に増加するという仮定，つまり，6年から7年の間の1年と，11年と12年の間の1年は等しい意味があるという仮定を置いていることになります。これに対し，「最終学歴・学位」を用いる場合には，小学校卒業，中学校卒業(米国ではこれ

がはるかに重要)など，学歴の段階に重きを置くことになります(同上)。どちらを「教育」の変数に用いるかによって，教育と健康の関連に関する分析結果は，かなり異なる可能性があります。

　次に，「職業 occupation」を取り上げて見ましょう。ここでも，「測定仮説」の観点が重要となります。イギリスでは，死亡証明書に相対的な社会的地位に関する情報があり，死亡との関連を分析することができますが，米国の死亡証明書には職業や産業分野 industry の情報しかなく，そこから得られる23種類の職業分類が各種統計に用いられています。この職業データが社会経済的地位の指標として用いられていますが，その際には，例えば，農林水産業に従事する人々が，運輸・運送業の人々よりも社会経済階層が低いといった「仮定」を持ち込まなければならず，ある種の価値観が入り込むことになります(U.S. Standard Occupational Classification System, http://stats.bls.gov/soc/soc_home.htm を参照)。イギリスでも，職業に関する項目はありますが，単なる職種ではなく，技能や就労形態によって，非熟練労働者から専門職に至る5つの段階に分類されています。米国では，人種も社会的地位を表す変数としてよく用いられます。

　アルゼンチンの死亡証明書では，非常に詳細な職業分類がなされています。それだけを見れば，職業と死亡の関連についてさぞ詳細な分析が行われていると想像したくなります。しかし，実際には，死亡証明書における社会経済属性の記入は，かなりいい加減で，同国の統計局が，2001年に，死亡証明書のデータの正確性と完全性を高めるためのキャンペーンをわざわざ開始したほどです。結局，人口動態統計の分析で，アルゼンチン統計局が社会的地位の指標として用いることができたのは，居住県だけで，居住県を，社会的資源の豊かさのレベルで，高，中，低に分け，それを社会的階層の地理的指標として用いるということだけでした(Verdejo 1998)。実際，1984年から2001年6月までの出版物では，成人の死亡との関連で分析に用いられているのは，居住県だけで，それ以外の社会的属性との関連に関する分析結果は1つも公表されていません。

　メキシコの死亡証明書には，健康保険に関する変数があり，社会的地位に関する有益な情報の1つとなっています。なぜなら，公務員，私企業の従業員，石油企業や軍隊の被雇用者は，それぞれ異なる健康保険に入っているからです。しかし，メキシコ政府は，社会的地位を，言語や民族(先住民とその他の市民)によって分類することに執着しており，死亡証明書には言語の項目がないことから，特別な調査を実施したり，先住民の比率の多い地域の死亡証明書を集めることによって，先住民における死亡率を計算しています(Sepulveda 1993 を参照)。

　このように，国際基準は存在するものの，国によって，人口動態統計の質は異なり，必ずしもその基準を満たさないものも存在します。推奨されている変数のすべてが含まれているわけではなく，人種などの特有の変数が付け加えられたりもしています。また，すべての死亡者の死亡証明書が揃っているわけではなく，特に貧困層の場合は，生前も周辺化されているように，その死についても，報告がなされていない可能性があります(Scheper-Hughes 1992 を参照)。また，たとえ，証明書に項目が存在し，記入されてい

たとしても，それが必ずしも分析に用いられるとは限らず，また分析されていても公表されるとは限りません。一般に，公表されるものは，国家的関心の高いものに偏る傾向があります。

　以上，人口動態統計の内容や質について，国家間の違いを見てきました。どういう角度(県，社会階層，職業，言語)から見ても，最も社会階層が低い人々の間で，幼児や成人の死亡率が高いというパターンには，どの国にも違いはありませんが，死亡証明書を用いた，そうした分析の可能性は様々で，米国では，職業分類や人種で社会階層を代替するしかなく，アルゼンチンでは，地域間で比較するしかなく，メキシコでは，民俗や言語が社会階層の分類として用いられています。ここには，人口動態統計に対する，国家の価値観(政治性)や社会文化の強い影響を見て取ることができます。Lockが，国家は生と死に条件を与える存在である(2001)，Katherine Verderyが「屍は，太古の昔から，かつ世界の至るところで，政治的人生を味わってきた」と述べているのは(1999:1)，こうした文脈で，理解することができます。次の節では，米国の保健統計で用いられている項目で，最も議論の多い，「人種」について，さらに詳しく見ていくことにしましょう。

C. 文化的カテゴリーおよび不健康のリスクファクターとしての「人種」

　米国は，死亡証明書で「人種race」の情報を集め，かつそれを利用している数少ない国の1つです。しかし，「人種」とは一体何で，何を意味しているのでしょうか？　公衆衛生や医学文献では，「人種」という概念がよく用いられていますが，それが明確に定義されることは少なく，絶えず議論の的となってきました。米国文化では，「人種」は非常に基本的な概念であるため，米国で出版される，臨床医学，疫学関係の論文でそれを目にしないことは稀で，「黒人関連疾患に関する教科書(Textbook of Black Related Diseases)」(Williams 1975)という書籍さえ存在します。米国の公衆衛生研究者は，集団を，人種，民族ethnicity，出身国で分類することが多く，1980〜89年に米国公衆衛生学会誌(American Journal of Public Health：AJPH)に出版された疫学論文914編の半分以上で，これらのカテゴリーが用いられていましたが(Ahdieh and Hahn 1996)，これらの論文の中で，人種や民族の定義が明確であったものは，8%に過ぎませんでした。また，別の調査では，特に必要もなく，「人種」を変数として用いていたものは，米国公衆衛生学会誌の論文中82%にも上り，313の臨床的な症例報告の論文に関する調査でもその40%にも上ったと報告されています(Negre 1985)。

　米国ほど指標として「人種」にこだわっている国はありません。米国国立図書館のオンライン文献検索システム(MedLine)で，1990〜96年に出版された幼児死亡率に関する論文において，人種や民族を指標に用いていた研究は，米国の研究では80%に上りましたが，米国以外では，22%に過ぎませんでした(Anderson and Moscou 1998)。

　「人種」を生物学的な変数として用いることに批判的な人々は，「人種」では，人間の

多様性を的確に捉えることができないと主張します。遺伝的混合が広汎に進む中で，境界は曖昧化しつつあり，遺伝的多様性は，「白人」と「黒人」の間よりも，それぞれの内部における方がすでに大きいことが，遺伝学的研究によって明らかになっており(Lewontin 1972)，「人種」を指標に用いることは，そうした科学的事実にそぐわないものとなっているのです。

しかも，「人種」のカテゴリーについては，19世紀の社会的，生物学的人種優越主義を引きずった，コーカソイド，ネグロイド，モンゴロイドといったカテゴリーをいまだに用いる研究者もいるかと思えば，黒，白，黄色，赤と，単に肌の色による区分が用いられることもあり，また，白人，黒人，ヒスパニックと，言語，肌の色，出身国が混合して用いられることも，米国政府が1997年に採用した肌の色と起源地域を組み合わせた区分，すなわち，白人，ヒスパニック，アフリカ系アメリカ人（黒人），ハワイ先住民あるいはパシフィックアイランダー，米国先住民 American Indian あるいはアラスカ先住民という5つのカテゴリーが用いられることもあります。米国政府が，言語による民族カテゴリー（ヒスパニック）を導入したのは初めてのことで，これによって，国民を一応漏れなく分類できるようにはなりましたが，肌の色と起源地域を組み合わせ，かつ自己申告で，しかも時と共に変わり得るこうしたカテゴリーで，一体どのような人間の多様性が測定されているというのでしょうか？

そもそも遺伝的多様性というものは，肌の色以外にも様々な特性に現れるものであり，かつそれぞれの特性間には，ほとんど関連が存在しません。したがって，肌の色で人々を区分することは，髪の色，鼻の格好，耳たぶの大きさで区分することと何ら違いはなく，人間の多様性は1つの身体的指標で代表できるほど単純なものではないのです。こうした「人種」観に基づく区分は，臨床的には有害でさえあり得ます。例えば，鎌状赤血球症の原因となる遺伝子異常が，アフリカ起源の人々にだけ起こると誤解されていると，「白人」の子どもに生じた鎌状赤血球による溶血性ショックは，それが「黒人」の子どもに生じた場合よりも，発見が遅れてしまう可能性があります。鎌状赤血球という遺伝特性は，マラリアに対する進化的適応として生じたものであるため，それは，ヨーロッパ南部，インド，中近東などでも見られる遺伝特性です。つまり，遺伝子は，「人種」ではなく，マラリア好発地域という地理に沿って分布しているのであり，こうした「人種」区分とそれに基づく誤解が死亡者を増加させてしまう危険があります。

米国政府も，人間集団の複雑さを公式に認めるようになり，2000年の国勢調査以降，国民が「人種」カテゴリーを複数選択できるようにしました。その結果，米国の総人口の2.4%（680万人）が，複数のカテゴリーを選択しました(U.S. Bureau of the Census 2001b)。こうした複数選択者は，1つだけを選択した人々（単数選択者）に比べて年齢が若い傾向があり，世代が変わるにつれて，アイデンティティの認識が変化する可能性のあることを示しています。例えば，18歳未満の年齢層では，「ヒスパニック系あるいはラテン系」を選択した人の中で，単数選択者は34%，複数選択者は43%となっています。アイデンティティが今後世代によって変わっていくようであれば，公衆衛生の分野では，

以前の研究とその後の研究を比較することができなくなってしまいます。

　米国においては，「人種」は，アイデンティティの核心的要素であるため，ほとんどの研究で機械的に変数に加えられています。人種カテゴリーの支持者は，不完全ではあっても，遺伝的多様性を近似する指標になりうると主張し，また，心血管系疾患，糖尿病，子宮頸部がん，鉛中毒，銃による死亡などの問題と経験的に関連が強いと主張します。人種間に見られる，知能指数，運動能力，健康指標の違いを，人種差別社会における社会的な影響を考慮することなく，すべて遺伝のせいと見なす極端な研究者さえいます。

　人類学者は，人種は遺伝的なカテゴリーではなく，社会的カテゴリーであると見なします(Almelagas and Goodman 1998, Goodman 1997, Tapper 1999)。例えば，「黒人」に対する人種差別は，機会を奪い，貧困の連鎖を生み，希望と現実のギャップは健康の阻害要因にさえなります。米国で，「黒人」であることは，「白人」との遺伝的格差を意味するものではありません。なぜなら，前述したように，「白人」と「黒人」の間の遺伝的差異は，それぞれの「人種」内の遺伝的格差よりも小さいからです。「白人」と「黒人」というカテゴリーは，遺伝的格差よりも社会的格差をよく反映します。例えば，「黒人」は「白人」よりも，経済レベル，教育歴が低く，より不健康で，住居にも恵まれず，環境汚染に曝されやすく，健康保険加入率も低く，警察や医療関係者から差別的扱いを受けることが少なくありません。つまり，「人種」という変数は，遺伝的差異よりも，むしろ，ストレスや差別，物理的環境や食事に至る様々な概念を反映するものだということです。「人種」は，生物学的概念である以上に，社会的概念であり，様々な「意味」を内包するものなのです(注：本書では，人種のこうした社会性を強調するために，「人種」と括弧を付けて用いています)。

　理論的基盤が弱く，定義が不明確で，測定も難しいにもかかわらず，なぜ，「人種」が公衆衛生や医学的研究で使われ続けているのでしょうか？　その根拠として主張されているのは，「人種」は生物学的概念としての意味はなくとも，社会的概念としての「人種」は，医学的アウトカム(健康，疾患)と常に関連が認められるということです。人種差別のある社会では，「人種」によって，人々は階層化され，人生さえ異なり，収入，教育機会，医療へのアクセス，職業，ライフスタイルに著しい格差が生じ，そのために，顕著な健康格差が生まれてしまいます。したがって，健康格差の存在を示し，それを改善していくには，「人種」に関する情報を集めておくことは，意味があります。「人種」の使用が最も問題となるのは，それが「機械的に」用いられる場合です。「人種」の「社会性」に無頓着に，変数として用いることは，人々に，「人種」間の健康格差が，抑圧の歴史や根強い人種差別の結果であることを忘れさせ，単に生物学的問題であるとの誤解を植えつける恐れがあります。そして，健康格差の原因が，人種差別の結果ではなく，「どうしようもないもの」，「自業自得」との意識を植え付ける役割を果たしてしまいます。したがって，こうした「人種」という変数にこだわるより，人種差別そのものを直接取り上げて，その社会的，健康的影響を研究する方がより意味があるように思われます。次の節では，「人種」が公衆衛生の予測要因として広く使われ続けている，その前

Ⅲ 「人」について

提を批判的に検討することとします。

▶アイデンティティと起源の測定

　連邦政府による，「人種」，民族，出身国の定義や測定方法には，様々な問題があります。医療人類学者である Robert Hahn(1992) は，「人種」/民族といった変数は，国家統計に用いられる変数に不可欠な以下の4つの要件を欠いていると指摘しています。

1．カテゴリーの定義や回答に一貫性があること。 国勢調査では，「人種」は自己申告によるとされていますが，Hahn らは，国民健康栄養調査のデータを用いて，10年間で人々の民族的アイデンティティがどのように変化したかを分析し，以下のように，人々の回答には一貫性がないことを指摘しています。

- 同じ回答者の42％が，10年後には，主たる「人種」/民族のカテゴリーについて，異なる回答をしている。
- 15％の回答者において，最初の面接で回答した主たる「人種」/民族は，10年後に彼らが選んだ4つまでの「人種」/民族カテゴリーのどれとも一致しなかった。
- 対象者の代理者(配偶者，同居者，子ども，兄弟姉妹が89％で，親族以外が11％)の45％が選んだ対象者の「人種」/民族カテゴリーは，対象者本人が選んだ「人種」/民族カテゴリーとは異なっていた(Hahn et al. 1995：79)。

2．カテゴリーや定義が調査対象となる人々の認識に合ったものであること。 Hahn ら(例：Hahn and Stroup 1994, Mays et al. 2003)は，「人種」/民族カテゴリーには，地理的起源を表すもの(パシフィックアイランダー)と，肌の色を表すもの(白/黒)，地理的要素と言語や文化の共通性に基づくもの(ヒスパニック，米国先住民，アジア)が入り混じっていると指摘しています。これらのカテゴリーは，政府機関によって定期的に改訂されていますが，人々の自己認識を必ずしも反映させるものとはなっていません。

3．応答率が高く，かつカテゴリー間で応答率に偏りがないこと。 人口動態統計によって社会各層の現状を正しく捉えるためには，各層のデータの質や応答率に格差があってはなりません。しかし，Hahn は，一部の層において，出生の過少登録，死亡者の「人種」の誤分類，誤測定が多く，応答率が低いことを示しています(Hahn 1992)。

4．対象者の回答が，異なる調査間，もしくは同じ調査内で一貫性があること。 Hahn らは，1983～85年に死亡した幼児(1歳未満)の「人種」分類を調査し，その幼児の出生記録と死亡証明書のデータをリンクする研究を行いました。その結果，3.7％の例で，出生時の「人種」と死亡時の「人種」が異なっていること(Hahn et al. 1992：261)，そして，その違いは，出生時に「白人」と分類された幼児では1.2％，「黒人」と分類され

た幼児では4.3%でしたが,「白人」「黒人」以外に分類された幼児では,43.2%という高率にのぼり,「人種」間で大きな違いがあることが明らかになりました。そして,この最後のグループの幼児のほとんどは,死亡時には「白人」と分類されており,その結果,出生時に比べ,死亡時の「白人」の割合は,2.5%高く,逆に「黒人」の割合は1.9%低く,フィリピーノの割合は44.5%も低くなっていました(Hahn et al. 1992：261)。

　以上から明らかなように,「人種」は,測定上の一貫性に乏しく,統計に用いるには不適切な変数ですが,米国の公衆衛生研究では,機械的に変数として使われ続けています。「人種」は,ステレオタイプの人種観を固定し,リスクについて人々に誤った観念を植え付ける役割を果たすものであり,「人種」を指標として用いることは,疾患の社会的要因と遺伝的要因の混同を招くという意味で,ほとんど意味のないものです。

　公衆衛生研究者の中には,「人種」は,生物学的差異というより,社会的格差の指標として有用だと主張する人もいます(Jones 2001の疫学研究において,いかに「人種」を用いるかを論じた論説を参照のこと)。例えば,KaufmanとCooper(2001)は,俳優を患者として用いる研究や,「人種」や民族だけが異なる患者群の診療録情報を比較する研究などに基づき,「人種」や民族が診断や診療態度に与える影響を研究することは,可能でありかつ重要なことだと述べています。彼らは,「人種」や民族を,保健医療や疾病発生率の経時的モニタリングにおいて注意深く用い続けることを推奨しており,また,患者による保健医療サービスの社会的格差を観察する観点から,それらを用いることを推奨しています。しかし,疾患の原因を探る研究では用いてはならないと述べています。

D. 症例の定義について

　「人」の概念には,どういう人を「症例」として扱うべきかという問題も含まれます。症例定義は,疫学研究にとって極めて重要で,それによって,その「症例」の集団中の割合が決定されることになります。文化間を比較する疫学研究では,「正確で再現性の高い」診断が必要となりますが,これは,人類学者と疫学者の間で,しばしば議論の的になる問題です。人類学者が問題とするのは,西洋の疾病概念を,非西洋的集団に当てはめることが妥当かどうか,健康状態を評価するのに,大規模調査が果たしてふさわしいかどうか,文化の複雑性を少数の予測変数に還元してしまうことが妥当かどうかということです。この議論の例としては,第2章で取り上げた,1950年代と1960年代に,米国のスターリング郡で行われた,精神状態と文化の関係に関する人類学者と精神疾患の疫学者の共同研究があります。精神疾患の疫学は,その後,文化間で比較可能な明確な疾患定義に対する要望の高まりを受けて,独自の発展を遂げ,1990年代に形成された,「新異文化間精神医学 new cross-cultural psychiatry」という潮流へと発展していきました。

ここで，基本的な問題は，精神状態について，文化ごとに異なる定義を用いるのがよいのか，文化外で作られた「標準的な」定義を用いるのがよいのかということです。新異文化間精神医学の学派に属する研究者たちは，精神疾患の疫学において，文化という概念は，病因の1つとしてではなく，発病を修飾する要因として扱うべきだと主張します。この違いは，精神疾患の疫学者である Jane Murphy と，人類学者 Byron Good の見解の相違に見ることができます。Murphy は，人類学者たちに，「信念 belief に基づく文化の違いが一目で分かるような地図を作って欲しい」と強く希望しましたが(1994a：54)，Good は，「それぞれの地域の社会的，文化的環境の理解に力を入れるべきだ」(1997：243)と主張しました。つまり，Murphy が人類学者に，文化集団間に明確な地理的境界を引いて，疫学的計算の分母となる集団を特定できるようにすることを求めたのに対し，Good は，文化とは地理的な境界を持つものではなく，「多様性，力と富の階層性，考え方の対立」から形成されるものだと考えていたのです(1997：243)。文化という概念に関するこうした違いによって，人類学者の間では，文化を単純に1つの「リスクファクター」とみなす疫学者の考えに対する批判が高まっていきました(DiGiacomo 1999)。

　臨床医学においても，治療の現場での経験，医師-患者のコミュニケーション，患者のコンプライアンス，健康に対する文化の影響についての認識が高まりつつあります。こうした文化への関心の高まりは，多文化社会においては，望ましいことであり，病気の原因や関連要因，最善の治療法，治療の効果について，患者がどう理解しているかを知ることによって，医師は，どういう治療法や予防法が望ましいかをよく理解できるようになります。これが，「文化的能力 cultural competency」と言われるもので，近年それが重視され，医学生や保健医療専門家は，文化的な違いを認識し，それに適切に対処することが求められるようになってきました。ただし，こうした動向は望ましいこととは言え，文化を単に患者の属性に「矮小化」する過ちに陥りやすいので注意が必要です(Denberg et al. 2003 を参照)。文化は，属性の羅列ではなく，民族，言語，宗教も，個人の信念を正確に反映するものとは限りません。「文化的能力」が語られる場合にも，ひどい場合には，自分を含めすべての人々が，文化の中にあること，医学も文化であることについての認識が全く欠落していることさえあります。

　このように，医学分野で言う「文化的能力」では，文化を単なる属性の集合と見なす傾向があり，文化を意味の体系と見なす人類学的見方との食い違いがあります。例えば，Manager's Electronic Resource Center (http://erc.msh.org)のホームページに掲載されている，「The Provider's Guide to Quality and Culture」には，2002年に，米国における5つのグループ，つまり，アフリカ系，アジア系，ヒスパニック/ラテン系，先住民，パシフィックアイランダーのグループそれぞれについて，健康に関する「強みと予防的要因」と「脆弱な側面」を記載しています。2004年までには，さらに4つのグループが追加されました。このホームページは，「機械的に当てはめてはいけない」という注意書きはあるものの，人類学的観点から見ると，粗雑な料理ブックのようなもので，こ

れらのカテゴリーに属する人々が全員，ある特定の健康信念と行動様式を持っているかのような印象を与えるものとなっています。例えば，「アジア系」には，イスラム教徒で上流階級のパキスタン人も含まれれば，仏教徒で中流階級のタイ人，労働者階級でスペイン語を話すフィリピン人も含まれますが，これらの人々が，同じ「アジア系」として，健康状態や行動に関して，まるで同じような傾向を持つかのような印象を与えてしまうということです。そのサイトには，「本サイトで用いた地域や人々のグループの区分は，必ずしも厳密なものではありません」と注意書きがしてありますが(Management Sciences for Health 2004)，それでこの問題が解決されるわけではありません。

このように，文化が過度に単純化されてしまうと，それを鵜呑みにしてしまう人々の目を，現実に存在する多様性からそらしてしまうことになります。すべてのプエルトリコ人，すべてのアジア系アメリカ人，すべての貧しい都会の住民に，1つの同じレッテルを貼ってしまうと，それらの人々の間に存在する，歴史，環境，経験に基づくアイデンティティや行動の違いが見分けられなくなってしまうのです。

Ⅳ．「場所」について

「場所 place」も，比較的直接的に健康に影響を与える場合があります。例えば，病原性の微生物(寄生虫，ウイルス，細菌)は，温度や湿度など，「場所」に関連した要因によって影響を受けます。寄生虫は，暖かく湿気の多い所でよく繁殖するため，熱帯地方に多く見られます。また，土壌中の養分は，農作物を通して人体に吸収されますが，ヨード分が少ない場合には甲状腺腫，鉄分が少ない場合には貧血の原因となります(Cohen 1989)。最近でも，特定の地域におけるビタミンA不足と盲目の関係，亜鉛不足と下痢性疾患の感受性の関係などに関する多くの国際的疫学研究が行われています。

「場所」が，蚊が媒介するマラリアや黄熱病などのベクター媒介疾患 vector-borne disease の分布に影響を与えることは言うまでもないことでしょう。図3-1に示した地図はデング熱や黄熱病の主なベクターであるネッタイシマカの分布の時間的変化を示したものです。

「場所」は，複雑なカテゴリーであり，多くの面で「人」と重なるところがあります。また，「場所」には，自然的側面と人工的側面があり，水の質，犯罪率，職業の機会，慢性ストレスへの曝露に至るまで，あらゆるものが含まれます。自然環境(例：太陽の紫外線，土壌中の微量栄養素の濃度)は，疾患の発生に影響を与えますが，人間の営みも，自然環境を変化させることによって，健康に影響を与えます。例えば，バングラデシュの村人たちは，深く掘られた井戸のヒ素濃度の高い水を飲み，メキシコシティやロサンゼルスの住民は，スモッグによって，大気中の粒子状物質，亜硫酸ガスに曝露されるといったことです。また，場所によって，政治，歴史，規範，リスク，ネットワークなどの社会文化的特徴は様々であり，その受け止め方(評価)も，地域の住民，地域外の人々，

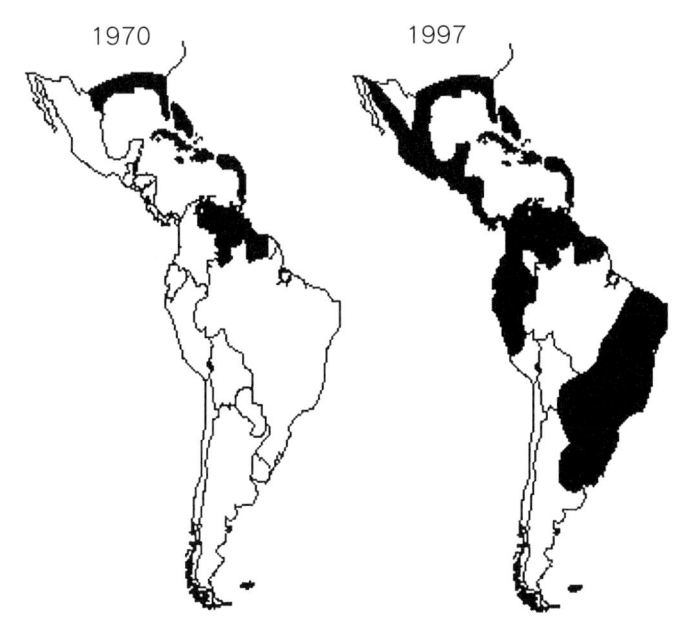

図3-1 1970年代の蚊撲滅プログラムの完了期および1997年の南アメリカにおけるネッタイシマカの分布
出典：CDC Division of Vector-Borne Infectious Diseases.
http://www.cdc.gov/ncidod/dvbid/dengue/map-ae-aegypti-distribution.htm.

政策決定者では異なってきます（Macintyre et al. 1993：220-221, Macintyre et al. 2002）。

　人類学者，社会学者，地理学者，疫学者は，それぞれの立場から，地域（社会）が，個々人の行動や疾患のリスクに与える微妙で複雑な影響を解明しようとします。次の節で詳しく述べるように，家庭内の行動パターンが，家庭内でのリスク格差を生み，家庭間の人々の行動パターン（ネットワーク）が，病原体の伝播に影響を与え，地域間の人々の行動パターン（ネットワーク）が，遠く離れた土地に流行をもたらすことになります。

A．「場所」が健康に影響を与える社会的文化的経路

　地域住民間の交流のあり方も，健康に影響を及ぼします。米国では，地域住民の特徴が，幼児や子どもの健康にどのような影響を与えるかが，多くの社会学的研究によって明らかにされています。つまり，地域における裕福な人々やクラスメートの有無が，その地域の10代女性の妊娠，子どもの知能指数，子どもの退学に影響を与えること（Brooks-Gunn et al. 1993），地域の社会状況が若い女性の避妊薬使用や婚前性交渉のリスク（Brewster 1994），あるいは10代の退学率（Crane 1991）に影響を与えることなどが明らかにされています。一方，疫学研究からは，地域の社会環境が，総死亡率（Yen and Kaplan 1999a）やうつ症状の発生率，女性の心疾患死亡率（LeClere et al. 1998）を高める

とともに，主観的健康感を低下させること(Yen and Kaplan 1999b)などが示されています。地域は，そこに存在する社会規範や文化，病原体への曝露の高低などによって，人々の行動や疾患に影響を与えるのです。

人は集合して生活を営むため，他の人々から影響を受けます。健やかな健康と生存を享受できるかどうかは，好むと好まざるとにかかわらず，その相当の部分が，その地域の文化，価値観，社会環境，物理的環境によって規定されることになるのです(Granovetter 1978)。例えば，疫学には，集団免疫 herd immunity という概念があり(注：集団としての免疫率が高い場合には，病原体の集団内伝播が阻害され，免疫のない人々も感染を免れる現象のこと)，地域の予防接種率が高い地域では，予防接種を受けていない子どもも感染を免れる確率が高く，比較的安全に生活することができます。

私たちは，自律と独立を好む社会に生きているため，まるで，病気のリスクもそれぞれ個人で独立であるかのように錯覚しがちですが，これまで述べてきたように，個人のリスクは，その人の属するコミュニティの人々の行動(健康によい行動，悪い行動)や，感染・各種被害への曝露の状況に強い影響を受けます(Koopman and Longini Jr. 1994 を参照)。周囲に感染者が多く，感染した人々と接触する機会の多い行動をとるほど，その人の感染リスクは高くなります。例えば，静脈注射で薬物を使用する人々のHIV感染リスクは，針やシリンジを共有する人々の間におけるHIV感染率が高いほど高くなります。また，行動自体も周囲からの影響を受け，例えば，10代の若者の場合，友達に喫煙者が多いほど，喫煙する可能性が高くなります。

社会的な人の交流(往来)と病気の伝播の関係は，人類学者にとって特に興味深いテーマの1つです。1人の人が1日に平均して接触する人の数が，また，知り合いの知り合いといった，人的ネットワークのあり方が，感染性疾患の伝播に大きな影響を与え，したがって，集団における罹病のあり方に影響を与えます(Morris 1993, Wallinga et al.1999)。

生物学的人類学者である，Lisa Sattenspiel と Ann Herring(1998)は，1918～1919年にかけて生じたインフルエンザ流行の様子を，カナダの Hudson's Bay Company(ハドソン湾会社)の，渡し舟のみで行き来可能な，それぞれ孤立した3つの交易所に関するデータを用いて研究しました。彼らは，国勢調査のデータ，会社に保存されていた訪問者記録，死亡記録を用いて，3つの交易所における人の往来のパターンと流行の拡大との関係を数学モデルを用いて検討しました。つまり，流行が，1つの交易所から始まった場合，3カ所で同時に始まった場合，人間同士の単位時間当たりの接触回数が，交易所内部で異なる場合，交易所間で異なる場合，人の行き来の程度が交易所間で異なる場合などで，流行の程度や流行の生じるタイミングにどのような違いが生じるかを検討したのです。その結果，流行の程度は，主として，交易所内での人間同士の平均接触回数の違いによって決定されること，流行の生じるタイミングは，それ以外に，交易所間での罹病パターンの違いにも影響を受けることが明らかとなりました。

理論や研究方法が精緻化するにつれて，「場所」と「人」が複合した側面を分析する

ことが可能となり，疾病の伝播をよりよく理解できるようになってきました。例えば，テキサス州ヒューストンで生じた結核のアウトブレークの研究には，分子生物学，疫学，エスノグラフィ，ネットワーク分析などの方法が用いられています(Klovdahl et al. 2001)。感染症の流行に関する研究では，ほとんどの場合，接触調査 contact tracing(注：感染者に，接触した人々を具体的に訪ねていく調査方法)が実施されますが，この研究では，それに加えて，DNA 技術が用いられ，流行している結核菌のいわば指紋(フィンガープリント)を同定することによって，同じ菌株に感染していた人が確認され，その結果，共通する菌株に感染した 37 人の感染者が同定されました。接触調査で確認された，これらの人々の間の接触回数は 12 回に過ぎませんでしたが，接触した可能性のある場所を考慮したネットワーク分析を組み合わせることによって，37 人中 29 人について，人を介した接触，よく出入りする場所を介した接触があったことが示されました。こうした学際的なアプローチによって，強力で複雑，かつ精緻で正確な「場所」のモデル化が可能となりつつあります。

　エスノグラフィによって，場所，人，時間が総合的に研究されたもう 1 つの例を見てみましょう。これは，薬物の静注使用の HIV 感染リスクが，どのように地域の社会的文脈に影響を受けるかを調べたもので，静注薬物使用者における HIV や肝炎の感染リスクを理解し減少させることを目的とした多地域共同研究の一環として行われたものです。この研究には，疫学者，人類学者，微生物学者が参加し(Singer et al. 2000)，地域のあり方が，どのように薬物使用に影響を与えるかを理解するために，多くの質的方法が用いられました。参加した研究者たちによって，「エスノ疫学研究 ethnoepidemiologic study」と名づけられたこのアプローチは，以下のステップで行われました。

1. 3 つ対象地域それぞれで，静注薬物使用者たちを集めて，彼らの薬物使用に関係のある場所，人々，行動などをマッピングした。このマップと，彼らとの議論によって，彼らの 1 日の行動範囲や経路，彼らにとって大切な場所の間の空間的関係を把握した(同上 2000：1050)。
2. 3 つの対象地域それぞれについて，その物理的，社会的特徴，つまり，薬物に関連する建物の位置，ドラッグの売買の実態，ギャングの縄張りと警察の活動，新聞に報道された日々の事件などが，観察され，記述された。これによって，各地域の固有の特徴やそれが時間に伴ってどう変化するかが把握された。例えば，ある地域では，ヘロインは午前中に売られているが，他の地域ではクラックコカインは午後の遅い時間に売られていることが判明した。
3. 研究参加者に，薬物入手や生活の糧を得るための営みに関する日記を付けることを依頼し，その結果，それぞれの参加者の対処法，行動の時間的変化，行動に対する社会的文脈の影響が明らかになった。
4. 薬物使用者と半日行動を共にすることによって，彼らが自分の住んでいる場所にどのような思いを抱き，どのように暮し，他の人々とどのように付き合っているか，

思いがけない出来事にどう対処しているかを，経験した。
5. 一部の薬物使用者がシリンジを入手するところに立会い，そのシリンジのDNA検査を行うことによって，それが使い回しのものか否かを鑑定した。それによって，シリンジが使い回し品あるいは新品であるかを入手経路ごとに知ることができ，それぞれの対象地域で，使い回し品が出回っている可能性の高さを推定した。
6. 一部の静注薬物使用者が薬物を使用するときに，インタビューと観察を行い，HIVや肝炎への感染リスクを高める行動（使い回しの針の使用や仲間同士の回し打ち）の存在を確認した。

　この研究では，このように，様々な手法を組み合わせることによって，各地域の固有の社会的文脈，地域間の違い，それぞれの地域で感染リスクを減少させる上で必要な対策に関して，詳細な情報を得ることができました。これは，様々な方法を組み合わせて用いる現代的研究の優れた事例であり，これにより，静注薬物使用がHIV感染に至る複雑な文脈が明らかとなりました。

V.「時」について

A.「時」は，どのような社会的，文化的文脈で健康に影響を与えるか

　「時 time」には，年齢，季節，スケジュール，暦の時間，概日リズム circadian rhythm など様々なものが含まれます。時間が健康に影響を及ぼすことは明らかであり，その最も顕著な例が年齢で，罹る病気や傷害の種類は年齢によって大きく異なります。例えば，水疱瘡や麻疹などの感染症は，子どもが主に罹ることによって，集団としての免疫レベルが上がり，それによって，大人における流行が防がれています。逆に，高血圧や2型糖尿病，骨粗しょう症のような変性疾患は高齢者の疾患であり，また，HIVは，出産時感染や母乳感染を除けば，性活動の活発な年代が主なターゲットとなります。しかし，こうした関係以外で，「時」と疾患の関わりを探究することによって，健康の研究に新たな視野を拓くことができます。

　人類学者は，長い間，季節，儀式，出稼ぎなどに伴う活動の変化について，エスノグラフィックな関心を向けてきました。しかし，そうした観察が健康に結びつけて語られることはほとんどありませんでした。例えば，時間配分研究（time-allocation study：時間がどのような活動にどのように使われているかを調べる研究）が，疾患リスクと関係付けて行われていれば，人類学者は，時間と疾患発症との関係について，重要な貢献ができていたに違いありません。

　息遣いの間隔，収穫と収穫の間の時間，月の満ち欠けの周期，地球の回転など，「時」として表現されるものには様々なものがありますが，「時」に対する感覚や意味は，文

化的に構築されるものです。「時」の流れは様々であり，狩猟採集民たちの過ごす緩やかな「時」の流れもあれば，都会の労働者が過ごす，テンションの高い慌しい「時」の流れもあります。運動に費やす時間，ストレスの強い時間は，いずれも心疾患のリスクに影響を与えます。病気の子どもと一緒に過ごす時間の長さが，抗生物質や鎮静剤の過剰投与の傾向と関連するという報告もあります。また，「1日3回食事と共に服用」という服薬指示には，食事の回数や食事の時間に関する文化的慣習が，健康に関連する行動を規定していることが示されています（訳注：1日の食事の回数は国によって異なる）。「時」に対する認識や，「時」自体が人々に与える圧力（注：時間を費やす，無駄にする，節約するという感覚のこと）が，疾患に影響を与え，しかもその影響は「場所」によって異なるのです。

　人間は，世界を時間の単位に区分し，疾患や死の脅威に対処するために，それぞれの時間区分に適した活動を行おうとします。例えば，タンザニアの人々は，季節によるマラリア感染リスクの変化に応じて，殺虫剤浸漬蚊帳などの予防措置をとる必要性を判断しますが，実際，人類学と疫学を組み合わせて行われたある研究では，マラリアに対する人々のリスク感や蚊帳の使用に，季節が重要な役割を果たすことが明らかにされています（Winch et al. 1994）。また，その研究では，人々は，季節による蚊の数の変動を正確に認識している一方で，マラリアのリスクが単に蚊の数だけに関係していると誤認し，蚊が成熟し数が減るときに，実はマラリアに感染した蚊の割合が増えるという事実を認識していないことも示されています。つまり，住民たちは，マラリアは1年中感染しうる疾患であることを認識していなかったということです。発熱の多くは，実際には，マラリアによるものですが，蚊があまりいない時期には，人々は，マラリア以外が原因と考える傾向があります。つまり，症状よりも，それが生じた季節によって，原因を判断する傾向があるということです（表3-6）。

　また，蚊帳の使い方も季節によって異なり，人々は，寒冷期には，マラリアのリスクは非常に小さいと考え，余り蚊帳を使いません。したがって，この地域で，症状に基づくマラリアに関する疫学調査を実施したら，（自己申告に基づく）マラリア性発熱経験者の存在率 prevalence の正確性は，調査が実施された季節によって異なるものと思われます。つまり，人々が自分が区分した「時」をどう認識するかによって，予防行動（こ

表3-6　タンザニアにおける季節ごとのマラリアのリスク

重大な健康への脅威を感じる住民の割合

	季節		
	雨期	収穫期	寒冷期
マラリアによる発熱	81%	50%	35%
治療の効かない発熱	76%	70%	60%

出典：Winch et al. 1994.

の場合は蚊帳の使用)や,疾患の測定の正確性が影響を受けるということです。他の例を見てみましょう。

▶「時」と健康の他の例

疫学的な「時」と健康(あるいは死)の関連は,人類学的な観点から,その意味を解釈したり,拡張したり,精緻化することができます。例えば,ある地域では,人々の死亡日が,誕生日もしくはそれを若干過ぎた日に偏る傾向があることが,疫学研究から明らかにされています(Phillips et al. 1992)。これを理解するには,誕生日に付与された,「生きる意志(生への願望)」という象徴的な意味と,それが身体や行動に及ぼすと信じられている効果についての知識がなくてはなりません。誕生日よりも,聖者の日を祝福する国々では,その日に死亡日が偏る可能性があり,何か特別な意味のある日が年間にいくつか存在する社会では,死亡日が均等に分布していない可能性もあります。香港の中国人社会においては,子どもの誕生年が,幸福の年と信じられている辰年に比較的偏る傾向のあることが知られています(Yip et al. 2002)。

「時」と健康の関連を示す例は他にもあります。例えば,心臓発作は1日の中で午前中に最も起こりやすいこと(Portaluppi et al. 1999),うつ病は冬場の薄暗い環境で起こりやすいこと(Magnusson 2000),電気のない社会では,女性の月経は新月のときに起きやすいこと(Law 1986)が,時間生物学的研究によって明らかにされています。疫学研究では,「時」の概念が機械的に扱われる傾向がありますが,タンザニアのマラリアの事例などを念頭に,より丁寧な配慮が求められます。

「時」と健康の関係には,季節性に加えて,日もしくは週単位というより複雑な関連もあります。例えば,北米では,心停止は,月曜日(仕事の始まりとの関係),冬場(運動不足と雪かきの重労働に関係)に多いことが知られています(Gallerani et al. 1992, Peckova et al. 1999)。10代の妊娠が,夏季休暇の始め頃に集中すること(Petersen and Alexander 1992),10代の自殺が,月曜日と火曜日の午後から夕刻,つまり新たな週が始まり,親の目が行き届かなくなったタイミングで生じることが示されています(Nakamura et al. 1994)。これらは,1週間のサイクルに週末という休息日(金曜日,土曜日,日曜日など)が存在することから生じるものですが,日や月と違って,週は天文学的な概念ではないことに注意してください。

これらは,「時」と「人」の関係を示すよい例と言えます。なぜなら,これらは,「時」の変化によって予期できる,定期的な行動の変化に関連する出来事だからです。また,これらは,文化と疾患の関連を示す例でもあります。なぜなら,この場合,週7日もしくは週5日労働という文化的慣習が,健康(あるいは死亡)のパターンを作り出しているからです。

保健医療専門家の労働時間も健康事象に影響を与えています。米国では,出産方法の種類にかかわらず,出産が週末や休日になされることは少なく,平日の平均出産数に比べ,土曜日の出産数は14%少なく,日曜日では21%も少ないことが知られています(CDC

1993)。逆に，重症入院患者の死亡率は，平日よりも週末で高いことが知られていますが，これは，週末に働くスタッフの数が少ないことに関係があると考えられています(Bell and Redelmeier 2001)。また，帝王切開の実施率は，深夜になる前，もしくは週末に高いこと(CDC 1993, Fraser et al. 1987)，医療の質，あるいは診療録の記録の質は，7月，つまり，米国で新しい研修医の研修が始まる月に低下することが報告されています(Shulkin 1995)。これら以外にも，時間的周期性と健康に関して，まだ知られていない関連が存在する可能性もあり，今後の研究による解明が期待されます。

あまり知られていませんが，家庭における「時」と健康の間にも関連があります。一部の医療人類学者がこの方面の研究を行い，時間にせかされるライフスタイル(時間飢餓 time famine)が，治療の選択に影響を与え，「即効性」とされる薬物や，服用が単純な薬物(朝もしくは夜だけ服用)が好まれる傾向にあることを報告しています(例：Vuckovic 1999)。時間的余裕の有無は，母親が，子どもに作る食事の栄養価にも影響を与えます(Cosminsky et al. 1993)。こうした問題は，1950年代から途上国でも明らかにされており，例えば，1955年にペルーで行われた，水の煮沸の阻害要因に関する古典的研究では，貧しい女性たちは，家事や労働に忙殺され，わざわざ火を起こして水を煮沸するだけの時間的余裕がないことが示されています(Wellin 1955)。

最後に，文化，行動，「時」と健康リスクの関係に戻れば，米国では，夏時間 Daylight Saving Time という非常に創造的な時間の操作が行われています。これは，4月の第1日曜日から，時計の針を1時間進めて，日光の下での生活時間を長くするというもので，10月の最終日曜日に時間が元に戻されます。夏時間の導入は，健康リスクにも影響を与え，夏時間中は自動車事故が減りますが(Ferguson et al. 1995)，逆に，夏時間が終わるとともに，増加することが示されています(Hicks, Davis and Hicks 1998)。このように，単に，時計の針を操作するだけで，死亡率が変化するということです。

疫学で用いられる変数の中で，「時」は社会科学者による探究が最も遅れている変数です。本章では，「時」の文化的パターンと死亡や罹病との関連について，いくつかの例を示しました。興味深い例は，これら以外にもまだ沢山あると思われますが，それは今後の研究で明らかにされていくことでしょう。Winch ら(1994)は，「時」と疾病もしくは行動との関係を研究する場合には，以下の手順を踏むべきだと述べています。

- その地域に多い疾患のリストを入手する。
- それらの疾患の，原因，症状，治療法などを調査する。
- それらの疾患の中で，特定の時期に多い疾患がないかどうかを調査する。
- その地域における季節的なイベントや指標のリストを作成する。
- それらのイベントが起こる月を確かめる。
- 住民の間で，それらのイベントと疾患の間に何らかの関係が認識されているかどうかを調べる。

非西洋社会では，多くの疫学研究で，こうした探究が役に立つと思われ，人類学的観察や意味の分析方法は，「時」と健康の関係を探究する上で，重要な役割を果たすものと思われます。事実，上記の手順は，地域固有の「時」の概念を明らかにするために開発されたものですが，同じ手順を，「人」や「場所」の概念について応用することができます。

VI. 結論

　以上，本章では，疫学研究で用いられる，「人」，「場所」，「時」の概念は文化に規定されるものであること，それゆえ，「客観的」な定義が難しいものであることを論じてきました。疫学研究の多くは，生物医学的理論や皮相な文化観に支配され，その結果には，緻密さ，妥当性，一般化可能性に関して限界があります。「測定仮説 auxilliary measurement theory」のところで述べたように，疫学では，測定された変数間の統計学的関連を分析しますが，疫学で測定される変数は，しばしば定義が浅く曖昧であり，また，その変数の文化性を考慮することなく結論が下される傾向があります。「人種」/民族カテゴリーを機械的に社会階層と見なしたり，文化を個人の属性の羅列と見なしたり，人間の認識を機械的プロセスであるかのように扱う（例：行動理論）ことなどが，その例です。研究の企画段階から，疫学者，人類学者，他の社会科学者が共同し，かつ質的方法を活用するようにすれば，概念（変数）の意味を明確化し，かつ分析の質を高めることができます。

参考文献

Berkman L. F. and I. Kawachi, eds. 2000. *Social Epidemiology*. Oxford: Oxford University Press.
Centers for Disease Control and Prevention. 1993. Use of race and ethnicity in public health surveillance. Summary of the CDC/ATSDR workshop. *Morbidity and Mortality Weekly Report* 42(RR10):1–17.
Fitzpatrick K. and M. LaGory. 2000. *Unhealthy Places: The Ecology of Risk in the Urban Landscape*. New York: Routledge.
Gould S. J. 1981. *The Mismeasure of Man*. New York: Norton.
Mascie-Taylor C. G., ed. 1990. *Biosocial Aspects of Social Class*. Oxford: Oxford University Press.

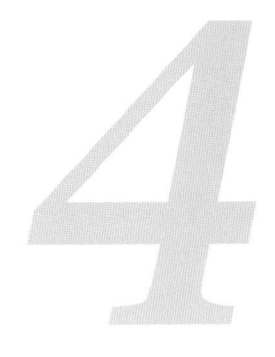

4 測定とバイアスにおける文化的問題

問：人類学と疫学の違いは？
答：人類学では2つ3つの伝聞でも「データ」として扱われる点だ。

(作者不明)

I．はじめに

　人類学と疫学に共通するのは，どちらも目的が，直接もしくは間接に人間の文化的行為と健康や疾患との関連を研究することにあるという点です。そして，いずれの学問においても，発見を説明する理論と発見するための方法論の両方が必要となります。第2章では，人類学と疫学が，いずれもフィールドワークから始まったこと，集める情報の質や内容を絶えず向上させ，最適化しようとする研究者の努力から生まれたことを解説しました。そして，第3章では，疫学で，しばしば機械的に用いられている，「人」，「場所」，「時」などの変数が，深い文化的内容を持つものであることを解説しました。本章では，データ収集法に特に焦点を当て，データ収集が，様々な文化的影響を受けるものであること，それが測定の妥当性を損なう場合があること，したがってその向上のためには，そうした問題点を認識し，改善に取り組む必要があることを解説します。

　本章の冒頭に引用した文章と図4-1の漫画は，データ収集に伴う文化的慣行を示す例として示したものです。冒頭の引用は，サンプル数が少なく，伝聞(不確かな情報)までデータとして扱われることがあるという，人類学に対してよくなされる批判をジョークにしたもので，図4-1は，世論調査を茶化した風刺漫画です。世論調査員の紋きり型の説明の仕方を皮肉り，また，いわゆる統計データには，こうした調査の現実に由来する多くの誤差が含まれていることをからかっているのです。どちらのジョークにも，私たちが「知りうること」の限界へのジレンマが表現されています。なぜ，伝聞はデータとして用いることができないのでしょうか？　いびきが「イエス」とカウントされて

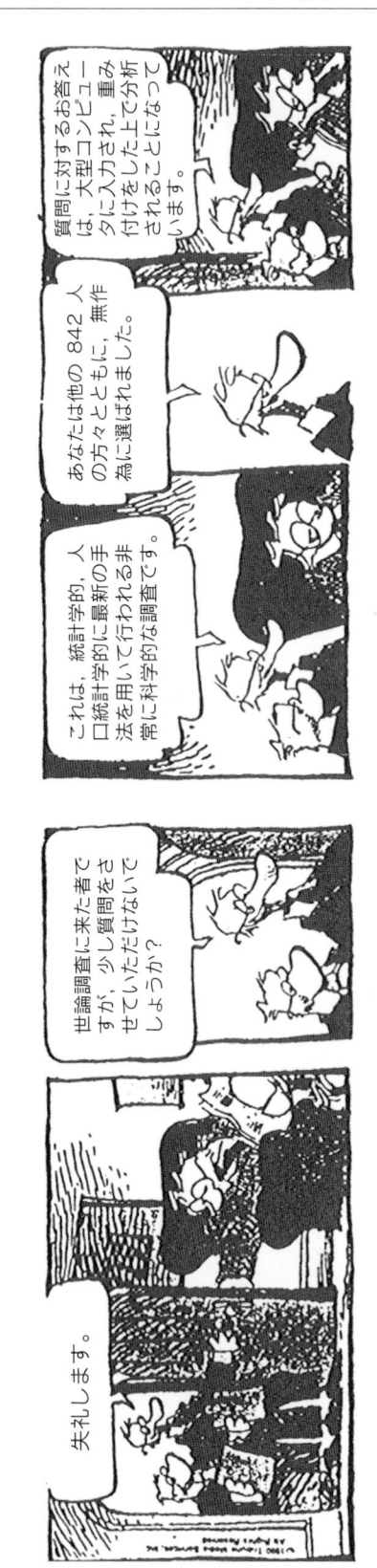

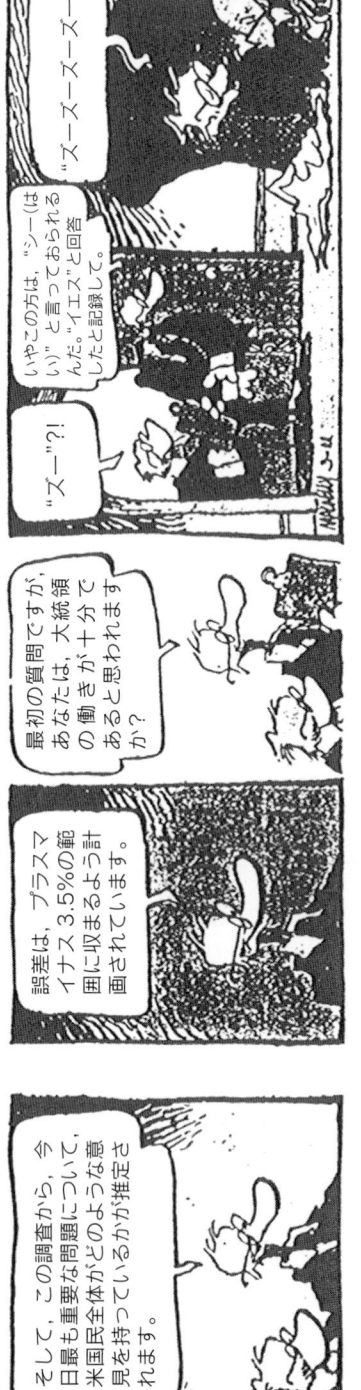

66 4 測定とバイアスにおける文化的問題

図 4−1　「Shoe Comic Strip」に掲載された世論調査に関する風刺漫画
出典：C. Cassat and G. Brookins, "Shoe", 3/11/90. Tribune Media Services, Inc. All right reserved. 許可を得て掲載。

しまったことをどうしたら知ることができるのでしょうか？

　疫学的に，データの質を評価する場合には，妥当性，信頼性，そして一般化可能性という3つの指標が用いられます。妥当性 validity の定義には様々なものがありますが，一般には，測定しようとするものがどれほど正確に測定されているか，その度合いを意味します。信頼性 reliability とは，反復して測定した場合に結果が一致する度合いを意味し，同じ測定手段を用いて，同じ対象に，同じ測定者が測定を繰り返した場合の結果の一致度，異なる測定者間での結果の一致度などによって評価されます。一般化可能性 generalizability とは，サンプルを用いて得られた結果が，そのサンプルが抽出された母集団全体に適用できるかどうかを表す概念です。

　人類学者も，伝聞を避け，できるだけ正確な観察を行おうとしますが，そのためによく用いる方法が「参加観察（参与観察）participant observation」で，特定の場所やコミュニティとの長期間の接触の中で，研究者が直接，観察を続ける方法です（次節で紹介する，ブラジルで行われた幼児死亡に関する人類学的研究を参照）。人類学的研究では，日々の経験を記録するために，フィールド録（フィールドノーツ field notes）が付けられますが，それだけではなく，観察項目に基づく観察，集団調査 survey，マッピング，そして，新聞や教会の記録などの保存文書の文字データも情報として用いられます。参加観察では，接触の期間，幅，深さが重要視され，それによって，観察の信憑性 credibility（疫学の「妥当性」に相当）が高められます。つまり，参加観察の利点とは，ある「場」に関して，多くの異なる角度からの詳細な情報が得られるところにあります。ただし，人類学的研究では，他の研究者が，参加観察を行った場合，同じ結論が得られるかどうか（確実性 dependability：疫学の「信頼性」に相当），結果に他に通じる一般性があるかどうか（外挿可能性 transferability：疫学の「一般化可能性」に相当）は必ずしも保証されません。

A. 人口動態統計をエスノグラフィックな観点から深める：ブラジルにおける幼児・児童死亡率の測定

　Marilyn Nations は，人類学と疫学を組み合わせた一連の革新的な研究プロジェクトをブラジルで実施しました。その1つが，幼児死亡率が世界で最も高いブラジル北東部で，公的な幼児死亡率と，民間での幼児死亡の意味と経験を比較した研究です（Nations and Amaral 1991）。この研究の目的は，死亡を正確に測定し，公式統計の幼児・児童死亡率の誤りを正すことにありました。

　研究者たちは，3つの貧しいコミュニティで，子どもが，死亡もしくは死に直面している118人の親にインタビューを行い，癒しの儀式，蘇生の儀式，葬式，埋葬などの観察を通じて，ブラジルで，死亡が公式に数えられるのは，政府機関に登録された場合だけであることを知りました。しかも，登録するためには，首都に何度も行く必要があり，かつ死亡原因が医師によって確認された場合に限られます。しかも，親は，出生に対し

ては，ミルクや食物の補助，通学支援，投票権，医療扶助などの特典が得られますが，死亡した場合には，食物の補助の打ち切りなど不利益ばかりで，勢い，登録の意欲はそがれることになります。したがって，出生が登録されやすく，死亡登録が比較的不完全なのは，驚くには当たらないことなのです。

人類学者たちは，死の床にある人々に対して行われる各種の儀式や，それらの儀式に関わる人々についても研究を行い，墓堀人，棺おけ屋，産婆，葬儀屋，牧師など，幼児や小児の死に関わる可能性のあるすべての人々のリストを作成しました。次に，これらの人々に対して研修を行い，12カ月間にわたって幼児や小児の全死亡例を記録してもらい（民間調査），そうして測定した死亡数と，公式に登録された死亡数，そして，国勢調査による5歳未満の子どもを持つ家族における子どもの死亡数を比較しました。その結果，これらすべての情報源で確認された5歳未満の子どもの死亡数は9例でしたが，そのうち民間調査で確認されたのは8例，国勢調査で確認された例は6例で，公式に死亡登録されていたのはわずか4例に過ぎないことが判明しました。つまり，人類学的フィールドワークに基づいて集めた情報の方が，公式統計や国勢調査の情報よりも正確だったということです。こうした結果に基づいて，研究者たちは，州や国によって集められた情報は不完全だが，フィールドワークで集めた情報は，より繊細でかつ正確であると結論しています。

疫学で，測定の妥当性 validity を高めるためには，測定手段の客観性や信頼性を高める努力（例：標準化尺度の使用，予備調査による質問の検討）のほか，サンプルをランダムに抽出しかつサンプル数を大きくするなどの手段がとられます。つまり，疫学では，データの再現性や，サンプルの代表性が重要視されるということです。しかし，変数に潜む社会文化的前提に無頓着であったり，よく用いられる変数（例：人種）が時と共に変わることがあるために，疫学研究で用いられる測定の妥当性は，必ずしも疫学者が思うほど高くない可能性があります。

疫学では，妥当性や信頼性の高いデータを得るために，様々な研究デザインの工夫がなされています。疫学研究は，実験的研究 experimental study と観察的研究 observational study に大別されます。前者は，研究者がある目的を持った介入を行ってその効果を測定するというタイプの研究で，後者は，介入することなくデータを収集するタイプの研究のことを言います。観察的研究は，さらに，記述的研究 descriptive study と分析的研究 analytic study に大別され，前者は，健康事象の集団的分布を示すことを目的として，後者は，健康事象と他の要因との関連もしくは因果関係を明らかにするために行われます。人類学では，観察的研究は行われますが，実験的研究が行われることはまずありません。人類学者は，対象集団の日常生活に参加する（浸る）ことによって，その集団のメンバーであることの意味を理解できるようになると考えます。それによって，全くの外部者である場合よりも，人々の日常生活を深く総合的に描くことができると考えるのです。

こうした疫学的観察と人類学的観察の違いを少しでも解消するためのインタビュー法

が開発されています。それは，選択式質問による量的データと，病気についての語り（質的データ）を同時に集めるもので，その1つが，EMIC(Explanatory Model Interview Catalogue)と呼ばれるもので，これは，地域における精神保健の概念の研究を促進するために開発されたものです(Weiss 2001)。EMICは，自由回答式質問と選択回答式質問を組み合わせたもので，参加者の自由回答の中から研究者の知らなかった概念を発見できる可能性があり，かつ選択式の回答からは，研究者が設定した概念について，その頻度を測定することができます。

　人類学と疫学では，分析のアプローチが全く異なると一般には思われがちですが，実際には，両者の間には大きな類似点があります。人類学の伝統的なアプローチでは，データ分析は以下のように行われます。①一部の人々を観察の対象に決め，それらの人々が行う多くの活動の中にパターンを見出す，②それらの行動パターンに込められた役割や関係を考察する，③それらの役割や関係を説明する一般的理論（セオリー）を探究する(Nadel 1957)。個人の行動の観察から，一般化できる理論を引き出そうとするのは疫学者も同じです。多くの個人からなる集団のデータの中に，パターン（理論）（例：疾患と行動の関係）を見出し，そのパターンを説明する一般的な原理を探究しようとします。人類学者は，ときに，1人の言動が集団に一般化できるためには，その抽象化が必要なことを忘れることがありますが，疫学者は，リスクファクターのカテゴリー化（定義）や測定法の選択には，質的判断が必要なことを忘れてしまいがちです。このように人類学でも疫学でも，「抽象化」が行われますが，疫学では，疾病のパターンの表現に，統計学的用語を用いた量的な記述が用いられるのに対し，人類学では，文化のパターンを表現するのに，多くの場合，日常的な用語を用いた質的な記述が用いられます。

II. 疫学におけるバイアスと人類学におけるバイアス

　バイアス，つまり系統的誤差 systematic error は，疫学における基本的な概念の1つです。バイアスがあれば，結果の妥当性が損なわれ，結果は，過大もしくは過小となって，いったんそれが生じると，後の分析ではどうやっても，真の値を回復することはできません。疫学では，実に，35種類ものバイアスが指摘されていますが(Sackett 1979)，そのリストには人類学者にもなじみの深いものが少なくありません。例えば，疫学では，「選択バイアス selection bias」と呼ばれるものがあり，研究の参加者と非参加者の間に系統的な違いがある場合の誤差を言い，また，「レファラルフィルターバイアス referral filter bias」とは，患者が1次医療機関から，2次，3次と高次の医療機関に紹介されるにつれて，稀で重症な患者の割合が高まっていくことを言います。これらのバイアスは，人類学や社会学で言うところの，「健康希求行動 health-seeking behavior」，つまり，病気の原因の究明と病気の治癒を求める人々の戦略に関係があります(Chrisman 1977)。次の節では，健康希求行動について，疫学的モデルと人類学的モデ

A. ヘルスケアにおける選択バイアス

1961年に，New England Journal of Medicine誌に，米国における人々の受療行動の階層構造を示す図が掲載されました(図4-2)。この図は，米国で1カ月の間に病気や傷害を訴える人の数(1000人中750人)，医者にかかる人の数(1000人中250人)，入院する人の数(1000人中9人)，大学病院に紹介される人の数(1000人中1人)を示したものです。しかし，この分析に含まれるのは，「正規の医療システム」に関するものだけです。ここでいう「正規の医療システム」とは，政府の認可を受けた医療で，ほとんどの場合，医師や看護師など，公的免許を持った医療従事者によって行われるものを指します。この図を作成したKerr Whiteは，後に，一般の人々が自分の病気や健康不安をどのように表現し，いつ，そしてなぜ治療を求めるようになるかについても検討することが必要だと述べています(1997：17)。つまり，「正規」の医療だけではなく，整体師，ビタミン療法士などの「非正規」もしくは民間療法者をも含めるべきだということですが，人類学では，さらに，親，近隣住民，牧師，同僚からのケアや，それ以外の様々な人々からのアドバイスや治療も含めて考えます。

図4-3は，正規，非正規を含むあらゆるヘルスケアに拡張して，図4-2を改訂したものです(Green et al. 2001)。この分析には，大人も子どもも含まれ，また，現代医学も代替医療も含まれています(ただし，近隣や親戚，同僚からのケアは含まれていません)。数字自体は，図4-2と大差はなく，症状を訴える人々は1000人中800人で，医師を受診する人々が217人，入院する人々が8人で，大学病院や大病院に入院する人々

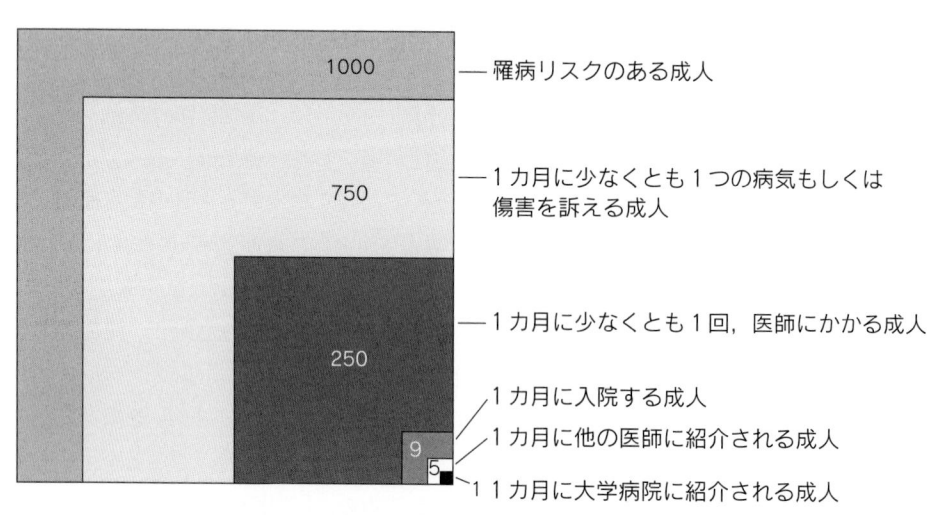

図4-2 コミュニティにおける有病者の割合と，医療供給における医師，病院，大学病院の役割(16歳以上の成人，1カ月の平均)

出典：White et al. 1961：890. Copyright © 1961 Massachusetts Medical Society. All rights reserved.

が1人未満となっています。しかし，これに加えて，補完，代替医療を求める人々が65人，病院の外来あるいは救急外来を訪れる人々が34人，家庭でのケアを選ぶ人々が14人であることが示されています。どちらの図でも，大学病院や大病院に入院する人々は極めてわずかですが，ほとんどの医学論文では，こうした人々が対象となっていることに注意が必要です。

多くの研究が大学病院や大病院で行われることについて，Whiteらは，そうした研究で得られた成績を国民全体に一般化することに注意を促し，この偏りが，「一般の医学生，そして恐らく教授たちが経験する患者の範囲が，社会全体の健康や疾患の問題のほんの一部に過ぎない，という重大な問題を示唆している」ことを指摘しています（White et al. 1961：891）。言い換えれば，多くの医師たちは，「病気」は知っているが，「人々」のことは知らないということでもあります。そして，これらの図は，米国の状況であり，症状の種類，利用できるヘルスケアの種類，ヘルスケアごとの利用者の割合は，国によって様々に異なると考えられるため，この「ヘルスケアのエコロジー（生態）」も国によって様々なタイプがありうることに注意が必要です。国によって，報告される患者の数と真の数は，異なる可能性があり，また医師にかかる人と民間療法を利用する人の割合も異なると考えられ，こうした違いがどのような社会的文脈で生じ，どういう意味を持つのかを，医療従事者は知らねばなりません。そして，人口のごく一部の人々しか治療していない大学病院や大病院で行われた研究の結果をどのように解釈するべきかを考える必要があります。

すでに，人類学と疫学の手法を組み合わせて，これらの問題に取り組んでいる研究者がいます。例えば，ブラジルは，12のラテンアメリカ諸国の中で，2番目に帝王切開による出産が多い国ですが，同国の学際的研究チームは，大規模な疫学調査の中に探索的

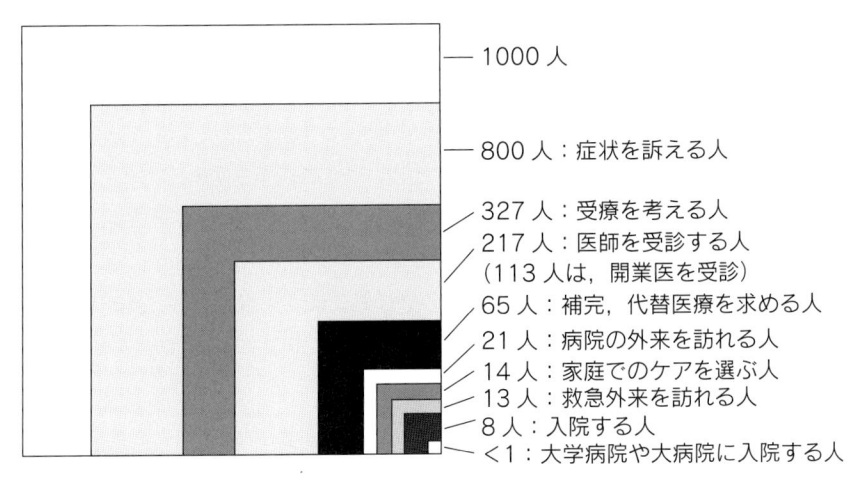

- 1000人
- 800人：症状を訴える人
- 327人：受療を考える人
- 217人：医師を受診する人（113人は，開業医を受診）
- 65人：補完，代替医療を求める人
- 21人：病院の外来を訪れる人
- 14人：家庭でのケアを選ぶ人
- 13人：救急外来を訪れる人
- 8人：入院する人
- <1：大学病院や大病院に入院する人

図4-3 コミュニティにおける有病者の割合と，様々なヘルスケア機会の役割。図中の枠内の数字は，全体（1000人）の内数を示す。人数は全年齢。
出典：Green et al. 2001：2022. Copyright © 2001 Massachusetts Medical Society. All rights reserved.

なエスノグラフィ研究を組み込み，なぜそれほど多くの女性たちが病院で帝王切開による出産をしたがるのかを解明しようとしました(Béhague et al. 2002)。この研究は，1993年にある州の病院で出産した妊婦全例5304人を対象として行われ，その中で80人がエスノグラフィ研究のためにランダムに選ばれ，19人の医療従事者とともに，詳細なインタビューが行われました。こうした学際的な研究によって，その研究者たちが，「医学と施設と社会的要因の相互依存」と呼ぶ実態が明らかとなり，裕福な女性ほど，帝王切開を選択する傾向があること，貧しい女性たちも，わざと出産早期に来院したり，帝王切開をよく行う産婦人科医を探したり，帝王切開を正当化できるような検査の実施を要求するなど，帝王切開を求める傾向があることが明らかとなりました(Béhague et al. 2002：945)。苦痛の回避や軽減を求める行動を，人類学では，健康希求行動 health-seeking behavior(支援希求行動 help-seeking behavior)と言いますが(Chrisman 1977)，帝王切開を求めるブラジル人女性の戦略は，まさに，支援希求行動そのものと言えます。

B. 疫学研究におけるその他のバイアス

　　質問票を用いて行われる疫学調査には，「リコール(思い出し)バイアス recall bias」が伴うことがあります。これは，思い出し方の不正確さによって生じるデータの偏りのことで，例えば，ケースコントロール研究で，ある発がん物質への曝露が本当は全員同じであるときに，がん患者(ケース)では，がん患者でない人(コントロール)よりも，その発がん物質への曝露をより熱心に思い出そうとする傾向があることがその例です。この場合，がん患者の曝露が「多く見える」ために，その物質と発がんに関連があるという誤った結論を導く可能性があります。同じバイアスは，病気を抱えた子どもの母親と，健康な子どもの母親に過去の出来事を思い出してもらう場合にも生じる可能性があります。こうした思い出し方の違いは，記憶の不正確さ以外に，意図的に行われることもあり，後者は，病気の診断を受けた人が，診断もしくは治療開始後に，意識的に曝露が多かった，もしくは少なかったように自己申告を操作することを言います。
　　診断に対する受け止め方や適応の変化のタイプについては，「病者役割 sick role」の一部として，社会学の分野で多くの研究がなされてきました(例：Parsons 1975)。人類学でも，人々がどのように自分の病気を解釈し，それを治療者に伝えるかを，「説明モデル explanatory model」という用語で説明します(Kleinman et al. 1978)。このように，社会科学には，人々の病気への適応や対処に関する深い研究の伝統があり，患者のタイプ，あるいは，疾患や障害のタイプによるバイアスの原因や大きさを知る上で，重要な情報を与えてくれます。
　　思い出しの妥当性は，思い出す出来事から経過した時間にも一部影響を受けます。あまり複雑でない健康上の出来事や最近の薬の服用状況などについては，対面式インタビューでも十分ですが，もっと複雑で何年も前の薬物の服用については，診療録を参照しなければなりません(Horwitz and Yu 1985)。米国の全国健康面接調査(National

Health Interview Survey：NHIS)では，経過した時間と記憶の妥当性に関する多くの研究が行われており，その結果，急性症状や受療状況については2週間まで，精神症状については30日まで，その他の慢性症状については90日までの範囲で聞くのが，正確性が高いと結論されています。内容によっては，長期間記憶が確かなものもあり，痛みについては3カ月まで，健康障害による活動制限や入院については12カ月まで，高血圧，喘息，がんなどの慢性疾患については，生涯にわたって記憶の正確性が高いとされています(National Center for Health Statistics 2001)。健康問題に関する記憶の確かさは，その出来事が起きた時期にも影響を受け，一般には忘れやすい頻度の低い出来事でも，それが人生に大きな影響を与えた場合には，長期間正確に記憶されます。

　欧米諸国では，高齢者の記憶の正確さを，過去50年間の人生の出来事の記録と比較する研究が行われています(例：Berney and Blane 1997)。これらの研究によれば，人々は，単純な，社会的・属性的情報はかなり正確に想起でき，職業，雇用期間，住居については対象者の80％が正確で，身長や体重についての正確さはそれよりやや劣り，喫煙に関する記憶はかなり正確である一方，食物に関する記憶は非常に不正確であることが示されています。人類学では，ライフグリッド法 lifegrid method という方法が用いられます。これは，戦争，ストライキ，誕生，死亡，結婚など，家族における重要な出来事，引越しや転職などの個人的な出来事など，節目になる出来事をリストし，想起の手掛かりとする方法です。こうした節目となる社会的，家族的，個人的出来事と，想起しようとする出来事との前後関係を検討しながら，想起の正確性を高めていきます(Berney and Lane 1997)。こうした方法は，特に，人生上の出来事についての記録が西欧諸国のように丁寧に整備されていない，一部の途上国などでよく用いられています(Engle and Lumpkin 1992)。

　疫学研究におけるバイアスには，この他，非応答バイアス nonresponse bias(非参加バイアス nonparticipation bias)と呼ばれるものがあり，これは，研究に参加する人々としない人々の間の特性が異なる場合に生じます。20年前であれば，電話調査も可能でしたが，今日では，留守電，携帯電話，発信者番号通知サービス，多回線電話，ボイスメールなどの出現によって，対象者がどこにいるのかを同定しにくくなっています。しかも，仮に対象者と接触できても，以前より研究参加が得られにくくなっています。

　これによって，2つの問題が生じています。1つは，研究に参加する人々に偏りが生じ，研究結果の代表性(一般化可能性)が大きく損なわれる可能性があるということです。例えば，最近，診療録の閲覧を拒否する権利を認めようとする動きがあり，問題となっています。もしそうなれば，疫学研究における研究結果の代表性が損なわれることになるからです。これは，例えば，がんの統計にただちに影響を与えます。英国では，データベースに自分のデータが含められることを拒否する権利が認められたため(Helliwell 2001)，がん登録の質が損なわれ，がん登録は国民のがんを網羅的に登録したデータとはもはや見なされなくなってしまいました。こうした問題が疫学研究に及ぼす影響については，米国でも指摘されています(例：Kulynych and Korn 2002)。

第2の問題は，疫学のケースコントロール研究における，参加者の選択的偏りの問題です。ケースコントロール研究では，ある病気を有する人々（ケース群）の既往歴や過去の行動をその病気を有しない人々（コントロール群）と比較し，その疾患の原因を探究しようとします。もし，これらの群の間で応答率 response rate が異なれば，研究にバイアスを生じる恐れがあります。特に，参加の有無が曝露と関連がある場合には，結論を誤る危険があります。ある心血管系疾患の研究では，診療録を調べた結果，研究に参加した患者（ケース）は，参加しなかった患者に比べ，リスク要因への曝露が少ない傾向があることが報告されています（Austin et al. 1994）。こうしたバイアスがあると，曝露の効果が実際よりも低く見積もられてしまうことになります。

　人類学では，「科学的研究」を1つの文化的行動として研究対象にするようになりました。研究参加率がなぜ低下しているのか，それが研究のタイプによってどう違うのかについても，最近になってエスノグラフィやインタビューによる研究が始まっています（例：Donovan et al. 2002）。もちろん，非応答は，人類学を含め，どういう研究でも問題となりますが，保健医療分野では，インタビューや記録の調査を通してデータを集めることが多いため，特に重要な問題となります。

　疫学では，妥当性の高い結果を得るために，バイアスの同定とその減少に大きな努力を払います。人類学でも，バイアスは問題となりますが，名称や定義は全く異なり，その減少の努力をすることもありますが，その原因の探究や，その意味を明らかにすることも重要なテーマになります。バイアスの扱いに対する，こうした人類学と疫学の違いは，健康に関する同じ現象（例：観察された行動と報告された行動の間の不一致，針灸から大学病院の医療までのヘルスケアの多様性）に対して，全く異なるアプローチがあり得ることを示しています。

III. 社会的交換としてのデータ収集

　データ収集は，「社会的交換 social exchange」のプロセスと見ることができます。これは，情報の受け渡しは，何らかの物やサービス（例：お金，今後の患者の紹介，論文の著者になること），あるいは，感情（例：自尊心，忠誠，義務，利他行為）との「交換」で行われるということです。病院での医師と患者の間，インタビューをする人とされる人の間の関係も「社会的交換」の1つと見なすことができます。なぜなら，バックグラウンドも利害も動機も異なる人々の間でのやり取りだからです。保健医療分野の研究者，特に疫学者は，しばしばこのことを忘れがちですが，これは危険なことです。

　インタビューをする人とされる人の間の「社会的交換」は，日常の社会的相互作用と似ています。参加者の中には，参加義務意識にかられて，調査に参加する人もいますが，昨今のインフォームドコンセントを求める風潮や，頻繁な市場調査に嫌気がさし，こうした意識は急速に失われつつあります。米国では，人々は，どのような調査であれ，対

人面接を受け入れない風潮が強まっています(Atrostic et al. 1999)。こうした中で，調査に参加する人は，参加することに何らかの「見返り」，例えば，自分の意見に真剣に耳を傾けてもらうことへの喜び，自分の知識や状態から何かを学ぼうとしている人を支援することへの快感，病院や待合室で過ごす退屈な時間を有益に使うことへの快感，を感じる人々である可能性があります。参加の動機が何であれ，いったん参加すれば，参加者は，インタビューアーの言葉や表情に対して様々な反応を示します。収入や個人衛生の問題などセンシティブと思われる内容については，曖昧な答えをしたり，余計なことは答えないようにします。また，性行動や非合法薬物の使用については，尋ねられる文脈や状況によっては，過小もしくは過大に報告することがあります。逆に，礼拝，家族と過ごす時間，健康によい行動など，一般に，「望ましい」とされることについては，その内容を誇張して報告することがあります(Ross and Mirowsky 1984)。また，インタビューにおいて，参加者は，「正しい回答」をしようと試みたり，インタビュー者に対する自分の印象が悪くならないように回答を加減したりすることがあります。

　このように，インタビューや質問票で得られるデータの妥当性は，質問の適切性，質問に対する対象者の理解や態度などに依存します。したがって，前述したように，インタビューや質問票調査に先立って，エスノグラフィによる調査を行っておくことが望まれます。なぜなら，それによって，例えば，どのような質問がセンシティブで，そうした質問についてどう対処すればよいかを事前に検討することができるからです。トピックによっては，正確な情報を得るためには，エスノグラフィによる情報収集も考慮する必要があります。

A. センシティブな行動とインタビュー：バングラデシュにおける衛生行動を例に

　バングラデシュのある農村地域で，医師，疫学者，人類学者，統計学者からなる学際的研究チームによる研究が行われました(Stanton et al. 1987)。この研究の目的は，センシティブな衛生行動に関するデータを収集する上で，インタビュー調査，日記調査，観察調査のうち，どれが最も適切かを評価するために行われたものです。母親の衛生行動を，直接観察して記録し(観察調査)，同じ行動を個人インタビューで質問し，また，日記に記録してもらって，結果を相互に比較しました。その結果の一部を示したのが表4-1です。

　2つの調査法でデータが記録された全家族数を分母とし，2つの調査法で結果が食い違った家族の数を分子として示しています。最初の列の最初の行は，排泄物の屋外廃棄という行動について，インタビューと観察の2つの調査でデータが得られた家族が58あり，そのうちの21家族(36％)で，2つの調査方法の結果が一致しなかったことを示しています。結果の不一致とは，観察では，母親は排泄物の屋外廃棄を行っていたのに，インタビューではそのように報告しなかった場合と，屋外廃棄を行っていなかったのに，

表 4-1 バングラデシュの 247 家族における，KAP 調査(知識/態度/行動に関する質問票調査)と日記調査と観察調査による結果の比較

	KAP 調査と観察調査	日記調査と観察調査
	(調査方法間で結果が食い違った家族数/対象家族数)%	
排泄物を屋外に廃棄したかどうか	21/58 36%	20/58 34%
母親は排便後に手洗いをしたかどうか	37/95 39%	14/98 14%
排泄物接触後に母親は手洗いをしたかどうか	17/67 25%	14/60 23%

出典：Stanton et al 1987：220 の表 2 と表 3 から抜粋。

インタビューではしたと報告した場合が含まれています。この結果から，この衛生行動について正確なデータを得ることは，インタビューや日記調査では極めて難しく，観察調査でのみ可能と考えられます。しかし，正確さは，行動の種類によって異なることに注意してください。排泄物の屋外廃棄では，インタビュー調査も日記調査も 3 分の 1 の例で情報は不正確であり，また，排泄物接触後の手洗いについても，両調査とも 4 分の 1 で情報が不正確でした。しかし，排便後の手洗いについては，インタビュー法では約 40％が不正確であったのに対し，日記法では，それは 14％に過ぎませんでした。つまり，行動によっては，日記法は，観察法に代わる優れたデータ収集法になり得るということです。

　疫学調査では，質問の仕方や質問が行われる状況による測定誤差の発生を防ぐために，インタビューの「標準化」が行われます。しかし，反面，こうした「標準化」によって，データの質が損なわれる面もあることに注意が必要です。米国の 2 人の人類学者が，ビデオ記録された一般社会調査(General Social Survey)と全国健康面接調査(National Health Interview Survey)の調査場面を分析し，「標準化されたインタビューには，会話をぎこちなくするというネガティブな側面もある」と述べています(Suchman and Jordan 1990)。インタビューする人とされる人がいるということは，2 人の間に会話がなされるということですが，そこには，日常会話が入る余地はほとんどありません。インタビューは予め決められた質問項目に従って行われ，表現も質問の内容もすべて「標準化」されており，インタビューアーが勝手に質問の仕方を変えたりすることは許されません。そのため，相手の回答もそれに縛られ，インタビューアーも(質問に対する)回答者の誤解に気が付いても修正することができません。つまり，「標準化」という戦略には，言葉の同一性が意味の同一性を保証するとの誤った前提があるということです(1990：233)。これは，インタビューを「標準化」することによって，それにうんざりした回答者がいい加減に回答することや，回答者が質問の意味をよく理解できないまま回答することが起こり得ることを意味しています。Suchman らは，研究をデザインす

る場合には，インタビューをする側とされる側の両方の十分な理解を前提としたものとすべきだと提案しています．つまり，インタビューや質問票調査は，回答者と質問の意味を話し合い，その意味を十分相手に説明した上で行うべきだということです．

　疫学調査は，対象者からの情報に依存し，情報は意思疎通の程度に依存します．その意味で，「標準化」には「矛盾」が含まれることに注意してください．例えば，ほんの数年前，米国では，下記の質問と解答が研究者の間で注目を集めました．「インタビュー者の性別や民族を対象者と揃えることで，参加率が上昇するか？」（正解：はい），「郵送法への参加率は，質問票と一緒に商品券などを同封することで上昇するか？」（正解：はい．ただし15％まで），「郵送法への参加率は，質問票と一緒に，研究に関するパンフレットを同封すれば上昇するか？」（正解：いいえ．全く効果はない），「対象者とのコミュニケーションをよくすることで，その後の追跡調査に対する参加率が高まるか？」（正解：はい．非常に効果的），「生物学的検体を集めることで，参加率が減少するか？」（正解：はい．ただし影響はわずか），「疫学的研究に参加することに人々は一般に前向きか？」（正解：はい．中には，個人情報の提供に不安を感じる人もいるが，一般には，人々は，自分が知識の進歩や病気の予防に貢献することに意義を感じる）．これは，疫学研究における参加率の向上の重要性を物語るものですが，インタビューや質問票の「標準化」は，相手との円滑なコミュニケーションを妨げ，参加率の低下を招きかねないという意味で，矛盾を孕んでいます．最近，「標準化」されたインタビューにエスノグラフィの技法を取り入れようとする議論があるのは，こうした背景によるものです．

B. 回答の正確性に影響を与える要因：ネパールにおける World Fertility Survey（世界出産力調査）

　インタビューアーのタイプがセンシティブな質問への回答にどのような影響を与えるかに関する調査が，ネパールの農村部の女性を対象に行われました．World Fertility Survey（世界出産力調査）の専任インタビューアーと，その農村に1年近く滞在していたエスノグラファーが比較され（Stone and Campbell 1984），その結果，インタビューアーのタイプが回答に影響を与えることが確認されました．例えば，エスノグラファーたちは，女性たちが，World Fertility Survey の質問項目の実に80％について，その意味を全く理解していないか，あるいは十分理解していなかったことを明らかにしました．例えば，女性たちは，「中絶のことを聞いたことがありますか」という質問を，「中絶をしたことがありますか」という質問だと誤解し，また，「どこに行けば家族計画サービスを受けられるか知っていますか」という質問を，「家族計画サービスを受けにいったことがありますか」という質問と誤解していたのです．こうした結果を踏まえて，エスノグラファーたちは，World Fertility Survey の結果は，地元の女性たちの家族計画に関する知識をかなり過小評価していると結論しました．

　調査が行われる環境も，World Fertility Survey の回答に影響を与えていた可能性も

示唆されました。避妊に関する質問と，子どもの死や出産歴に関する質問は，どちらもセンシティブな質問でしたが，前者で回答は不正確でしたが，後者では正確な情報が得られていました。これは，World Fertility Survey のインタビューが行われた環境に原因がありました。インタビューが，プライバシーを保つことのできる場所ではなく，野次馬に囲まれる中で行われたため，避妊という特にプライベートな質問には，回答しにくかったと考えられました。World Fertility Survey を企画した人々は，データ収集において，こうした問題が生じ得ることを想像できなかったのか，それ自体を問題と考えなかったかのどちらかということになります。この調査の場合，インタビューが行われる現場の状況や，どういう質問に対して回答が不正確となる可能性があるかについて，予め調査をしておくべきだったのです。そうしたことを怠って得られた結果は，統計的には問題なく見えても，妥当性が損なわれたものとなってしまったのです。

　データに影響を与えるのは，調査参加者だけではありません。研究者も，データ収集という「社会的交換」の利害関係者として，何が自分にとって「望ましい」結果かについての考えを持っており，研究のアウトカムを微妙に，もしくは露骨に操作する可能性があります（例：Day and Altman 2000）。それを防ぐために，臨床試験で開発されたのが，「二重盲検法（二重マスク法）double blind」で，研究グループの特性（実験群かコントロール群か）を，参加者だけではなく，研究者にもわからないようにする方法です。研究者の影響は，質問内容の変更や，診療録の調査の際に一部の患者のデータを他の患者よりも念入りに調べるといった微妙で無意識的なものから，実験記録の改ざんや実験動物を別の群に付け替えるといった露骨なものまで様々なものがあります。データ分析の段階でも同じことが起こり得ます。次のようなエピソードがあります。「ある統計学者が研究チームの同僚たちに，彼らが"期待していた"研究結果（訳注：A群＞B群）が出たことを示すグラフを示し，その理由について尋ねた。色々な理由が述べられた。そこで，統計学者は種を明かし，実は，グラフのラベルが逆で，実際の結果は期待したものとは逆だった（訳注：B群＞A群）ことを説明した。すると，一部の研究者は，急に研究方法に疑義を唱え始め，そんな結果は受け入れられないと言い張った」。先入観の怖さを示すエピソードです。

　フィールドにおけるデータ収集自体も，データの質や正確性に影響を与えます。ここでも，データ収集を「社会的交換」と考えることによって，系統的誤差を説明することができます。1つは，疫学的に，「インタビューアーバイアス interviewer bias」と呼ばれているもので，インタビューアーが，相手によって質問の仕方を変える場合に生じます。「報告バイアス reporting bias」は，その逆で，参加者が，インタビューアーのタイプによって，センシティブな情報の開示の程度を変えることによって，生じるものです。例えば，インタビューの技量において，対象者の性別にかかわらず，女性は男性よりも優れ，また米国では，白人よりも非白人の方が優れていることが知られています。したがって，米国では，家庭訪問調査に最もふさわしいのは，対象者と民族や言語が一致する中年の女性であると考えられています。

データ収集の際に，期待する結果を意識した操作が行われることがあり，また，最小の努力で最大の結果を得ようとする傾向もあります。したがって，調査においては，インタビューが，正しく，真面目に行われているかどうかをクロスチェックする体制を整えておくことが大切です。以下の引用は，途上国に関するものですが，米国にも通じるものがあります。

「途上国の農村地域における調査とは，疑い深く臆病でかつ一見従順な村人に，ナイーブな外部者がインタビューし，彼らのいい加減な答え，うそ半分の回答，あからさまなうそを真面目に詳しく記録し，分析することだ」。私たちの行っている第3世界調査とはそんなものだ。

(Chen and Murray 1976：241)

　研究者は，対象者や研究環境によっては，医療機関などから，研究を拒否されたり，研究デザインの変更を迫られることがあります。これは，例えば，疫学者や社会科学者など，医療に直接関わらない研究者が，診療録の調査や，患者本人からの直接の情報収集が必要となる場合に生じます。こうした研究の場合，医療機関の許可を得る必要がありますが，そのプロセスで困難を経験した社会科学者の話は枚挙にいとまがありません。例えば，がんの診断の遅れに関する疫学的研究に参加しようとした DiGiacomo は，それがいかに面倒なプロセスであったかを語っています(1999：438)。また，Timmermans(1995)は，病院の救急室における心肺蘇生術の観察研究の許可を8カ月前になって取り消されたこと，それに対する政治的手段，法的手段の検討や，病院の倫理審査委員会(institutional review board：IRB)との交渉にいかに多くの時間を費やさねばならなかったかを記述しています。この事例の場合は，病院の IRB が，質的研究の価値を軽んじていたこと，もっと本質的な部分では，研究によって不都合なことが明らかになった場合，病院や医療従事者に対する名声に傷がつくことを恐れたという事情があります。Casper の胎児手術に関する研究(1997)も開始直後に中断を余儀なくされました。それは，外科医たちが，彼女の考え方を不快に感じ，患者へのアクセスを拒否したからです。これらは，組織が，内部もしくは外部の研究者の研究実施の可否や研究方法に干渉した例ですが，これらはこうした事例の一部に過ぎません。こうした事例は，研究者と組織の間の，データに関する「社会的交換」における利害対立の例と考えることができます。

Ⅳ. データ収集と記憶の限界・曖昧さ

　測定誤差は，回答者や研究者の「操作」，つまり，社会学者のアービン・ゴッフマン Erving Goffman の言うところの，「日常生活における自己呈示」によるものばかりではありません。人間の記憶能力にはそもそも曖昧なところがあり，出来事，日付，顔など

に関する記憶は誇張されることが少なくありません。最もよく知られた例は，犯罪の目撃証言の正確さに関する問題で，DNA 調査と比較した研究結果が報告されています。後の DNA 検査で無罪が証明された人々の中で，目撃証言によって有罪判決を受けた人はかなりの割合に上ります(Wells et al. 1998)。もう1つの例は，性犯罪や性的虐待に関する「回復記憶 recovered memory」の問題(Pezdek and Banks 1996 参照)で，「被害者」における幼少期の記憶の「回復」によって，20 年以上の服役を科せられた例もありますが，記憶の正確さや真実性に疑問がないわけではありません。

これほどドラマティックなものではなくても，約束や事故，自分や家族の身体の具合など，ありふれた事柄に関する記憶についても同じことが言えます。次に示す例は，包皮切除 circumcision という，曖昧とはとても考えにくい事実にも同じ問題があり得ることを示しています。

A. あなたは包皮切除を行っていますか？

包皮切除といった明確な事実にも解釈が入り込む余地があるとはにわかには信じられない話ですが，女性の子宮頸部がんと相手の男性の包皮切除との関係に関する研究の一環として，ニューヨークのある研究者たちは，包皮切除の自己申告がどれほど正確かを検討することにしました。

その結果，本人の申告と医師の診察が一致したのは，わずか 65% で(表 4-2)，4分の1の参加者では，本人は(包皮切除をしたことは)ないと回答したにもかかわらず，医師の診察で包皮切除が確認され，逆に 10% の参加者では，本人は(包皮切除をしたことが)あると回答したにもかかわらず，医師の診察では包皮切除なしとされています。こうした食い違いは，どの程度のものを包皮切除と呼ぶかについて，医師と一般の人々で見方が異なる可能性，あるいは，対象者が，包皮切除術を受けた事実を忘れてしまったか，知らなかったか，もしくは，包皮切除という言葉の意味を知らなかったことによるものと思われます。

この事例は，自己診断における妥当性 validity の問題を示唆しています。自己診断の妥当性は，その感度 sensitivity(真に包皮切除がある人の中で，自己診断でも「あり」とされた人の割合)と特異度 specificity(真に包皮切除がない人の中で，自己診断でも「なし」とされた人の割合)から評価することができ，表 4-2 から計算することができます。

表 4-2 包皮切除に関する患者本人の申告と医師の診断の比較

		患者の自己申告				
		あり	%	なし	%	合計
医学的診断	あり	37	(19%)	47	(25%)	84
	なし	19	(10%)	89	(46%)	108
	合計	56		136		192

仮に，医師による医学的診断をゴールドスタンダード(真)とすると，医学的に包皮切除が確認された84人のうち，自己診断でも「包皮切除あり」と報告した人は37人ですから，感度は44%(37/84)となります。あまり高い値ではありません。一方，医学的に包皮切除が確認されなかった108人のうち，自己診断でも「包皮切除なし」と報告した人は89人ですから，特異度は82%(89/108)となり，これは比較的高い値を示しています。

　こうした分析を見ると，医学的診断の方が，自己診断よりも正確と結論したくなりますが，包皮切除を文化的カテゴリーとして扱う場合には，そう単純にはいきません。子宮頸部がんの場合は，そのリスクが，包皮の存在によって高まるという理論があるため，生物学的な意味での包皮切除の有無が問題となりますが，健康問題によっては，包皮切除が本人にとって持つ「意味」の方が重要な場合があり(例：包皮切除を宗教性の指標として用いる場合)，その場合は，医学的診断よりも，本人の自己認識の方が重要となります。医学的診断と自己申告のどちらがよいかは，研究の目的によるということです。

　調査によっては，本人ではなく，家族から情報を得なければならないことがあります。そういう「他の人」のことを，「代理人proxy」と言いますが，夫が妻に代わって出産歴などに関する質問に答える場合には，かなり不正確になるという報告があります(Fikree et al. 1993)。米国の研究では，代理人が家族の障害について報告する場合，その家族が，65歳未満の場合は過小報告，65歳以上の場合は過大報告する傾向があることが報告されています。しかし，障害のある家族の年齢は，65歳未満の割合が圧倒的に多いため，仮にすべてを代理人の報告に頼ると，障害のある人の数を米国全体で160万人以上も過小評価することになると推定されています(Todorov and Kirchner 2000)。

V．臨床試験の社会的，文化的側面

　測定方法は，データの質やタイプに影響を与えます。しかし，それらの方法を用いる枠組みとなる研究デザインもまたデータに影響を与えます。デザインによっては，その特性(複雑性，コスト，使われる頻度)のゆえに，社会的，文化的影響を特に強く受けるものがあります。その代表格が，企業の出資で行われる臨床試験clinical trialです。こうした臨床試験には莫大な費用がかかり，また特殊な薬物が用いられるため，研究の主導権は企業が握ることになり，論文を出版する前に企業にそのドラフトの審査と検閲を認める契約を交わす必要があります。はなはだしい場合には，治療効果が有害であったり，無効であったり，小さい場合に，論文の出版を企業が拒否する場合があります(Blumenthal et al. 1997)。この種の合意は，企業が出資等のサポートの対価として論文を検閲する権利を要求するという意味で，「社会的交換」の1形態であるということができます。医学雑誌の編集者たちは，この問題に強い関心を持っており，要件を厳格化するとともに，論文査読のプロセスで著者に多くの情報の提示を求めています(例：10医学雑誌編集者の問題意識の要約を参照。Davidoff et al. 2001)。こうした企業の姿勢は，

出版の自由を損なうものとして強い批判があり，データ収集法も大きな制約を受けます。

現実の世界は，成功よりも多くの失敗や過ちに満ちています。したがって，論文の中にも，成功事例よりも失敗した事例の方が多くてしかるべきですが，実際には，出版される論文は，有意な結果が出た成功事例に大きく偏っています。疫学ではこれを，「出版バイアス publication bias」と呼んでいます。このバイアスの発生には，明らかに社会的，文化的要因が作用しています。つまり，このバイアスは，研究者が，有意となった研究結果を論文として投稿したがり，学術誌もそうした論文を掲載することを好むという傾向によって生じるものです。研究者，学術誌，そして臨床試験に出資する製薬会社の関心は，成功した結果，新しい結果，有望な結果であり，有意でない結果には大した関心を持たないからです。しかし，こうした傾向が強い場合には，メタアナリシス meta-analysis（文献の客観的で系統的なレビュー）にバイアスが持ち込まれてしまいます。製薬会社が出資した研究におけるバイアスを調査した研究では，二重出版の頻度が高く，二重出版の場合，多くの場合，著者が重複しないように操作されていることが示されています（Melander et al. 2003）。また，治験薬が有効であった場合には，そうでない場合の3倍も多く出版される傾向があり，しかも，治験薬の効果を強調するような分析がなされる傾向があり，著者らは，「出版された論文だけに頼って，薬物の使用を判断するのは危険だ」と結論しています（2003：1174）。

こうした出版バイアスへの懸念から，最近では，研究結果，特に有意差が得られなかった研究結果を，インターネットで公開する傾向が高まっており，新しいテクノロジーの出現によって，研究環境に変化がもたらされつつあります。

以上述べてきたように，社会的，文化的要因は，しばしば研究者も意識しない形で，研究のあらゆるプロセスに影響を与えます。本章では，データ収集に対するそうした影響について，様々な角度から検討しました。最後に，研究界における社会的，文化的要因が論文の出版にも影響を与えることを指摘して，本章を締めくくることにします。方法論的学際性の高い研究（例：質的方法と量的方法を用いた研究）は，単一の方法論で行われた研究（例：質的研究，あるいは量的研究）よりも，出版が難しいという現実があります。それは，そうした研究を評価できる査読者や，そうした研究に興味を持つ学術誌が比較的少ないからです。そうした論文のための新たな専門誌を作っても，それが，MEDLINE，PubMed，Current Content などに掲載されるには長期間を要し，また容易ではありません。医学研究者に，質的研究に関する学術誌の学問的正統性を認めさせるのは容易ではなく，これは，先進国以外でも共通する問題です（Gibbs 1995, Trostle 2000）。

以上，述べてきたように，様々な研究のプロセス（人々の研究への参加，参加者の回答の正確性，回答の分析）で，データの収集やデータの質は，社会，文化の影響を受けるのです。

参考文献

Bernard H. R., ed. 1998. *Handbook of Methods in Cultural Anthropology*. Walnut Creek, CA: AltaMira Press.
Metcalf P. 2002. *They Lie, We Lie: Getting on with Anthropology*. London: Routledge.
Porter T. M. 1995. *Trust in Numbers: The Pursuit of Objectivity in Science and Public Life*. Princeton, NJ: Princeton University Press.
Sackett D. L. 1979. Bias in analytic research. *Journal of Chronic Diseases* 32:51–63.
Schensul J. J. and M. D. LeCompte, eds. 1999. *The Ethnographer's Toolkit*. Vol. 1–7. Walnut Creek, CA: AltaMira Press.

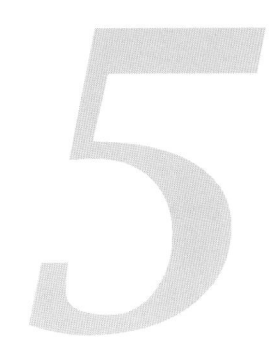

5 コレラ研究に対する人類学の貢献

　権力を持つ者は，コレラへの対策を行う立場にあり，持たざる者は，多くがコレラの犠牲者となった。いずれの側にも選択すべき行動があった。権力者は，検疫，消毒，あるいは治療を行うか，ただ祈るか，何もしないかという選択。権力を持たない者は，逃げ出すか，怒るか，恐怖に慄くか，法に従うか，何もしないかという選択。命を選ぶか財産を選ぶか，仕事を選ぶか安全を選ぶか，慈善団体を選ぶか政府機関を選ぶか，権力を持つ者も持たない者も，難しい判断を迫られた。(Morris 1976：18-19，英国における1832年のコレラ流行についての記述)

　流行時疫学調査(アウトブレイク調査)は，疫学の古典的な研究方法の1つであり，レジオネラ病，ハンタウイルス熱，エボラ出血熱，SARS(重症急性呼吸器症候群)，O-157大腸菌感染症は，この手法によって原因が突き止められてきました。アウトブレイク調査 outbreak investigation は，普段見られない疾患の流行や，疾患が普通ではない頻度で発生した場合に，その原因を突き止め，かつその疾患のさらなる発生を防止するために行われるもので(Reingold 1998)，症例の特定，診断の妥当性の確認，普段の発生率との比較，発生日時や曝露に関する症例(ケース)と非症例(コントロール)のインタビュー調査，原因の特定，コントロール方法の開発，という順序で行われます。
　疾患のアウトブレイクは，ほぼ常に，社会にセンセーションを巻き起こし，例えば，「The Coming Plague」，「The Hot Zone」，「Outbreak」，「The Demon in the Freezer」，「The Andromeda Strain」，「Plague Time」などといった，それを題材とした，誇張，ヒロイズム，実話，創作などを含む，様々な書籍が出版されてきました。しかし，それほど刺激的なものではなくても，新しい病原体が発見されるたびに，世の中には，それに関する様々な情報が飛び交います。こうして，アウトブレイクとそれに伴って生じる報道によって，人々の間に，それに対する新しい行動や対処法が生まれることになり，

したがって新たな「文化」が生まれます。その典型的な事例の1つが、ウガンダのキクウィトKikwitにおけるエボラ出血熱のアウトブレイクです。感染を恐れた住民は、握手の代わりに、肘を付きあわせるようになり、「キクウィト握手Kikwit handshaking」として知られるようになりました(Chiahemen 1995)。2002年に、ある長距離客船で、ノロウイルスNorovirusのアウトブレイクが生じ、524人が激しい下痢症を発症した事件がありましたが、その新聞記事では、船長と乗客が、「キクウィト握手」をしている様子が映されています(Gettleman 2002)。短期間でしたが、肘のタッチが、病原体を移す危険のない挨拶行動として、握手の代わりに用いられるようになったのです。

人類学者は、こうした現象を見たときに、その背後にあるさらに深い意味を探ろうとします。アウトブレイクは、人類学者などの社会科学者にとっては、病気について研究する、ある意味で好機と言えます。なぜなら、事件の発生時点が明確で、人々がそれに反応する様子をリアルタイムで観察することができ、清潔、汚染、社会階層についての偏見や潜在する前提が顕(あらわ)になるからです。災厄に見舞われると、社会は、ケアの提供は誰を優先すべきか、対策はどの病気を優先すべきかといった決断に迫られ、そこに社会の断層が姿を現すことになります。また、同時に、その災厄に対する社会の捉え方も顕となります。例えば、銃に関連する暴力や死亡の増加を、単に犯罪と見るか、「流行」と捉えて公衆衛生的問題と見るかで、問題への対応は大きく異なります。また、1995年のシカゴ熱波では約700人が死亡しましたが、これを、自然災害と見るか、社会問題と見るかで対応は大きく異なります。この熱波は、当初、単なる「自然災害」と扱われていましたが、その後の社会学者の調査によって、犠牲者の多くが、犯罪の多発地域に住む人々で、防犯のために窓を閉ざさざるを得ず、貧困のために、電気を止められ、エアコンもなく、社会的に孤立した人々であったことが明らかとなりました(Klinenberg 2002)。

アウトブレイクに関する人類学的研究は、研究にふさわしい出来事の選択、その出来事に関する情報の収集、集めた情報と人々の認識との比較、アウトブレイクの発生、曝露、健康希求行動、反応、解釈に関するインフォーマントへのインタビュー調査やその他の情報源からの情報収集などのステップで行われます。あらゆる調査で、これらがすべて必要なわけではありませんが、人類学的調査によって、他の研究方法では知り得ない行動の存在(あるいは行動の抑制)を明らかにできることがあります。こうした情報を用いて、原因の特定、また、必要な介入(対策)の開発、介入に対する社会的、文化的反応の分析などが可能となるのです。人類学的調査結果の表現は様々で、本章の冒頭のような対応の不手際に対する批判、ジャーナリズム的記述、流行の調査に用いられた概念や研究方法の詳細な批判的検討などの形態があります。以下に、1991年にラテンアメリカで発生したコレラ流行の人類学的研究をあげますが、この例では、流行調査に用いられた概念や方法論に対する緻密で厳密な記述と考察が行われています。

　この研究は、その当時のコレラ流行の、文化的、社会的、政治的側面、そして、専門家や一般の人々がどのように対応したかを記述・分析したものです。コレラは数多い下

痢性疾患の1つであるため，ここでは，まず，一般論として，「日常的」と見なされる健康事象に対して，人々がどのような医療行動をとり，どのような疫学的影響が生じるかを検討し，次いで，突然現れかつ広範囲に拡大した，このラテンアメリカのコレラ流行について，同じ観点から論じて見たいと思います。そのために，臨床医に馴染みの深い，疾患の「自然史」のモデルを取り上げ，その文化的，社会的文脈を論じる中で，それが決して「自然」なものではないことを示します。その議論から，集団としての人の特性や行動がどのようにアウトブレイクに影響を与え，かつ影響を受けるかというコレラの社会文化的側面が明らかとなっていきます。

Ⅰ．下痢症の蔓延：疫学にとっての意味

　病気の種類は無数にありますが，それに対する症状は，熱，痛み，嘔吐，発疹，痙攣，呼吸困難などと比較的限られ，下痢症は最も一般的な症状の1つです。しかし，下痢の原因には，ウイルス，細菌，寄生虫，ラクトースの吸収障害，免疫不全など様々なものがあり，下痢症といってもその実態は単純ではありません。下痢症については，世界中で様々に民俗的に表現・分類され，それに対する数多くの人類学的研究がなされてきました（例：Kendall 1990, Nichter 1993, Scrimshaw and Hurtado 1988, Weiss 1988）。下痢の色や形状，子どもの年齢，超自然的原因など，土地によって，ケアに携わる人々は，様々な観点から下痢を評価し，分類しています。

　世界中で，下痢症や脱水に苦しむ5歳未満の子どもたちは，毎年250万人にも上ります（Kosek et al. 2003）。下痢症は，ほとんどの場合，短期間で治癒しますが，繰り返し発症することも少なくありません。下痢が重症で長期間にわたる場合には，脱水に陥り，放置すれば驚くほど急速に悪化し，死に至ります。ほとんどの途上国で，下痢症は，幼児や子どもの2, 3番目の死因となっています。下痢症は子どもに多い疾患ですが，それは，離乳して間もない子どもたちが，汚染された食物に曝露され始めるにもかかわらず，まだ十分な免疫力を獲得していないからです。疫学的には，下痢症は，急性と遷延性に分類されます。前者は，24時間以内に3回以上の水様性下痢を生じる病態を指し，後者は，それが14日以上も続く場合を指します。多くの途上国では，下痢症による死亡の半分以上が，遷延性の下痢によるものです（Victora et al. 1993）。

　このように書くと，下痢症の問題は単純な医学的問題であるかのような印象を受けますが，下痢症の診断は，様々な社会的，文化的要因に影響を受けます。下痢症の場合，その診断は，母親の記憶に大きく依存します。なぜなら，ほとんどの患者は自分では症状を説明できない幼児や子どもであり，またほとんど常に，病気になった家族の面倒をみるのは母親だからです。ある研究では，母親は多くの場合，1両日中に起こった下痢については，回数を少し過大に報告する傾向があること，逆に，2, 3日前に起こった下痢については，回数を大幅に過小報告する傾向があることが報告されています（Boerma et al. 1991)。これは，研究にとって重要な情報となります。つまり，下痢に関して正確な情報を得るためには，3日以上以前のことを聞くべきではないこと，また，最近の下痢についても正確に把握するためには，多くの人から情報を集める必要があることを示唆しています。

　医療サービスの利用のパターンも，下痢症の疫学的把握にバイアスをもたらす原因となることがあります。例えば，14日以上続く下痢と疫学的に定義される遷延性の下痢を例にとってみましょう。前述のように，これは多くの国で主要な死因の1つです。しかし，ペルーの研究では，遷延性下痢患者の85％が標準的な治療を受けることができていません。それは，下痢症になった子どもたちは，最初の数日は医療施設で治療を受けますが，その後は遷延性の状態になっても，医療機関に戻ってくることがないからです(Paredes et al. 1992)。この場合，疫学的に捉えられる情報は，実態とは大きくかけ離れたものとなってしまいます。下痢症に関する人類学的研究では，子どもの苦しむ様子に動転し，汚れた家や衣類を洗うのに追われ，高い治療費に悩み，何かよい方法がないかともがく母親の姿が描かれています(Bentley 1992)。続けて治療を受けさせたくても，高い治療費がそれを妨げ，母親は，薬局，伝統的施術師，近隣の人々に助けを求めようとします。その結果，遷延性下痢症は潜在化し，治療の機会が失われてしまうことになるのです。

　医師にとって，急性下痢症の診断は大して難しいことではありませんが，治療はそうではありません。患者や家族は下痢をすぐ止めるように希望しますが，医師は，下痢によって生じる，生命の危険のある脱水症状を回避しようとします。そのため，医師は，世界保健機関が推奨する，水，ナトリウム，糖分，カリウムを成分とする安価な経口補液(oral rehydration solution：ORS)を勧めますが，ORSには，下痢を止める効果はないため，それが不満な親たちは，即効性のある，もっと強力な治療を望みます(Kendall 1990)。そのため，多くの途上国では，医師は，下痢治療のために，ORSよりも，実際には患者の10％にしか必要のない，高価な抗生物質や止痢薬をよく処方することになるのです(Trostle 1996)。つまり，下痢症の場合，下痢症による乳幼児死亡のほとんどは，ORSによって十分予防できるにもかかわらず，途上国では，下痢自体を止めるために，積極的で高価な治療が必要だと，医師も患者側も考える傾向が強いということです。この矛盾については，第6章で詳しく論じますが，ここでは，途上国の現場では，国際的に推奨されているORSには，実は，医師や患者・家族の希望(抗生物質や止痢薬の投与)に反する，症状改善に役立たない治療だと思われる側面があることを指摘しておきたいと思います。この意味で，医師も患者も，その判断は，下痢症というこの疾患の不快な特徴に強い影響を受けているわけです。

　下痢症は，それぞれの文化で非常に多くのカテゴリーに分類され，様々なタイプの治療が行われてきました。したがって，疫学的に，下痢症の存在率(有病率)prevalenceと発生率incidenceを正確に見積もるためには，こうした民俗的分類を考慮する必要があり，さもなければ，実際の罹病者のかなりの部分を見逃してしまうことになってしま

います(Nations 1986)。下痢を，発育の過程に伴う正常な徴候と捉える地域すらあります。例えば，いわゆる「乳歯下痢 teething diarrhea」は，乳歯の生え始めと下痢を結びつけた言葉で，下痢症がしばしばその時期の子どもに多発することに由来するものです(Ene-Obong et al. 2000)。親たちは，下痢症を，(歯の生え始めに伴う)離乳食への切り替えや，子どもがはいずり回ることで，感染機会が増えたためだとは考えません。多くの途上国においては，下痢症の医学的概念はまだ一般には理解されていないのです。したがって，国際的な疫学研究において，対象者が，医学的な下痢症の分類を理解しているという前提で調査を行うとすれば，それは大きな過ちを犯すことになります(Nations 1986, Yoder 1995)。下痢症はあまりに一般的な病態であるため，人々がいつも医学的診断や治療を求めるとは限らず，したがって，医療機関を訪れる患者だけに基づいて，存在率や発生率を見積もろうとしても正確な値が得られることはありません。そして，下痢症に対して各地域で使われる用語は，米国においてさえ医学的用語とは異なることが多く(Talley et al. 1994)，疫学的に，下痢症の存在率や発生率を正確に見積もるためには，対象とする地域でそれがどのように定義されているかをよく理解しておく必要があるのです。

II．コレラ：下痢性疾患のいわゆる自然史

　コレラは，ビブリオ・コレラ菌の様々な菌種によって引き起こされる特に重篤な下痢性疾患の1つです。コレラは急性下痢性疾患であり，感染後急速に症状が現れ，短い転帰をとります。コレラの病像を理解するために，疫学者たちは，一般にその経過を「自然史 natural history」で表現しようとします。図5-1に示したモデルは，米国疾病管理予防センター(Centers for Disease Control and Prevention：CDC)の出版物から引用したもので，臨床医や疫学者には馴染み深いものです。線の上に示した矢印は，臨床経過における重要な出来事や転帰を，下の短い縦線は，個人の臨床経過におけるステージを示したものです。感受性のある人が病原体に曝露されると，病理学的なプロセスが始まり(潜在期 subclinical stage)，その後症状が自覚され，臨床診断がなされ(臨床期 clinical stage)，患者は医療を求め，回復，障害，あるいは死という転帰をとります。

　コレラに，この自然史モデルを当てはめてみましょう。感受性の最も高い人は，それまでに，ビブリオ・コレラ菌に曝露されたことがない人々です。また，血液型がO型

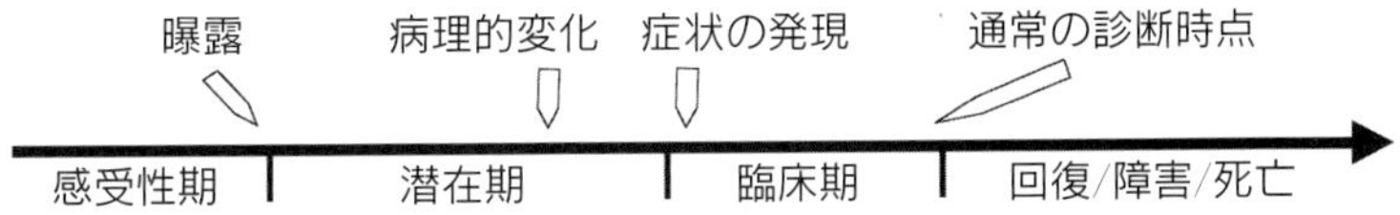

図5-1　疾患の自然史
出典：CDC 1992：43.

の人や栄養不良による低胃酸症の人々も感染しやすいことが知られています(Glass and Black 1992)。コレラ菌の感染経路は，多くの場合，飲料水ですが，食物を通して感染することもあります。コレラ菌が，水や食物を通して摂取されると，コレラ菌は小腸壁に付着して，そこで毒素を分泌します。そして，毒素は，小腸壁から水分と電解質を急速にかつ大量に分泌させ，それが下痢となって体外に排泄されるのです(Rabbani and Greenough 1992)。これが，コレラ菌によって下痢が生じる医学的メカニズムです。

臨床的あるいは疫学的研究によれば，コレラ菌に感染した人々のうち，30～50％が無症状であることが知られています(Swerdlow et al. 1994, Tacket et al. 1995)。発症した人に最も顕著な症状が，下痢や嘔吐による体液の喪失で，大抵は，軽度から中等度の症状にとどまりますが，約10％の症例では，体液の喪失が続き，症状が重篤化してしまいます。この大量の体液喪失によって，目は落ち窪み，肌は熱を帯び，乾燥し，弾力性を失い，意識も朦朧となり，失われた体液が外部から補給されなければ，数日のうちに，非常に重篤な症例では24時間以内に，患者は死に至ります(Rabbani and Greenough 1992)。

コレラの治療には，経口補液が行われ，重症の場合には，点滴による補液と抗生物質投与が行われます。補液が成功すれば，24時間以内に完全な回復を期待できますが，菌自体はまだ体内に残っているため，大量の菌を含む下痢が排泄されます。そのため，患者のいる家の下水管，簡易トイレ，汚水を介して，稀には，汚染された糞尿に直接接することによって(例：病人の寝具の交換や死体の処置)，さらに感染は拡大していくのです。コレラの流行時には，葬式，あるいは祝宴なども，しばしば飲食を介する2次感染の舞台となります。

一度コレラに感染すると，一般には，その菌種に対する免疫を獲得します。このため，大人は以前の感染で免疫を獲得していることが多く，流行は大人よりも子どもに生じますが，新しい菌種であれば，大人にも流行し，大人が罹患すると症状が極めて重篤化する傾向があります。

こうした「自然史」は，実際には，非常に多くの文化的，社会的要因の影響を受けます。栄養状態や貧困は，感受性に影響を与え，職業，食事，水，行動様式，居住環境などは，病原体への曝露に影響を与えます。臨床症状が現れると，様々な名称がつけられ，解釈され，症状の程度に応じて，人々の注目を集めることになります。そして，それぞれの社会文化に応じて，様々な人々(近隣の人々，長老，伝統的施術師，医師)がその診断や支援に当たります。患者の中で，疫学的サーベイランスで認識され，症例として数えられるのは，ごく一部に過ぎません。属する社会層によって，人々がアクセスできる保健医療サービスのタイプや受けられるケアの水準は様々であり，病気を治癒できるものもあれば，逆に悪化させるだけのものもあります。こうした社会文化的な条件によって，疾患の「自然史」は，影響を受けるわけです。

図5-1は，「個人」における病気の自然史を示したものです。これを示したのは，その経過に，いかに社会文化的要因が影響を与えるかを示すことにありました。あまり知

られていませんが，「集団」レベルでの自然史に相当する概念として，疾患の「社会文化史 sociocultural history」と呼ばれるものがあります。19世紀後半から20世紀の初めにかけて活躍した，社会学者エミール・デュルケム Emile Durkheim は，社会システムを，単なる個人的事象の集合としてではなく，全体として捉え，分析するべきだと述べています。そこで，コレラについても，「集団」の視点から，その経過を捉えてみることにしましょう。

III．ラテンアメリカにおけるコレラ：疾患の社会文化史

　コレラは，世界の各地で流行しており，19世紀初頭から今日に至るまで，7期の世界規模の流行（パンデミック）が観察されています。現在の7期目の流行は，毒力 virulence（重篤な症状を起こす力）の異なる2つの菌種，「古典型」と「エルトール型」によるものです。南アメリカ大陸では，1895年に最後の流行が記録されて以降，流行が途絶えていましたが，1991年の1月に，エルトール型による流行が勃発し，ペルーでの最初の流行から5年の間に，ラテンアメリカ全体で，130万人の患者が発生し，1万1000人が死亡しました（Ackers et al. 1998）。それ以来，コレラは同地域の重要な健康問題となり，現在もエンデミック endemic の状態（流行が一定レベルで持続している状態）にあります。コレラは致死的で感染力が強く，多数の死者が出るばかりか，社会的混乱，輸出の減少，旅行者の減少，限られた医療資源の消費など，大きな社会的影響が生じることから，コレラは個人のみならず，政府，国際機関にとっても，大きな脅威となっています。

　コレラは，1817年に，インドで初めて流行が確認されて以来，何度も流行を繰り返し，社会的混乱を引き起こしてきました。疾患には，恐れ，リスク，希望，身体の不具合など様々な意味が伴います。コレラも例外ではありません。コレラは，19世紀初期の大英帝国の主な植民地のすべてで蔓延し，その統治を揺るがすほどの大問題でした（Bewell 1999）。コレラの流行は，大英帝国の人々に，熱帯地域の恐さ，貧困，未知なる脅威の存在を知らしめ，また帝国の危さを示すものとなりました。なぜなら，通商や軍隊の移動自体が，コレラ流行拡大の原因となっていたからです。一方で，コレラが契機となって，「汚い」現地住民とは区別された，統治者用の清潔な居留地が作られるようになりました（Prashad 1994）。つまり，植民地の統治者たちは，コレラなどの流行を防ぐための社会的インフラを整備する代わりに，自分たちだけが安全に暮らせる「衛生的な」別空間を作り上げようとしたのです（同上）。

　コレラは，意味と隠喩に満ちており，人類学的に興味の尽きることのない対象です（例：Joralemon 1998, Briggs and Mantini-Briggs 2003）。コレラは，生物学的現象，社会崩壊の症状，貧困者に対する「陰謀」など，様々な角度から分析することができます（Joralemon 1998：33）。コレラを隠喩であると同時に感染症であると解釈すると，社会の

投影としての疾患の側面が浮かび上がってきます。また，次節で説明するように，コレラは，患者への責任転嫁，社会批判の契機，アイデンティティの回復，環境の改善など，様々に「利用」することができます。

　コレラ流行では，社会資源がどのように分配されているかも顕（あらわ）となります。20世紀にラテンアメリカで流行が再興したとき，流行は都会の貧困地域や差別された人々の間に広がり，資源の著しい偏在や近代化の限界を人々に思い知らせるものとなりました。図5-2は，1883年のニューヨーク市のコレラ流行を描いたライフ誌の挿絵で，

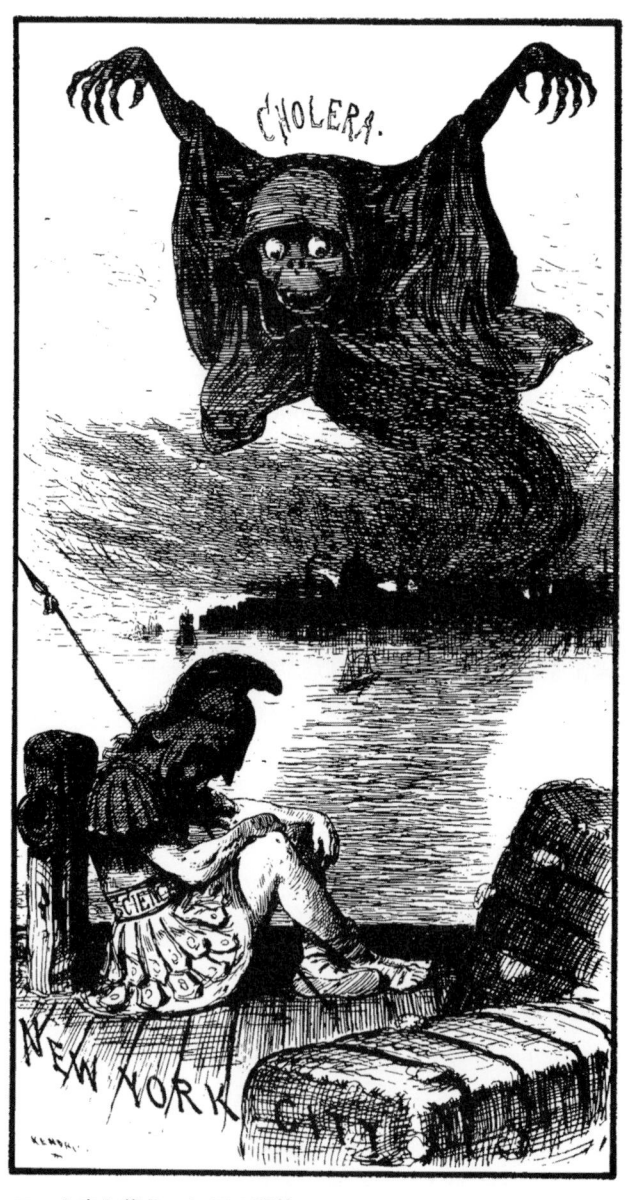

図5-2　ニューヨーク市を襲うコレラの恐怖
出典：Life Magazine, 1883.

兵士(注：保健医療体制の比喩)が船着場で眠りこける中で，海の向こうのロンドンから大きな脅威(コレラ流行)が迫っていることを示したものですが，この流行でも，犠牲者は，都会の貧困地域や差別された人々に集中しました。

　図5-3は，疾患を集団として見た場合の「社会文化史」モデルで，線上の矢印は，社会文化的経過における重要な出来事や転帰を，下の短い縦線は，集団における社会文化的経過のステージを示したものです。このモデルを，コレラの社会文化史に当てはめてみましょう。

　このモデルでは，環境がどのように人々の病気に対する感受性に影響するかを考慮する必要があります。水道システムが十分に塩素消毒された衛生的な環境では，コレラ菌は殺菌されるため，流行が拡大することはありません。逆に，水道システムが老朽化して，上水が下水によって汚染されているような環境では，コレラは拡大します。これが，19世紀半ばに米国南部でコレラ流行が頻発した理由であり，下水が通りに溢れ出て，亀裂の入った土中のパイプから菌が上水道に入り込んだことによるものでした。

　病原体に曝露されるリスクは，人によって異なります。生活習慣が不健康な人であっても，環境が衛生的であれば，コレラ菌に曝露されることはなく，逆にいかに生活習慣が健康な人でも，住んでいる環境が不衛生であれば，感染することがあります。これが，図5-3における，「個人的/社会的リスク」の段階です。リスクは，「個人的」なものです。なぜなら，個人の行動に強く左右されるからです。たとえ環境が劣悪であっても，水を塩素消毒すれば，自らリスクを減らすことができます。また，治療を受けるかどうかの決断にも個人的な側面があります。しかし，リスクは同時に「社会的」なものでもあります。なぜなら，社会的に周辺化され，非衛生的な環境での生活を余儀なくされている人々では，病気に罹患するリスクは高く，適切な医療サービスを受けられる機会も限られてしまうからです。

　流行とは，病気の発生が，通常の(許容範囲の)頻度を超えた状態のことを言います。しかし，政府は，通常，流行が危機的状態に陥るまで何もしようとはせず，危機的状態に陥ってさえ，なかなかそれを認めようとしません。そして，対策は，「社会的に重要」と見なされる人々に対する対策が優先されます。例えば，米国の1930〜40年代の小児麻痺の流行や，2001年の炭疽菌テロの初期対応がそのよい例です。後者では，炭疽菌を含んだ手紙を受け取った国会議員たちがまず，予防的治療や除染を受け，手紙を触った郵便職員への対応は後回しにされてしまいました。流行は，社会の中で，このように無視され，忘れられ，差別される人々の中で拡がり始め，やがて，危機的な状態を迎え

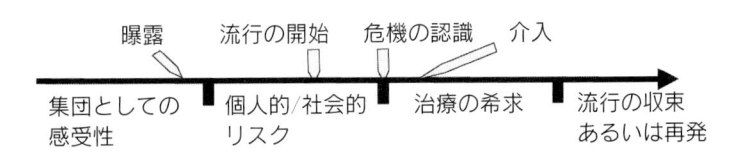

図5-3 疾患の社会文化史

ることになるのです。これは HIV でも同じです。米国では，HIV は，サンフランシスコの男性同性愛者の間で拡がり，また多くの途上国が，現在もなお大きな流行に見舞われ続けています(Farmer 1999)。

　流行が危機的状態に陥った時点で，ようやく組織的な対応がなされるようになり，その原因を低減，もしくは除去するための特別な対策が行われるようになります。ラテンアメリカ諸国におけるコレラ流行の例では，水の塩素消毒，手洗いに関する教育的キャンペーン，露店での調理の規制強化，上下水道の補修などの対策が行われました。

　人々は，対策に効果がなく多くの死亡者が出る事態となると，為政者の無能を非難し，対策が効を奏すれば，賞賛します。1991 年に始まったペルーのコレラ流行では，対策が失敗して，事態が危機的なレベルに達したため，人々は，政府の無能を強く非難し，保健省では次々と大臣が辞任する事態となりました。これに対し，メキシコでは，流行は比較的穏やかで，しかも，保健大臣がコレラ対策を中心課題と位置づけて積極的な対策を展開したため，死亡者は少なく，行政への不満が高まることはありませんでした。

　ある作家は，流行によって生じる事態を劇の 4 幕になぞらえて次のように表現しています。第 1 幕：流行の実態が次第に明らかになっていく，第 2 幕：(当局が)弁明を協議する，第 3 幕：危機感が高まりアクションを起こす，第 4 幕：事実を隠蔽しようとする(Lindenbaum 2001：367，Rosenberg 1992 より引用)。

　以下，ラテンアメリカのコレラ流行に対する人類学的理解を，次の 3 つのポイントについて見ていくことにしましょう。(1)何がラテンアメリカ諸国におけるコレラ再興の土壌となったのか，(2)コレラ流行の原因についてどのような説明がなされたか，(3)コレラ流行はどういう意味において社会の表現となっているか。

A. 社会的感受性の高まり：なぜコレラは再興したか？

　ラテンアメリカにおけるコレラ流行の再興の原因については，他の流行国，恐らくはバングラデシュ，あるいは中国に立ち寄った貨物船の汚水タンクから漏れ出た汚水によるものとの推測もなされました。その正否は明らかではありませんが，ここには病気はオリエントからやって来る「外部からの侵略者」とする古くからの考え方の名残を見てとることができます。しかし，原因は何であれ，疑いのない事実は，ペルー沖のプランクトンがコレラ菌に汚染され，水温の上昇によって，強く増殖したことによるということです。水温の上昇については，気候温暖化(Epstein 1992)，あるいはエルニーニョ海流の変化が，その原因として推測されています。プランクトンを食べた魚，軟体動物，甲殻類などにコレラ菌が感染し，それがペルーやエクアドルの漁港に水揚げされ，それを食べた人間が感染したと考えられます。米国でも，コレラは，メキシコ湾の海上石油採掘基地の労働者の間で，過去数十年の間，定期的に流行しましたが，ラテンアメリカ諸国のように本土に流行がもたらされることはありませんでした(少なくとも 20 世紀までは)。つまり，ラテンアメリカ諸国においては，社会的インフラの不備が，コレラ流

行の背景になったということ，言い換えれば，これらの国々では，コレラに対する社会生態的感受性 ecological susceptibility が高まっていたということです。

人間が作り出す環境には，下痢性疾患が流行しやすい環境もあれば，流行しにくい環境もあります。急速な都市化，人口過密，水道システムの不備，不衛生な生活環境といった環境要因があれば，飲み水や食物の糞便汚染が生じやすく，そのため，下痢症の原因となるウイルスや細菌がはびこりやすくなります(Levine and Levine 1994)。逆に，住居環境がよく，人口が過密ではなく，水道システムも整備され，生活環境も衛生的なところでは，食品産業や輸送業が発達し，集中的な食品生産や広域への配送が可能なことに伴って，下痢症の分散的な集団発生が起こる可能性があります。Levine ら(1994)は，それぞれを，「途上国型」，「先進国型」の社会生態と分類していますが，国境付近では，両タイプが混在していることがあり，また国家間はもちろん，同じ国の内部でもこれらのタイプが共存することがあります。途上国にも，都会地域があり，そこには，先進国型の社会生態が存在し，逆に先進国の中にも，途上国型の社会生態が存在するところがあります。

コレラ流行が始まったころ，多くのラテンアメリカ諸国の社会にはコレラ菌が溢れていました。特に，1990年代初期のペルーとエクアドルの状況は深刻で，例えば，420の水道システムの整備を目的とし，550万ドルを投じたペルーにおける米国の開発プロジェクトでは，1985年末までに整備されていたプラントは10に過ぎず，1983年までに建設が始められていたものもわずか20という有様でした(USGAO 1983)。これは，ペルー政府がゲリラ(センデロルミノソ)との紛争に巻き込まれて，経済が破綻し，インフラの整備を怠ったからです。ある評論家は次のように述べています。「1991年初めに，ペルーがコレラの流行に見舞われたのは，長く続いたインフレによって，ライフラインの整備が遅れたことと関係がある」(Gall 1993：11)。ペルーは，1年で物価が7650％も上昇するという激しいインフレに見舞われ，このために国民総生産(GDP)や1人当たりの国民所得が減少し，スラム人口が増加する一方で，公衆衛生予算は半減，利用可能な水道設備も減少するという事態が生じていたのです(Gotuzzo et al. 1994)。

ペルー北部と国境を接するエクアドルでは，石油による歳入が減少し，国際通貨基金による構造調整プログラム structural adjustment program(SAP)が始まっていました。新規事業は認められないか，認められてもわずかであり，既存の事業も予算が縮小されていました。他のラテンアメリカ諸国でも事情は同じで，多くの都市で，既存の上下水道システムが崩壊の危機に瀕し，また，保健医療システムや公衆衛生的サーベイランス・管理体制が，機能不全に陥っていました。

B. 個人的，社会的リスクの状況

1. リスクの指標

たとえ，ペルーのリマの人々がコレラ流行の感受性の高い環境に暮らしているとして

も，流行に見舞われるかどうかは，生活状況如何によります。リマ市の中心部には富裕な地域がありますが，急速な都市化の進行によって，その周辺部には，プエブロ・ホーベン pueblos jóvenes (young town) と呼ばれる，何百という家族の不法占拠によるスラム街が形成されています。岩と砂だけの土地の上に，ベニヤ板や廃材によるバラックが立てられて，砂漠の上に突然，集落が誕生したのです。こうしたスラムには，最初，水道管も下水道も，電気もありませんが，やがて盗電で電気が引かれ，水はタンク車から買うことになりますが，その水が汚染されていれば，地域の多くの人々が，一斉にコレラ菌に曝露されてしまうのです。

こうした集落のコレラ流行への感受性は，社会的要因と個人的要因の両方で規定されます。大多数の住民は汚染された水に曝露されますが，中には，水を煮沸したり塩素消毒したりして，感染リスクを減らそうと努力する人々もいます。前者は社会的要因で，後者は個人的要因です。しかし，疫学では，感染を，個人レベルのモデルで説明しようとする傾向があります。こうしたモデルは，個人的で行動学的であり，感染連鎖における社会的，政治的要因の重要性に対する認識が欠落することが少なくありません。

表5-1は，ペルーにおけるコレラ流行の最初の数年間に，米国の疾病管理予防センター（CDC）の研究者たちが，感染経路についてまとめた結果を示したものです。これらの感染経路は，公共の無消毒の水道水を除けば，「個人的」なものであり，適切な「行動」（例：食品の加熱，露天商からの飲食物の購入を避ける）によって，感染を防ぐことができるものばかりです。

しかし，実は，この調査をまとめた米国CDCの研究者は同時に，「極端な貧困を引き起こしている社会経済システム」こそが，ペルーの3大流行要因のうち最大の要因であると述べています（注：それ以外は，O型の血液型の頻度が高いこと，エルニーニョによる海水温の上昇）。(Gotuzzo et al. 1994：185)。コレラの犠牲となるのは，主として貧困者であり，安全な飲み水を確保できないことがその主な原因です。これは，誰でも知っている事実ですが，ラテンアメリカ諸国の流行の初期には，貧困との関連が研究されることはあまりありませんでした。CDCのファクトシートが，「途上国の貧困者」がコレラの高リスク層であること，また，コレラ流行が，貧困と基本的な衛生条件の欠如の指標であることを指摘したのは，流行開始から10年も経ってからのことでした（CDC 2003）。しかし，こうした表現にも，貧困を既定の事実，「変えられないもの」とする考え方が前提にあり，結局，短期的対策を正当化する論理へとつながって行きます。コレラは貧困の指標であると述べることは，コレラ予防には貧困対策が必要であると述べることとは違うのです。

どういう原因仮説を前提とするかによって，対策も異なります。ラテンアメリカ諸国のコレラ流行の場合，表5-1に示したように，個人的行動がコレラ流行の主な原因とされたため，流行のピーク時からその後の時期においても，環境改善や貧困問題といった根本的な対策ではなく，行動変容を促すための，個人に対する教育，つまり住民個人による個人行動の変容が対策の中心とされました。そのため，保健省は，医師に対する

表 5-1 ラテンアメリカ諸国におけるコレラ流行の感染経路：1991〜1993年に行われた8つの疫学研究の要約

感染経路	ペルー(Trujillo)	ペルー(Piura)	ペルー(Iquitos)	エクアドル(Guayaquil)	エルサルバドル(農村部)	ボリビア(農村部)	ブラジル(農村部)	グァテマラ(グァテマラ市)
水系感染								
公共水道	+	+						
地表水			+	+	+	+	+	
水桶に手を入れる	+	+						
食品感染								
露天販売の食品		+						+
露天販売の飲料		+		+				+
露天販売の水		+						+
残飯			+					
果物/野菜			+					+
魚介類				+				
非加熱				+	+			
加熱								

出典：Tauxe et al. 1995：143.

コレラ治療の研修に資金を費やし，外国からの援助は物品(抗生物質，静注電解質補液，検査用品)や，行動変容のための教育・研修に費やされました。

　私は，1991〜95年の間にほぼ毎年ペルーを訪れ，エクアドルには，1992年に，同国の研究者による，コレラと下痢性疾患の実践的研究に関する申請書の作成を支援するために，家族と共に，半年住んだことがあります。コレラが流行していたその当時，キト(エクアドルの首都)には，街中に「コレラと愛の手洗い」という劇の看板が溢れていました。これは，コレラが流行する直前の1985年に，ガブリエル・ホセ・ガルシア・マルケス Gabriel José García Márquez が出版した「コレラと愛(Love in the Time of Cholera)」という人気小説のタイトルをもじって作られたものでした。このキャンペーンスローガンに象徴されるように，政府は，上水道の整備によって社会的リスクを減らす対策の代わりに，手洗いという個人的行動を対策の中心に据えたのです。この対策には，人々の恐怖を鎮め，当面の死亡率を減らすという目的もありましたが，政府への批判をかわすという政治的意図も込められていました。

　焦点を，個人的行動ではなく，制度的問題に向けさせるためには，どのようなデータ分析が必要なのでしょうか？ エクアドルの疫学者グループは，コレラ流行の原因は，個人的行動ではなく，明らかに貧困によるものだと結論しています(例：Breilh 1994)。彼らは，エクアドルのすべての自治体から集めたデータを用いて，各自治体について「劣度指数 deterioration index」を算出し，コレラの頻度と自治体の劣度指数の間に有意の相関があることを示しました。この研究では，人々の行動とコレラ感染との関連も分析されていますが，それ以上に，コレラを社会的，文化的プロセスの結果と捉えているわけです。こうした，経済的，政治的要因を，疫学の基本的な構成要素と見なすアプローチは，米国では，「保健の政治経済学」，「批判的医療人類学」(Baer et al. 1997, Farmer 1993)と呼ばれていますが，ラテンアメリカ諸国では，これは，社会医学の一環と見なされています(Morgan 1998)。

　社会学者で政治経済学者でもある John McKinlay は，疾患に対する臨床的アプローチと集団的アプローチの違いを以下のような有名な比喩で表しています。「上流から次々と人々が流れてきて溺れようとしていた。河岸にいた保健医療専門家のグループがそれに気が付き，その中の医師はすぐに川に飛び込んで，1人ひとり救助しようとしたが，公衆衛生学者は，どこかに走り去ろうとした。それを見た医師たちが，"君たちは，溺れている人たちを見殺しにするのか！"と叫んだところ，公衆衛生学者は，"私たちは上流に行って，人々を水の中に追い込んでいる連中を見つけ止めさせてくる"とやり返した」。上述した，Breilh を始めとするラテンアメリカ諸国の疫学者たちは，患者1人ひとりに対応する対策よりも，コレラ流行の上流にある原因に注意を向けるように主張していることになります。

2. 致死率の記述と利用

　コレラに関して言えば，疫学的な指標から，その国の制度の実態を推し量ることがで

きます。現代は，交通が発達・高速化し，抗生物質や電解質補液も容易に入手できる時代であり，患者の死亡率(致死率 case fatality rate)が1%を超えることは，その国の保健医療システムに何らかの問題，例えば，患者が医療機関を受診するのが遅すぎる，保健医療従事者のコレラ治療の知識・技術が不十分，治療に必要な資材が不足している，などの問題があることを意味します(Global Task Force on Cholera Control 1993)。表5-2は，コレラ流行の開始から，1995年までに，累積1万人を超えるコレラ患者が発生した国々における公式の累積致死率を示したものですが，エルサルバドルの0.45%から，ニカラグアの2.33%に至るまで，幅広く分布していることが分かります。死亡数を計測するという行為は，科学的な活動というだけではなく，政治性も伴います。なぜなら，致死率が高ければ，政治的な不手際を批判される恐れがあるからです。このため，次節で解説するように，政府統計には常に，過小評価の傾向が伴うことになります。

3. ベネズエラにおけるコレラ死亡の計測

　ベネズエラのコレラ流行では，死亡率の計測に対して政治的圧力が加えられた事実があります。米国の人類学者である Charles Briggs とベネズエラの医師である Clara Mantini-Briggs は，1994〜1995年にかけての15カ月間に，ベネズエラの海岸地域でコレラに関する調査を行いました。Briggs らには，東ベネズエラのオリノコデルタ地帯における，ほぼ10年にわたるフィールドワークの経験もありました。1992年のコレラ流行のとき，Mantini-Briggs は，医師および農漁村地帯と先住民の保健プログラムの責任者として，政府に雇われていました。

　Briggs らは，デルタ地帯にあるすべての大集落と多くの小集落を訪れ，そこの長たちから，1992〜1993年にかけてコレラの症状で死亡した例について，詳細な情報を集めました。そして，その調査に基づいて，彼らは，その地帯の総人口約4万人のうち，約500人がコレラで死亡したと推定しました。犠牲となった人々のほとんどは，政府が先住民に分類するワラオ族 Warao の人々でした(注：ワラオ族については，Briggs は，「族」と言われるほどには，民族的区別の明確な集団ではないと指摘しています)

表5-2　累積1万人以上のコレラ症例が発生した国々における累積致死率（％）：1991年1月1日～1995年7月15日

エルサルバドル	0.45
ペルー	0.71
ブラジル	1.07
エクアドル	1.14
コロンビア	1.38
グアテマラ	1.39
メキシコ	1.42
ボリビア	1.98
ニカラグア	2.33

出典：Pan American Health Organization 1995.

(Briggs and Mantini-Briggs 2003)。

　コレラが，恐らく貝類などを介して，オリノコデルタ地帯に到達して間もなく，政府によって長く無視され続けてきたその地域に，コレラはまたたく間に広がりました。この地域の多くの住民は栄養不良状態にあり，幼児死亡率は高く，医療サービスは限られ，交通の便も悪いところでした。1年も前からペルーでコレラ流行が始まっていることが知られていたにもかかわらず，ベネズエラ政府は，農漁村部の住民にコレラに関する知識を普及することを怠り，必要な医薬品の供給や，コレラ流行が到達したときに必要な人材の育成もほとんど行っていませんでした(Briggs 1999)。

　Briggsによれば，流行が始まると，政府はあわてて，多くの資材や人材を流行地に派遣しましたが，役人たちは，「政府への非難をかわすために，コレラの犠牲者たちに責任を転嫁する」という態度に終始しました(1999：6)。コレラは，政府やマスコミによって，まるで，ワラオ族固有の民族的問題であるかのように報じられ，それが，主流社会の人々にも発生していることはほとんど報じられませんでした。政府やマスコミは，調理方法や不衛生などの個人的行動や，食物の嗜好や死への宿命観などの文化的特性が病気の原因であるとし，それまで先住民への行政施策を怠ってきたこと，石油価格の低下による経済危機，構造調整プログラム(SAP)による貧困の増大などの影響については，全く触れようとしませんでした。政府は，短期的な対策によって，政治的批判をかわそうとし，保健医療政策やインフラ整備などの長期的対策を行おうとはしなかったのです。

　流行は広く深刻な影響を及ぼし，多くの人々がデルタ地帯から近隣の地域へと逃避し，無力だった伝統的施術師の権威は失墜し，処方薬の自己服薬が増え，ワラオ族の人々に対する差別偏見はさらに強くなって行きました。Briggsは，こうした事実を，住民たちだけではなく，コレラ対策に当たった保健医療従事者も含めた調査から明らかにしていったのです。

　コレラ統計に対する政治的介入は，ベネズエラの場合極めて露骨に行われました。政府は，コレラの致死率が保健医療システムの不全を示すとされる1％を大きく超えると政府批判や権威の失墜を招くと考え，それを回避しようとしました。1992年には，ベネズエラは，汎米保健機構／WHOアメリカ事務局(Pan American Health Organization：PAHO)に対して，2842人の患者と68人の死亡(致死率2.4％)という数値を報告していました。これはかなりの過少報告である可能性があります。なぜなら，Briggsによれば，地元の疫学者や保健行政当局が，デルタ地帯だけでも，1993年1月時までに，1701人の患者と49人の死亡(致死率2.8％)を確認していたにもかかわらず，後にそれを，1992〜1993年について患者数823人，死亡数12人(致死率1.5％)と，変更させられていたからです。地元の疫学者は，確実な症例だけを数えて報告数を減らすようにとの国からの指示を受けていました。Briggsは次のように述べています。「彼らは，検査で感染が確認された症例だけを数えるように指示された。流行が始まった当時，国にはコレラ検査用の検体を処理する検査装置がなく，最も患者の多い農漁村地域には，検体

採取に用いる試験管すらほとんど入手できなかったにもかかわらず」(Briggs 1999：20)。こうした政府の姿勢は，「いったんコレラの存在が検査で確認されたら，その後はすべての患者で検体検査を行う必要はない」(Global Task Force on Cholera Control 1993：37)という国際的ガイドラインに反するものです。

報告を，「確実症例」だけに限ろうとするその姿勢は，コレラ症例のサーベイランスに対する政府の方針を明確に物語っています。しかし，Briggs らによる推定死亡数(約500人)と政府の公式統計による死亡数(12人)との間の違いはあまりにも大きく，一体どのような症例が計測されたのかについて，大きな疑念がつきまといます。Briggs と Mantini-Briggs は，この例以外にも「データ隠し」があったことを報告しています(2003)。

4. コレラ致死率の意味

現在途上国では，富裕層では，がんや心血管疾患が増え，健康問題が先進国化する一方で，貧困層では相変わらず，寄生虫や感染性疾患など途上国に典型的な疾患が蔓延し，貧富の格差に伴う健康格差が拡大しつつあります。地域間で貧富の格差があれば，これは「地域格差」として現れることになります。これを，メキシコの Julio Frenk らは「疫学的分極化 epidemiologic polarization」と呼んでいます(Frenk et al. 1991)。

こうした疫学的分極化は，ラテンアメリカの国々ならどこにでも見ることができます。エクアドルとペルーでは，貧困地域のコレラ致死率は，全国平均の2倍に達したところもあります。例えば，エクアドルの高地にあり，ケチュア語を話す先住民の多い貧困地域である Chimborazo や，南部の貧困地域である Loja では，流行のある時期には，8％にも達する，極めて高い致死率が報告されています。また，ペルー南部の先住民の多い地域である Mariátegui，アマゾン地域にある Nor Oriental del Marañon における致死率は常に高く，全国平均が非常に低いときでも，かなりの高値を示していました。例えば，ペルー保健省の疫学サーベイランス局は，1991年に，地域別のコレラ致死率を発表していますが，首都リマでは0.25％，太平洋沿岸部は0.65％，アマゾン流域やアンデス地域では，それぞれ，3.72％，4.07％にも達していました。患者の3分の2は，人口の多い都会地域で発生していましたが，致死率は都会よりも農漁村部ではるかに高い値を示していたのです(Gotuzzo et al. 1994：188)。政府による保健医療サービスは，都会に偏り，アンデス地域やアマゾン地域ではとりわけ手薄になっています。

コレラの発生率や致死率の地域格差を完全に把握するためには，毎年，多くの観測点でデータを収集しなければなりませんが，それがあれば，例えば，範囲(最大値と最小値)や変動係数など様々な統計分析が可能となり，前述した「疫学的分極化」の程度を知ることができます。そして，発生率や致死率の変化の地域比較ができれば，地域別の対策の優劣を評価することができ，対策の進展によって「分極化」がどう変化するか，対策が行き届かないままの地域が存在しないかどうかなどを知ることができます。また，町や郡など，より小規模な単位で情報を集めることができれば，1つの地域内における違

いを知ることもでき，よりきめ細かな評価が可能となります。

　最後に，ラテンアメリカ諸国におけるコレラ流行のパターンには，国境を越えた類似性があります。したがって，メキシコで行われた32の州におけるコレラの分布の研究(Barroto and Martinez Piedra 2000)や，上述したGotuzzoら(1994年)の研究をラテンアメリカ諸国全体に拡張し，単なる行政区画ではなく，社会的特徴(社会生態，高度，経済レベル，社会資源，識字率など)によって分類し，国を超えて，相互比較することができれば，コレラ流行と対策の実態をより詳細で正確に描き出すことができるようになると思われます。

C. コレラと医療：コレラ流行に対する医療機関や住民の反応

　コレラ流行は，ラテンアメリカ諸国に，深刻な不安と脅威を与えました。コレラによる死亡だけではなく，旅行者や農業輸出の激減による経済的損失も膨大なものであり，1993年の経済学的研究によれば，ペルーが被った経済的損失は，約5億ドルに上ると見積もられています。この推計の半分(2億3300万ドル)は，死亡者における収入の損失によるものですが，1991年の旅行者と輸出の減少による損失は，それぞれ1億4700万ドルと2300万ドルであり，さらに，コレラ患者の治療に，2900万ドルが使われたと見積もられています。一方，コレラに対する海外からの援助は，1991年において1100万ドルに過ぎませんでした(Petrera and Montoya 1993)。

　コレラ流行は，公衆衛生上の大問題であったにもかかわらず，この研究によれば，ペルーにおいて都会の衛生改善に費やされた予算は，1991年には，わずか76万8000ドル増えたに過ぎませんでした。この当時，汎米保健機構/WHOアメリカ事務局(PAHO)は，衛生的な上水道の整備に要する費用は，ラテンアメリカ全体で40億ドル以上と見積もっていました。これに対しては，非現実的な数値であるとの批判もありましたが，ラテンアメリカ諸国は，1992年には193億ドル，1993年には，219億ドルもの予算を軍事費に費やしていたのです(SIPRI 2002)。また，1995年には，エクアドルとペルーの間で国境紛争があり，最終的な費用は公表されていませんが，両国とも何億ドルもの軍事費を費やしたと推定されています。

　では，医療機関や医療従事者は，流行にどのように対応したのでしょうか。当時のラテンアメリカにおいて，コレラは，100年近くも流行のなかった過去の病気であり，保健医療従事者たちは，患者を見たこともなく，また見ることになろうとは夢にも思っていませんでした。そのため，流行が始まったとき，医師たちは感染を恐れて，必要もない手袋，外科用マスクを付け，手術着を着て治療に当たるあり様でした。私は，流行初期に，エクアドルとペルーの政府に技術援助を行う機会があり，1日1000例ものコレラ患者の治療に当たっている，バングラデシュの国際下痢症研究センター International Centre for Diarrhoeal Disease Research のコレラ専門家の招聘に関わったことがあります。バングラデシュの医師たちは，エクアドルとペルーの医療従事者たちの間で不安

感が強いことを知り，彼らを啓発し安心させるために，数多くのセミナーを開催しました。彼らが来た最初のころは，マスクも手袋もつけずに治療を始めたのを見て，ちょっとした混乱さえ生じました。

　流行の初期には，人命救助が最優先の課題となりますが，それが過ぎれば，ケアに要する費用や質が問題となります。ラテンアメリカ諸国でも，治療によって多くの命が救われたことは疑いのない事実ですが，当初は，ほとんどの医療機関において，コレラ患者に対するケアは，全く不適切なものでした。コレラの専門家によれば，初期対応として，コレラ患者を入院させることは，まずありません。本章の初めに述べたように，静注補液を要するような重症の患者は，約10%に過ぎず，それ以外の患者は，治療後数時間で帰宅させるか，経口補液を処方するだけで十分です。エクアドルにおける研究（Hermida et al. 1994）では，入院したコレラ患者の半数は，救急外来対応だけで十分なはずだったこと，また，静注補液が必要な患者は10%程度であったにもかかわらず，3分の1以上の患者で静注補液が行われたことが明らかにされています。また他の研究では，病院での標本調査の結果，コレラ治療に要した費用が，45%の症例でWHOの標準額を超えていたこと，その超過の原因の大部分は，不要な入院，静注補液や抗生物質の過剰投与，不必要な臨床検査や診察によることが示されています（Creamer et al. 1999）。エクアドルに限らず，経口補液の処方だけで帰宅させられた患者は，「水に混ぜるだけの粉の包み」しかもらえなかったと不満を抱き，他の患者が受けているようなもっと医学的で強力な（したがって高価で時間のかかる）治療を望む傾向があります。

　コレラは，一方で，医療にいわば「焼け太り」効果をもたらしました。例えば，あるラテンアメリカの国の下痢性疾患対策プログラムの責任者は，自嘲気味に，「コレラのお陰ですよ」と私に語りました。それは，コレラ流行の「お陰」で，彼のプログラムや彼の保健省内での活動が一躍脚光を浴びることになり，社会的にも注目され，財政的にも優先されるようになったからです。また，空ベッドが埋まって病床占有率が上がり，その後の予算申請上有利となり，暇だった臨床検査室が，活気づくことになったからです。ペルーの歴史家は，「コレラ流行は，病院の再整備につながった」と述べています（Cueto 1997：198）。病院の管理者たちも，コレラは脅威ではあったが，機会ももたらしたと述べています。ある病院長は私に，病院では安全が保障されるため，患者の入院は望ましいことだと語りました。患者に経口補液だけを処方して，暗くて危険な街路を帰宅させるよりも，補液した患者を一晩入院させる方がよいと言うのです。患者もまた入院を希望します。それは，欠勤は，退院証明書や，病状に関する何らかの証明書がないと認められないからです。Cuetoが指摘したように，「コレラ流行は，人々に医療について新たな期待を抱かせることになった。ペルーでは，無料の医療サービスはもう長年行われていなかったが，コレラ流行によって事情は一変し，人々は，医療機関に無料の医療サービスを要求するようになった」（Cueto 1997：201）。こうした，予算上の動機，欠勤の正当化，経口補液への不信などによって，安価な外来治療や経口補液よりも，高価な入院治療や静注補液が行われるようになっていったのです。

D. コレラと隠喩：批判逃れの方便

　ガルシア・マルケスの「コレラと愛 Love in the Time of Cholera」の最後に，年配の恋人同士である Florentino Ariza と Fermina Daza は，船長に，積荷も，乗客もなく，どの港にも立ち寄ることなく，航海を続けるにはどうすればよいかを尋ねたところ，船長は次のように答えています。

　　それができるのは，船にコレラ患者がいるときだけだね。黄色い検疫旗を揚げて，非常事態にあることを示しながら航海するんだ。私には，そういう経験は数回しかないが，昔は，税金逃れのためや，まずい乗客がいるのを隠すため，都合の悪い検閲を免れるために，わざと黄色い旗を掲げたこともよくあったそうだ。結局，皆知っているように，医学的なコレラ流行は終わっても，「コレラの時代」はまだ終わっていないということさ。(1988：342-343)

　ガルシア・マルケスが描いているのは，隠喩 metaphor としての病気の力のことです。病気の隠喩については，がん(1978)やエイズ(1988)を題材にした，スーザン・ソンタグ Susan Sontag の優れた著述があります。人類学者の関心は，政府や個人が病気の隠喩をどのように操作するかということです。上述したように，ベネズエラでは，政府は，自らの無策に対する批判をかわすために，コレラ流行を，一部の貧困層の不衛生が原因であるかのよう見せかけて責任転嫁しようとしました。ブラジルでも，政府の予防キャンペーンは，貧困地域をコレラ危険地区，富裕地域をコレラ安全地区に「色分け」する役割を果たしたことが報告されています(Nations and Monte 1996)。ファベラ favela と呼ばれる貧困地区に住む人々は，そうした政府のコレラキャンペーンに怒り，「コレラをスラムに封じ込め，富裕な地域への拡大を防ごうとする企み」と捉えて，それに強く抵抗しました(同上：1010)。Nations と Monte は，コレラと診断されたときの母親の過剰とも言える反応を次のように記録しています。「コレラなんて嘘っぱちだ！……そんなものあるもんか。誰かのでっちあげなんだ。やつらは何でもでっちあげるんだよ……あんたらは，私を何も知らない間抜けな犬だとでも思っているのか」。保健行政当局による予防キャンペーンは，「コレラとの闘い War Against Cholera」をスローガンとしたもので，否定，怒り，ユーモア，茶化しなどを織り交ぜたものでした(同上：1015)。ファベラの住民たちは，コレラへの闘いを自分たちへの闘いと解釈し，自分たちが，感染源としてばかりか，モラルにも劣る人間として差別されることに強く反発し，怒り，キャンペーンを否定したのです。同じような例は，都会の同性愛者におけるエイズや，薬剤耐性結核菌の問題にも見ることができます。

Ⅳ．結論：コレラは徴候か？

　第2章で述べたように，150年以上も前の1848年に，現在はポーランドの一部であるシレジア地方でチフスの流行が起きたとき，細胞病理学者で進歩的政治家であったルドルフ・ウィルヒョウは，「疾患の流行は，国家的な重大事態が起きていることを示す徴候であり，鈍感な政治家ですらそれを見逃すことはできない」（Virchow 1848[1985]）と記しました。医療人類学の関心は，人々の考えや営みと疾患との相互作用にあります。社会学者のStephen Kunitzは，「疾患は，偶然に社会に生じるのではなく，その社会の示す症状でもある」と述べています（1994：142）。コレラは，流行した社会における，社会的，文化的所産であり，同時に，社会，文化への打撃でもあったわけですが，これは最近の数多くの流行のほんの1例に過ぎません。エイズは，最もよく知られた例の1つで，米国やそれ以外の国々で同じような現象が起きました。米国で最初エイズは，まず「ゲイの病気」，その後，ハイチ人の病気として差別され（Farmer 1993），スローウイルス感染であるニューギニアのクールー病kuruに関しても，役立たずの「悪徳呪術師」が非難されるだけではなく，村から悪霊を追い出そうとする集団ヒステリーのような現象が生じ（Lidenbaum 1979），1990年代におきたインドにおけるペストの流行では，イスラム諸国との貿易において，相当規模の不必要な禁輸措置が取られ，何億ドルもの経済的損失が生じました。また，中国，香港，台湾におけるSARSの流行では，旅行規制が行われ，わずか2カ月間で，何十億ドルもの損失が生じました。このように，流行は，しばしば，貧困層と富裕層，ゲイと非ゲイ，魔術師と病者，ヒンズー教とイスラム教，西と東の間の深刻な対立を生じますが，それ自体が，それぞれの社会文化の表出でもあるのです。

　人類学では，歴史，政治，文化に関する情報を総合的に分析し，その疾患がなぜその時期にその社会（コミュニティ）で流行することになったのかを文脈的に理解しようとします。つまり，その疾患がどのような人々（集団）に集中しているかを検討して，その社会で差別・周辺化されている人々の存在を明らかにし，また，その新たな健康問題に対する政府や保健医療システムの対応を検討して，政府の対策に潜む政治的意図（例：一部の社会階層や民族への責任転嫁）や，保健医療対策の適切性を探究しようとします。また，新しい対策に対する住民の反応を分析し，それによって，その対策の公衆衛生的意義や住民の社会文化的成り立ちについても明らかにしようとします（Lidenbaum 1979, Syme 1974）。こうした探究は，対策の改善に役立ち，また，内情を率直に明示することによって，外部からの批判や支援を喚起することができるという効果もあります。

　最後に，ラテンアメリカ諸国におけるコレラ流行の再興は，何を物語っているのでしょうか。端的に言えば，これは，近年生じた広い意味での社会システムの破綻，つまり，同じ国内，北アメリカと南・中央アメリカの間で急速に拡がった貧富の格差，権力や国

力の格差の拡大を反映するものと思われます。コレラ流行に関する人類学的研究から明らかになったことは,コレラ流行の根底には,文化的な対立の構図がある(作られている)ということでした。すなわち,貧しい者は富める者の,病者は健常者の,そして,苦しんでいる者は楽しんでいる者の脅威であるという構図です。

　同じような構図は,エイズ,肺がん,牛海綿状脳症,SARS など,他の多くの疾患の流行にも当てはまり,これらの疾患に対する人類学的研究によって,人間集団がどのように構成され,階層化され,管理され,維持され,排除されるかが明らかにされてきました。こうした研究は,今後もいっそう推進される必要があります(例：Briggs and Mantini-Briggs 2003, Farmer 1999, Guillemin 1999, Lindenbaum 1979)。

　コレラは,隠喩(象徴的意味)に満ちた疾患であり,ガルシア・マルケスが小説の題材に選んだのもそのためです。コレラは多くの死と脅威を伴い,特定の社会階層の中で拡大する疾患ですが,同時に,人々に,社会矛盾を指し示す機会,アイデンティティを回復する機会,あるいは,環境を改善する機会を与えるという側面もあります。言い換えれば,これらの機会は,疾患の社会的表出の一部であるとも言えるのです。小説「コレラと愛」の主役 Florentino Ariza は,コレラを最終的な超越に至る手段として利用します。小説の最後に,船が偽(にせ)の検疫旗を掲げ,その年老いた恋人たちを載せて沖合いを航海しているときに,船長はこう尋ねます。「どれ位の間,こんな風に行ったり来たりすればいいんでしょうね？」。実は,Florentino Ariza は,53 年 7 カ月と 11 日も前(彼が初めて恋人を見初めた日)に,その答えを用意していました。彼はこう答えます。「永遠に」。

参考文献

Barua D. and W. B. Greenough III, eds. 1992. *Cholera*. New York: Plenum Medical Book Company.

Briggs C. L. and C. Mantini-Briggs. 2003. *Stories in Times of Cholera: The Transnational Circulation of Bacteria and Racial Stigmata in a Venezuelan Epidemic*. Berkeley: University of California Press.

Rosenberg C. E. 1987. *The Cholera Years: The United States in 1832, 1849, and 1866*. Chicago: University of Chicago Press.

Snow J. 1936 [1855]. *Snow on Cholera; Being a Reprint of Two Papers by John Snow*. 2nd. rev. edition. New York: Commonwealth Fund.

6 コミュニティの健康増進における人類学と疫学の共同

> 「あるがままの人々，あるがままの社会から，保健医療プログラムは出発しなければならない」という原則は，国の内外を問わず共通する原則だが，問題は，それをどのように実行するかだ。難しいのは，人々の状況を的確に把握することだ。人々を知るには，人々の生活する場に身を置かねばならない。(Paul 1955：476-477)

I. はじめに

　時差で途上国のホテルで夜遅く目覚めるとき，私はよくテレビをつけます。その時間は，政府の公報番組に当たることが多い時間帯で，栄養失調，エイズ，マラリア，下痢症，その他の多くの健康問題の予防に関する番組が放送されています。こうした健康増進・疾病予防のキャンペーンは，公衆衛生の役割としてその重要性を高めつつありますが，午前3時に放送して一体どれほどの意味があるというのでしょう。これらの番組は，どのように創られ，なぜ，誰も見ないような時間帯に放送されるのでしょうか？

　人の知識，態度，行動，行動の場となる環境を変えるための組織的取り組みのことを，現代の公衆衛生では，「介入intervention」と言います。運動，コンドーム使用，低コレステロール食，集団予防接種などに関するテレビキャンペーンは，疾患の予防に役立つと思われる行動を促進するために行われます。世界エイズデー(12月1日)は，エイズ予防や理解促進のためのキャンペーンであり，喫煙や飲酒を減らすためのキャンペーンは，そうした生活習慣に伴う病気を予防するために行われます。安全性の高い高速道路や自動車などの製品の開発は，事故の少ない物理的環境を創り出すことがその目的です。

　こうしたコミュニティを対象とした公衆衛生的介入に，人類学的方法や理論がもっと取り入れられる必要があります。それには様々な理由がありますが，最も重要なこと

は，例えば，社会的相互作用，社会の階層化，センシティブな問題などについて，コミュニティを熟知することによって，そのコミュニティにふさわしい，より適切な介入のデザインが可能となるからです。本章の冒頭の引用で，Benjamin Paul が，「人々の状況を的確に把握すること」を強調しているのは，正にこのことを意味しています。なお，人類学的分析では，対象のコミュニティのことだけではなく，介入を行う側自身の社会的，文化的立場も明らかとなりますが，それも介入のあり方に重要な示唆を与えてくれます。

公衆衛生的介入は，対象となる問題の改善可能性，その原因に関するエビデンス（あるいは思い込み）などに基づいて行われます。第2章で示したように，疫学者は長い間に，健康に影響を与える生活様式に関する多くの知見を蓄積してきました。公衆衛生学はその歴史の中で，不衛生で有害な廃棄物の除去から，貧困の撲滅，社会的不公正の是正など，健康の有害要因とその解決方法について，様々な知見を明らかにしてきました。そして，リスク測定を主な関心としてきた疫学者も，次第に，そうしたリスク低減のためのプログラムの開発にも関わるようになり，その過程で，リスクに関する知識だけでは，有効な介入をデザインすることはできないことを理解するようになってきました。

コミュニティ規模の介入に関わり始めた疫学者は，それまで経験したことのない困難に直面することになりました。喫煙や食事がそのよい例で，それらが疾患のリスクファクターであることを明らかにすることと，行動変容を導くのに有効な介入をデザインすることの間には，非常に大きなギャップがあったからです。これに対し，人類学者やその他の社会科学者の関心は，リスクにとどまらず，個人行動と集団規範との関係，知識と行動との関係など，行動の置かれた，社会的，文化的文脈の深い理解にあり，コミュニティレベルでの効果的な介入のデザインに重要な貢献をすることができるのです。

この章で紹介する多くの事例は，人類学分野ではなく，公衆衛生分野からとったものです。公衆衛生学は，介入について長い歴史を持っていますが，人類学は逆に，介入を伴わない自然状態での観察に長い歴史を持っています。それは，人類学では，文化間の違いを，変化させるべき現象ではなく，「解釈」すべき現象と見なしてきたからです。人類学者は，対象の文化の意味を探究するように訓練されており，その文化を変えるのではなく，あくまで観察しようとします。人類学にも，社会的，文化的変容を目的とする応用人類学 applied anthropology と呼ばれる分野がありますが，歴史的には，他の学問分野が主導する研究の一部として行われてきたに過ぎません。ごく最近まで，保健分野における人類学の関わりは，プログラムの企画ではなく，あるプログラムが失敗した場合に，その原因の分析を担当するというのが一般的なケースでした。人類学者 Philippe Bourgois は，薬物中毒やエイズの研究で，疫学と人類学（あるいは社会科学）を組み合わせた研究がほとんど行われていないことに疑問を投げかけています（1999, 2002）。したがって，本章では，単に，介入研究における人類学的情報の有用性を示すだけではなく，人類学が，介入設計のプロセスにどのように重要な役割を果たし得るかに重点を置いて解説することとします。

I　はじめに

　公衆衛生分野の研究者が，コミュニティや社会全体に対する介入に関わるようになったのは，ここ数十年のことに過ぎません。それは，がん，心血管疾患，糖尿病などの慢性疾患が，先進国において，新たな健康の脅威になったことにもよりますが，より本質的には，リスクの高い個人に個別的に対応するよりも，集団全体として介入するほうが結局は効果が大きいことが，明らかになってきたからです。

　現在，介入には，4つのタイプ，すなわち，①個人や集団を対象とした教育，②組織の管理運営の改善，③立法や政策，④物理的な環境改善，が区別されるようになっています。②〜④は「構造的介入 structural intervention」と総称され，「健康が生産・再生産される文脈，すなわち，個人，コミュニティ，地域レベルの健康を規定する社会，経済，政治的な環境を改善する介入」と定義されています(Blankenship et al. 2000：S11)。これらの介入は，交通事故死を防ぐための介入を考えれば，容易にイメージすることができます。①は，ドライバーを対象とした飲酒運転の危険に関する教育，②は，車の相乗りや通勤時間の多様化を促進するために就業規則を変更するなど組織的管理運営の工夫，③は，シートベルトの使用を義務化する法律の制定や速度制限の厳格化，飲酒可能年齢の引き上げ，④は，事故を起こす確率や死亡事故に至る危険の少ない車や道路の設計が相当します。

　しかし，こうした努力も，米国では，小型自動車よりも，死亡事故につながりやすい，四輪駆動のワゴン車(SUV)の方が人気があるため，一部相殺されてしまっています。米国民のこうしたSUV嗜好は，どのような社会的，経済的，政治的環境によって形成されたのでしょうか？　それを知るには，広い視野からの考察が必要です。例えば，米国人の伝統的価値観や，大型車の方が安全という信念が影響しているのかどうか，なぜ米国の税法は，大型車ほど原価償却が早いように作られているのか，なぜ車の排気ガス規制が大型車に有利にできているのか，なぜ燃料消費を促すようにガソリン価格が設定されているのか，といったことです。これらが明らかになれば，SUVの売れ行きは，単なる消費者の希望とは言えず，背後に政策的誘導があることが明確になることでしょう。このように「構造的」に考えることによって，疾患や早期死亡などの原因について，より包括的な説明が可能となるのです。

　教育的，管理的，立法的介入は，それが相乗的に新しい文化(規範)の形成につながる場合に最も効果的なものとなります。例えば，米国では，タバコの有害性に関する教育的メッセージだけに頼った禁煙キャンペーンは失敗に終わり，未成年者のタバコ入手を抑制するための自動販売機の数や設置場所に対する規制，未成年者への販売の非合法化，喫煙コーナーの設置，タバコ税の増税，タバコ価格の上昇など様々な社会的規制の導入が行われましたが，さらに，喫煙が，不潔で，格好悪く，不快なものという文化的イメージの確立に成功したとき，一部の社会層に決定的な効果を発揮しました。このように，介入を考える場合には，文化的文脈を考慮することが重要であり，人類学者はこの面において，介入の企画や実施に重要な貢献を行うことができるのです。

A. 教育的介入

　公衆衛生における教育的介入は，一般には，健康行動と知識の関係に関する理論(行動理論)に基づいて行われます。健康行動を導く上で，知識の重要性は言うまでもなく，知識はどのような介入においてもその前提となります。何が健康によいかを知っていればこそ，そうした行動をとることができるのであり，個人的なリスクが自覚されれば，さらに行動の動機は高まります。知識獲得の前提となる識字能力を上げるための教育，特に女子に対する教育によって，様々な健康・福祉関係の指標に影響を与えることはよく知られているところです(World Bank 1999)。しかし，人類学者などの社会科学者は，健康に関する知識が，それ自体で介入効果を持つかどうかについてはかなり懐疑的です(Hahn 1999, Kendall 1989, Paredes et al. 1996)。

　健康や疾患に関する知識の重要性は言うまでもありませんが，行動変容を起こすためには，それだけでは十分ではありません。例えば，大学生は，喫煙の害についての知識はあっても，ニコチン中毒やピアプレッシャーなどの強い影響のために，知識に適った合理的な行動をとることができないことがあります。事実，米国では，大学生における喫煙率は上昇傾向にさえあります(Wechsler et al. 1998)。

　知識には，社会階層の上から下へ，専門家から一般人へという，「トップダウン」の性格があります。このため，人々が専門家の目から見て不健康な行動をとるとき，専門家は人々の無知がそうさせると考えがちです。知識は，適切な行動をもたらすはずだと信じているからです。しかし，人々は，すでにある種の知識(価値観や信念)を有しており，人々はその「知識」に照らして判断し，行動を正当化します。1963年に出版された医療人類学の総説では，「空樽(からだる)の誤謬 fallacy of the empty vessel」と呼ばれる隠喩でこの問題が取り上げられました(Polgar 1963)。ノースカロライナ大学のカッセル John Cassel(第2章参照)の同僚である Stephen Polgar は，人々は，新しい知識を満たされるのを待っている単なる「空樽」ではないと論じました。人々は，常に自分の置かれた環境に適応するために，ある種の知識(価値観や信念)とそれに基づく行動を形成していきます。健康キャンペーンが失敗することが多いのは，人々はすでにある種の知識(価値観や信念)を持っており(＝樽は空ではない)，キャンペーンによる知識がそうした知識と置き換わるほどのインパクトを持たないからです。

　人類学では，「ローカルな知識 local knowledge」に，長く，強い関心を寄せてきました(訳注：「ローカル」とは集団，地域，組織，コミュニティに固有であること)。この「ローカルな知識」という言葉は，知識には様々な定義があり得ることを強調した言葉であり，その体系は，より一般的で支配的な知識や国家や国際的に通用している知識とは食い違う可能性があります。例えば，ローカルな疾患分類や治療は，現代医学と相容れないことが少なくありません。健康に関するローカルな知識は様々であり，健康に関するキャンペーンを実施する場合には，それらを十分に念頭に入れる必要があります。

I　はじめに

　ペルーで行われた，都会の貧しい住民を対象とした水の煮沸に関する啓発キャンペーンは，ローカルな知識への配慮を怠るとどうなるかを示す好例です。このキャンペーンが失敗に終わった原因について，2つの研究が行われています。1つは，人類学者である Edward Wellin によって，1953年に行われたもので，その研究では，人々が煮沸するのは，教育の直接効果も少しはあるものの，それ以外に，清潔とされている行為を否定できない，あるいはアウトリーチワーカーの勧めを断れないという消極的理由によること，煮沸しないのは，それをするだけの時間的余裕がないといった生活上の現実によることが明らかになりました(Wellin 1955：100ff)。Wellin は，次のように述べています。「現場のワーカーは，そのコミュニティの人々の慣習を単に羅列的に知るだけではなく，それらの慣習がどのように相互作用しているのかを理解しなければならない」(1955：100-101)。その約40年後にペルーで行われた学際的研究でも，水の煮沸を妨げる同じようなプロセスの存在が明らかになっています。その研究では，煮沸をしない理由として，そもそも十分な量の水を確保できていない(訳注：煮沸すると量が減る)，煮沸に必要な燃料を買うだけのお金がない，煮沸してもそれを日中保管するための容器がないなどの事情があることが明らかとなりました(Gilman et al. 1993)。この2つの研究は，40年もの年月を隔てた研究ですが，水の煮沸については，大した改善が見られなかったことを示しています。ただ研究するだけでは，事態の改善にはつながらないということです。

　今日の多くの公衆衛生的介入は，農村の母親，思春期の少女，セックスワーカーの顧客などを対象に，水の煮沸，禁煙，コンドーム使用などの行動を促進することを目的に実施されます。こうしたタイプの介入に関わるとき，疫学者は，リスクファクターの正確な同定を特に重視する傾向があります。しかし，コミュニケーション学の専門家で，心疾患を減少させるためのコミュニティ研究に関わった Robert Hornik は，効果的な介入キャンペーンを設計するためには，リスクファクターを知るだけでは不十分であり，「リスクファクターのリスクファクター risk factor for risk factor」を知らなければならないと述べています(Hornik 1990 私信)。例えば，食物中の飽和脂肪酸は心疾患の重要なリスクファクターですが，それだけではなく，人々が飽和脂肪酸を好んで消費する理由(リスクファクターのリスクファクター)を知らなければならないということです。

　下痢性疾患の疫学研究を行えば，不衛生な水が主なリスクファクターであるという結果が得られるに違いありません。しかし，それは，表面的な事実に過ぎず，煮沸普及キャンペーンが成功するためには，人々が，水，容器，時間，燃料などの必要なリソースを有していなければならず，それらの欠如こそが下痢症の根本的な原因(リスクファクターのリスクファクター)なのです。これが，Wellin が指摘していることなのです。したがって，どの行動がリスクファクターであるかということと，その行動が直ちに改善できるかどうかとは別のことだということになります。その行動が他の要因と複雑に絡み合っている場合には，簡単に修正することはできないからです。特に，ローカルな知識が根付いているコミュニティにおける介入設計に当たっては，「リスクファクターのリスク

ファクター」の原則に従い，その形成の背景となっている要因をよく理解しておく必要があります。

　教育的介入は，歴史，政治，環境への配慮なしに行われることが少なくありません。喫煙のように，ピアプレッシャーや中毒状態が存在する場合には，いくら知識があってもそれに沿った行動をとることは難しく，また，水の煮沸の例で見てきたように，貧困で無力な立場に置かれている人々は，健康によい行動をとろうにも，生活上の制約からとることができません。政治的，社会的イデオロギーも環境の形成に重要な役割を持っています。健康は個人の責任（あるいは権利）と長く考えられてきた社会では，適切なものであっても，国家レベルでの規制には様々な抵抗が伴います。薬物を例に取ってみましょう。世界のほとんどの国で，製薬会社が消費者に直接宣伝をすることは強く制限され，それを緩和する動きを否定しています。そうした規制を緩めると，製薬会社が広告で消費者を誘導し，効果も分からないまま，消費者がむやみに新しい高価な薬物を求める傾向を助長する恐れがあるからです。しかし，米国では，多くの勢力が，こうした規制を切り崩そうと圧力をかけています。「自由な選択」，「広告の自由」，「消費者パワー」，「医師の管理」といったレトリックで，処方に対する規制の緩和を煽っているのです。適正な処方に関する教育が，その教育の効果を妨害するような環境の中で行われているということです。

　禁煙キャンペーンに話を戻しましょう。米国の公衆衛生キャンペーンでは，何十年もの間，喫煙が，肺がん，心疾患，脳卒中，流産，先天奇形の原因となることを徹底して周知することに力を注いできました。そうしたキャンペーンは，タバコのパッケージ，新聞，看板などに，義務的で目立たないものですが，今も続けられています。しかし，喫煙は死を招くという知識だけでは，青少年の喫煙を止めることはできません（Romer and Jamieson 2001）。それは，大学生における喫煙率の増加を見ればあまりにも明らかです。レーシングカー，ゴルフ，漫画のキャラクター，試供品，ファッション，看板，スポーツ競技場，映画，ビデオ，雑誌などを利用した，喫煙をクールに見せる広告が世の中に溢れており，それが，喫煙が有害と知りながら，若者が喫煙を始める（あるいは，続ける）雰囲気を創り出しているのです。タバコ会社は，米国の青少年に対する強力な反喫煙キャンペーン（www.americanlegacy.org）に激しく噛み付き，訴訟すら起こしてきました。しかし，前述したように，こうした反タバコキャンペーンが効を奏したのは，それが医学的なリスクを強調したからではなく，山とカウボーイを使った喫煙のクールなイメージを強調する広告に対して，遺体袋や吸殻の溢れた灰皿をモティーフとした，喫煙のダーティイメージを印象付けるカウンターキャンペーンが効果をあげたからです。

　情報や知識を提供するだけでは，行動変容を引き起こすには不十分です。「リスクファクターのリスクファクター」，つまり「究極のリスクファクター」を探り当て，対処しなければなりません。「究極のリスクファクター」とは，リスクファクターが生じる文脈，つまり，人類学者が得意とする意味と認識の世界であり，ここに，人類学的な知識

や素養が介入のデザインに役立つ理由があるのです。行動，リスク認知，行動変容がもたらす利益を人類学的に研究することによって，行動への動機の複雑性や行動変容を阻害もしくは促進する要因を明らかにすることができます。

　教育的介入には，通常，2つのイデオロギーが組み込まれています。1つは，健康を個人の責任とする見方，もう1つは，文化的後進性や不適応の問題と見る見方です。そのため，有害と知りながらその行動を続けている人々を，無知であると非難したり，その文化を劣等なものと見なしたりする傾向が生まれることになるのです。こうした文化の捉え方には多くの問題があります。ハーバード大学の人類学者で医師のポール・ファーマー Paul Farmer は，健康格差を文化の違いと断じることによって，構造的な抑圧の存在や，貧困や不公正の役割が曖昧になり，健康を個人の責任とする傾向が助長されると論じています(1999：47-50)。介入を組織や政治にではなく，個人に向けることは，現状維持を支持するという政治的立場の表明に他ならないのです。

B. 管理運営的介入

　組織の管理運営面から介入が行われることがあります。こうした介入は，病院やクリニックで特によく実施されますが，それ以外の様々な職場や組織でも行われています。このタイプの介入では，職務内容や管理運営方針の改善を通して，行動変容を実現しようとします。医療現場の例では，記録管理の改善，セカンドオピニオンの取り入れ，症例監視の実施，全職員に対する現職研修や生涯学習機会の提供などを目的とした管理運営の改善などがあります。その他，タイで行われた，売春宿のオーナーによるコンドーム使用促進のための管理運営的介入(Hanenberg and Rojanapithayakom 1996)，生徒の栄養摂取や教師による健康教育の学校ぐるみでの取り組み(Downey et al. 1988)，バスの運転手のストレスや欠勤を減らすためのある市の試み(Kompier et al. 2000)，従業員の間での暴力を減らすためのある企業の取り組み(Loomis et al. 2002)などの例があります。

　業務に関連するリスクファクターの研究から，管理運営的介入の必要性が明らかになることがあります。例えば，ある疫学調査で，病院での粉ミルクの提供が，母乳保育普及の阻害要因であることが判明したため，病院に対して，母乳保育促進の協力依頼がなされました。後述する，粉ミルクボイコット運動も追い風となりましたが，加えて，UNICEF と WHO が開始した，「幼児にやさしい baby-friendly」キャンペーンも，病院が，組織として母乳保育を促進する動きを加速し，病院は，母乳保育促進の方針を記した文書を配布し，職員の研修を行い，母親が母乳保育をしやすい施設環境を整備し，母乳保育を推奨していきました。こうした管理運営的介入を行う上では，職員の意欲やインセンティブに関するエスノグラフィックな研究が非常に役に立ちました。中国でも看護師による粉ミルク普及を抑制するための介入が行われましたが，そのチームには人類学者が参加し，観察と自由回答式の質問によって，母親たちが信頼している情報源，粉

ミルクの試供品の果たす役割などを明らかにし，介入の設計に重要な情報を提供しました(例：Gottschang 2000)。

　管理運営的介入は，その名称から明らかなように，職域で行われる介入です。これは，有害要因に対する従業員の曝露を防ぐ必要のある，産業保健や環境保健の分野では特に重要な介入となります。しかし，残念ながら，これまで，人類学者がこの分野で活躍したことはほとんどありません(例外は，Janes and Ames 1992)。しかし，人類学だけではなく，新しい生産管理法(例：総合的品質管理，モデュラー製造)の業務上傷害やストレスに対する影響ついては，疫学もまだ十分な役割を果たしてきたとは言えません(Landsbergis et al. 1999)。

　こうしたタイプの介入は，管理運営方針の変化が，対象とする行動にどのように影響するかについて，事前の詳細な検討なしに行えば，失敗に終わる可能性が高くなります。人類学者のJudith Justiceは，管理運営的介入の失敗例として，ネパールで行われた，農村部への補助助産師派遣プロジェクトについて記載しています(Justice 1999)。この介入は，国際的圧力の高まりに押される形で開始されたもので，政治的，文化的文脈に十分な配慮なく行われたものでした。しかし，派遣された未婚の助産師たちは，農村の人々からの信頼を得ることができず，結局，このプロジェクトは失敗に終わってしまいました。その上，都会で職業的地位の向上と安定を期待していた，若い補助助産師たちの夢を打ち砕くことにもなってしまったのです。

　管理運営的介入は，通常，外部からの圧力や社会の関心を反映して行われます。そして，新たな管理運営方針によって，組織内の個人の役割が規定され，研修，報償制度，慣行化などを通して，実質化されていくことになります。したがって，この種の介入は，社会やその組織の文化的文脈を抜きに考えることはできず，新たな方針は，その組織の文化的変容を醸成するのにふさわしいものであって初めて，真に効果を発揮することができるのです。

C. 立法的介入

　立法的介入の対象は，通常，極めて広汎であり，また，明確な報償(例：免税)と懲罰(例：罰金，懲役)を伴います。例えば，母乳保育を促進するための立法的介入としては，公的空間での母乳授乳を禁じる法律の撤廃，粉ミルクの販売を制限する法律の制定，粉ミルクに対する増税，病院における粉ミルク試供品配布の禁止，両親の産後休暇の延長(注：母乳保育に十分な時間をかけられるようにするため)などの措置が考えられます。立法的介入の実施には，当然のことながら，政治家や官僚の支援が必要であり，その法律の制定や改定にはかなりの時間を要します。

　立法的介入の社会的効果は絶大ですが，行動だけではなく，場所が対象となることもあります。例えば，母乳保育の場合，病院や医師による粉ミルクの提供を禁じる法律の対象は，母親の行動(母乳保育，粉ミルクの使用)自体ではなく，病院という場所がその

主な対象となります。

　立法的介入を研究している社会科学者によれば，こうした立法的介入には，利害の対立するグループ間の争いが伴うと言います。例えば，立法的介入によって，ネッスル社が病院における粉ミルク販売戦略の変更を余儀なくされたのは，消費者運動の高まりがその主な理由でした。1977～1984年にかけて，世界的にネッスル製品ボイコット運動が拡大し，それに訴訟で闘うには，4000万～1億ドルもの資金が必要だったからです（Financial Times, January 27, 1984; Washington Post, January 27, 1984：A1）。

　しかし，立法的介入は，決して完全な介入方法ではありません。なぜなら，タバコや非合法薬物は，法律違反であるにもかかわらず，未成年者の間に広く蔓延しているからです。また，タバコ訴訟の決着に伴って，タバコ会社から支払われる賠償金は，本来，反喫煙キャンペーンの補強に使われるはずでしたが，実際には，政府によって解釈し直されて，保健医療，道路建設，教育といった一般財源として用いられているのです。

D. 環境的介入

　環境的介入とは，環境を物理的に変えることによって行う介入のことを言います。例えば，目的が交通事故死の減少である場合には，環境的介入としては，まず事故に対する車の緩衝能力を高めること，例えば，ブレーキの改善，エアバッグの装着，衝突時の衝撃の吸収能力の向上などが考えられ，また，自動車事故に人が巻き込まれにくいような道路の設計，事故の起こりにくい車線統合のデザイン，対向車線分離などの対策も考えられます。環境的介入は，ある意味で強制的な性格があるため，よくデザインされた介入は，極めて優れた効果をあげることができます。ヨード塩の導入，ミルクへのビタミンD添加はそのよい例です。大規模なものでは，中心水源における塩素添加やフッ素添加があり，水道供給システムに問題がない限り，人々に各家庭で教育を実施するよりも，はるかに高い効果をあげることができます。

　環境的介入は，その強制的で公的な性格から，非常に効果的ではあるものの，常に論議の的となってきました。健康が個人の権利と考えられている社会では，政府による行動規制に対しては，常に懐疑的な人々がいるからです。米国の公衆衛生の歴史において，喫煙，フッ素添加，予防接種，シートベルト着用などの行政的規制が個人の自由の侵害であると主張する市民運動の例は枚挙にいとまがありません。行政による行動規制に対する不快感が，その背景にあると考えられます。一方，デンマーク，ドイツ，日本など，公衆衛生における行政の役割に比較的寛容な国々もあり，そうした国々では，疾患のサーベイランスや環境的介入に対する抵抗は米国ほど強くありません。政府に人の行動を規制する権利があるかどうかの判断には，文化的要素が伴うということです。

　しかし，環境的介入には，もう1つ重要な側面があります。それは，「場所」です。前述したように，疫学では，「場所」の概念化が遅れており，変数として扱われることは多くありません。このため，公衆衛生では，物理的環境が人の行動や人間関係にどの

ような影響を与えるかが,あまり考慮されてきませんでした。例えば,住民相互のコミュニケーションが促進されるように地域設計を行うとか,アルツハイマー病の患者が快適に暮らせるように,介護施設を設計するといったことに疫学はほとんど関与してこなかったのです。

政治的な力が,環境的介入の阻害要因となることもあります。例えば,貧困や不公正が健康に大きな影響を及ぼすことはすでによく知られていますが,資源や富の公平な配分や居住区域の線引きを変えることを目的する介入は,社会工学 social engineering や階級闘争 class warfare と呼ばれ,公衆衛生的政策とは独立した分野となっています。こうしたタイプの介入は,教育的介入とは異なり,裕福な人々や権力を有する人々に制限を課すことになるため,大きな政治的抵抗を伴うことが少なくありません。

E. その他の介入

人類学的見地からは,環境的介入があまり行われないという状況は,大きく見ると,「介入の断片化(訳注:原文はcategorization)」という問題の1つの現れに過ぎません。「断片化」とは,介入が一部のタイプに偏ることを言います。上述したように,介入は4つのタイプに分類することができます。その一部だけに介入を限定する(＝断片化する)と,そこから導かれる結論もまた断片化(限定)される恐れがあり,また,介入をデザインするときに,より本質的な問題(例:価値観や規範,制度)を見失ってしまう恐れがあります。介入は,それが,行動だけではなく,その文脈となる文化を変えられるとき,つまり,新しい価値観や規範を創り出すことができるときに,効果を発揮するのであり,介入を1つのタイプ,例えば,教育的介入だけに限定してしまえば,もはや十分な効果を期待することはできません。

言い換えれば,介入は,断片的ではなく,多くのレベルで同時に行われるときにより高い効果を発揮するということです。これを「複合介入 mixing intervention」と言います。その優れた例として知られるのが,タイで行われたコンドームキャンペーンです。その中心人物である Mechai Viravaidya は,産児調節や HIV 予防の分野で,多くの創造的で効果的な介入を開発・促進したことで知られています。タイに HIV が流行し始めたとき,すでに家族計画の分野で著名な人物であった彼は,その知識と立場を,HIV 予防に生かそうとしました。セックスというセンシティブなトピックを扱う上で彼が取り入れたのはユーモアでした。例えば,彼は自分の団体が経営するレストランを「Cabbages and Condoms」と名付け,レジに,普通ならミントキャンデーを置くところに,コンドームを入れた容器を設置しました。コンドームにまつわるネガティブイメージを払拭するために,彼は,さらに農村部でコンドーム風船大会を開き,そこには地元の年配の名士にも参加してもらうようにしました。また,コンドーム教育のためのテープをタクシー運転手に配り,売春宿に行く客が乗るたびに,車内で流すように依頼しました。「Cops and Rubbers」というプログラムでは,警察官が大晦日に市民にコンドームを配

I　はじめに

布するプログラムを考案しました。こうしたコンドーム普及作戦は成功を収め，コンドームが「Mechai」と，彼の名前で呼ばれるまでになったのです。またタイでは，保健省と警察が連携して，売春宿でのコンドーム使用を義務付ける，「コンドーム100％作戦」と呼ばれる対策が導入され，セックスワークにおけるコンドーム使用の普及に決定的な役割を果たしました(訳注：訳者加筆)。こうした複合した対策により，保守的な対策にとどまっていた周辺国でHIV流行が進行する中で，タイでは，流行抑制に成功するという画期的成果をあげることができたのです。

　4つの介入のタイプ(教育，立法，管理運営，環境)の中から，どれかを選択した(＝断片化した)瞬間に，何が変えられるか，誰が主導権を取るかは自ずと決まってしまいます。ほとんどの介入の前提となっている行動理論は，個人が変容の主体とされ，行動変容を促すために，個人に情報やスキルを提供することが対策の目標となります。しかし，Ronald Frankenberg(1993)は，リスクを個人的問題と見なせば，行動変容の責任はすべて個人が負うことになるが，リスクには様々な側面があり，すべてを個人の責任に帰すことはできないと指摘しています。例えば，医学的リスクファクター(例：血圧，血中脂質)のコントロールは医師や看護師にも責任があり，社会的リスクファクターのコントロールは，政治家や官僚の責任であり，年齢や歴史など個人では変えられないリスクファクターは，介入の対象の選定に役立つ情報という意味で，健康教育を行う人々が適切に扱うべきファクターであると言えます(Frankenberg 1993：230)。リスクを個人の責任に帰す考え方は，新しい介入戦略の創造を妨げるものであり，個人の力だけで持続的な行動変容が可能との幻想を振りまくものでしかありません。

　医療人類学者も，4つの介入のタイプ(教育，立法，管理運営，環境)に関わってきましたが，人類学ではさらに広い視点から介入を考えてきました。例えば，Corbett(2001)は，個人，集団，組織，コミュニティ，社会レベルにおける喫煙に対する介入を，社会生態モデル social ecological model のフレームワークを用いてデザインし，Parker ら(2000)は，社会的・組織的要因と環境要因，特に，経済的開発の遅れや貧困，移動，季節労働，戦争や政治的不安定による社会的崩壊，ジェンダーの不公平，国家や国家間の政策の問題を重視したHIV予防の国際的研究のあり方を提唱しています。構造的介入においても，教育的介入のように，対象の置かれた文脈に対する配慮が必要となりますが，国際的観点から見ると，社会資源の豊かな国と乏しい国で，介入が同じようなやり方で成功するかどうかは疑問があります。

　人類学者の Mary Douglas は，人々が，起こる確率は高いが大した結果を招かない出来事よりも，確率は低いが重大な結果を招く可能性のある出来事の方を心配する傾向について，これまであまり研究がなされて来なかったと指摘しています(Douglas 1992：55-60)。例えば，人は，飛行機事故には神経質になるのに，自動車事故には，ほとんど関心を示さないのはなぜか，エボラ出血熱で数名が死亡したというニュースには震え上がるのに，栄養失調で100万人が死亡したというニュースを聞いてもあまり何も感じないのはなぜかといったことです。

Ⅱ．公衆衛生的介入におけるコミュニティ

A．個人対象の介入と集団対象の介入との違い

　コミュニティレベルの介入を開発する場合に最も重要なことは，介入の対象を，リスクの高い個人とするか，集団全体とするかということです。これを最初に提唱したのは，英国の疫学者ジェフリー・ローズ Geoffrey Rose で，彼は，1985年に，疾患の原因と予防のあり方を，リスクの高い個人とポピュレーション全体で比較考察し，疫学研究では，患者群（もしくは高リスク群）とコントロール群を比較する，ケースコントロール研究やコホート研究が大半を占めていることを明らかにしました。しかし，彼は，こうした研究デザインは，集団の中で曝露に格差があることが前提となっており，例えば，仮に，集団の全員が喫煙者であれば，喫煙が肺がんのリスクであるという結論を導くことはできません。そこで，ローズは，読者に，集団全体がある要因に曝露されているという状況をどう扱えばよいかと問いかけ，その場合には，患者群（高リスク群）とコントロール群の比較ではなく，異なる集団間での比較，同じ集団の経時的比較を行う以外にないと指摘しています。

　実は，介入の発想にも，こうした研究デザインの発想が影を落としており，介入と言えば，高リスク者を対象とすることが当然とされてきました。しかし，ローズは介入には，2つのアプローチ，つまり，ハイリスク戦略 high risk strategy とポピュレーション戦略 population strategy があると言います。前者は，症状や行動のスクリーニングに基づいて，将来疾患に罹るリスクの高い人々を同定し，予防介入を行うもので，対象者も，そのままでは罹患リスクが高いことを知っているために，介入を受け入れる可能性が高いと考えられます。呼吸困難を経験したことがある喫煙者に対する禁煙プログラムや，肥満があり胸部不快感を経験したことがある人々に対する食生活改善プログラムなどがその例です。

　ポピュレーション戦略は，これとは全く違った戦略で，ローズは次のように述べています。「これ（ポピュレーション戦略）は，疾患発生の原因となる要因の集団的平均値を低下させようとする試み，つまり，その要因への曝露を集団全体として，望ましい方向にシフトさせようとする試みである」（Rose 1985：37）。つまり，リスクの高い人々に絞って介入を行うのではなく，環境や行動の社会的規範を変えることによって，リスクファクターへの曝露を集団全体として低下（＝曝露分布を低い方向にシフト）させようとする戦略です。非常に多くの人々において曝露が低下するため，集団全体としてはハイリスク戦略よりも大きな効果を期待できると考えられます。しかも，環境や行動の社会的規範の変化は，長期間続くことが期待され，これは個人対象の介入では期待することができないものです。

　しかし，ポピュレーション戦略は，いわゆる人類学的見地からの介入とは，微妙な，

しかし深い発想の違いがあります。医療人類学では，社会から疎外・差別された人々の疾患リスクを高める社会的・文化的要因を究明するとともに，それらの人々を主な介入の対象としてきた伝統があります。しかし，ローズは，そうした対象を限定する戦略から，ポピュレーション全体として，リスクを下げる戦略に重点を移すように主張したのです。もちろんローズは，ハイリスク戦略とポピュレーション戦略の両者がいずれは必要となることを認めていますが，ポピュレーション戦略の方が，公衆衛生的に効率のよい戦略であると主張しているのです。

こうしたローズの主張に対して，ある人類学者は，「ポピュレーション」という概念自体が曖昧な概念であり，安易に使うべきではないと警告しています。私たちも，「場所」や「人」に基づく境界がいかに曖昧なものかを，第4章で，また，コレラの平均致死率が政治的境界にいかに左右されるかを，第5章で見てきました。人間の「ポピュレーション」において，何が(どこが)境界であるかは必ずしも明確ではなく，曝露に明確な境界があることは稀です。逆に，町や県などの行政的区分の間でも，健康行動の意味や文脈が異なる可能性があり，単純に「ポピュレーション」とひとくくりにできない場合があります。

B. コミュニティの変化がどのように個人に影響するか

コミュニティ全体を対象とした介入を実施することによって，コミュニティレベルの変化がどのように個人の行動に影響するかを知ることができます。Fortmannらは，これについて次のように述べています。「コミュニティに生じた変化をさらに詳細に分析しなければならない。個人の行動に重要な変化をもたらすことは確かなように思われるが，我々はその意味について，まだほとんど何も理解していない」(Fortmann et al. 1995：582)。彼らが求めているのは，文脈的でプロセス的なデータであり，ここに人類学が果たせる重要な役割があります。その好例を，Benjamin Paulが1955年に出版した，医療人類学の先駆的業績である，「Health, Culture, and Community：Case Studies of Public Reactions to Health Programs」に見ることができます。この本では，精神保健的介入からコレラワクチンに至るまで，世界の各地で行われた様々な公衆衛生的介入に対する人々の反応，つまり，法律，政治運動，メディアの扱うテーマ，人々の関心の様々な表現(抗議，ジョーク，歌)などが分析されていますが，これは，人類学や社会科学が集団全体の文化と個人行動の関係について扱うテーマの，ごく一部に過ぎないものです。さらに，人間行動の経時的で詳細な観察，文書の文脈的分析，集団調査の結果などの情報を重ねることによって，人間行動のより深い理解に至ることができます。最近，一部の公衆衛生分野の研究者からも，コミュニティ規模で社会的，政治的変化を引き起こすようにデザインされた研究では，その影響を完全に評価できるように，質的評価を研究に組み込まなければならないという見解が出されるようになってきました(McKinlay 1993, Smedley and Syme 2000：27)。こうした学際的な研究が発展していけば，介

入が，コミュニティの社会文化のどのような変化を通して，個人の行動変容をもたらすのかを明らかにすることができると思われます。

　その複雑性と費用の大きさから，コミュニティ全体を対象とした研究の例はあまり多くありません。しかし，それらの研究から，コミュニティ規模の研究の実施可能性や複雑性について，多くの重要な結論が得られています。フィンランドで1970〜80年代にかけて行われた North Karelia Project は，住民の要望から始まった，心血管疾患予防を目的とするコミュニティレベルの介入プロジェクトで(Puska et al. 1998)，コミュニティレベルでの，血圧，喫煙率，血中コレステロールの低下と食生活改善を目的としたものでした。このプロジェクトには，保健医療システムだけではなく，企業，学校や各種団体も参加し，最初の10年間で，心血管疾患の発生率，次の10年でがんの発生率を低下させることに成功し，ポピュレーションレベルの介入が有効であることを示しました。

　North Karelia Project の成功によって，コミュニティレベルの介入プロジェクトが米国でも相次いで実施されました。その中で最もよく知られた例は，恐らく，Three Communities Study (Farquhar et al. 1977) と Stanford Five-City Project (Fortmann and Varady 2000) でしょう。これらはいずれも，1970〜80年代にカリフォルニア州で実施されたものです。North Karelia と同様，これらのプロジェクトは，病院の患者，喫煙者，心疾患の患者といった特定のリスクグループではなく，ポピュレーション全体に介入するようにデザインされたものでした。これらのプロジェクトでは，コミュニケーション理論が取り入れられ，メッセージの効果を増幅するために，コミュニティ内部における住民間の話し合いを促し，それによって情報が行き渡るように設計されていました。ラジオ，テレビ，新聞や雑誌，その他の印刷物が広報媒体として用いられましたが，同時に，コミュニティ内部の様々なグループや組織が，プロジェクトの目標を達成するために動員されました。全住民に同じメッセージを送るのではなく，対象層ごとに，それにふさわしいメッセージを開発することに多大な努力が払われました。

　こうしたコミュニティレベルの介入によって，コミュニティの複雑性と，その理解の必要性に関する認識が深まっていきました。Stanford Five-City Project を指揮した Fortmann は，以下のように述べています。

　　　恐らく，我々がコミュニティ研究から得た最も重要な教訓は，コミュニティについての我々の知識が不足しているということだ。公衆衛生的介入では，多くの場合，個人が介入の対象とされるが，コミュニティを介入の単位とする場合は，個人の健康行動に影響を及ぼす，コミュニティ内部の様々な要素についての十分な理解が必要である。家族，人間関係，組織，政策など，コミュニティを構成する多くの要素を統合的に理解することによって，それぞれの要素の意味をよりよく理解できるだけではなく，それぞれが個人の行動にどのように影響するかを知ることができる(Fortmann et al. 1995：583)。

Stanford Five-City Project の研究チームは，公的権力を持つ人々だけではなく，民間の実力者と協働すること，地域の様々なグループ間の文化の違いを理解すること，慢性疾患が貧困層に多い理由を理解することなどの重要性を認識していました。コミュニティレベルでの介入では，その目標を対象コミュニティで実現可能な内容やレベルに調整する必要があります。このプロジェクトの研究者たちは，コミュニティの内側で働く必要性，介入の内容・タイプ・範囲についてのある程度の妥協，コミュニティ内のルールや規則を変えるための住民参加の必要性を指摘しています(Fortmann et al. 1995：583)。コミュニティレベルの研究をさらに発展させるために，彼らが不可欠として指摘したのは以下の点で，これらはいずれも社会科学的テーマです。

- 知識，態度，行動，コミュニケーションパターンが地域のサブグループ間で，どのように異なるか。
- 介入に対して，(個人だけではなく)組織がどのように反応するか。
- メディアが健康情報をどのように発信するか。
- 地域における健康対策は，どのように，あるいはどのような圧力があるときに形成・実施されるか。

　　つまり，公衆衛生的介入の対象がコミュニティ全体である場合には，研究者は，個人に関することだけではなく，例えば，コミュニティ内の各グループや組織に何ができ何ができないか，情報や行動規範がそのコミュニティ内の社会的ネットワークを通してどのように伝わって行くか，政治的な力や法的な規制が行動変容にどのような影響を与えるかについて，理解しておく必要があるということです。
　　コミュニティ介入は，いわば池に石を投げ入れるような面があり，ある介入が行われると，その影響はコミュニティ全体に拡がっていきます。こうしたプロジェクトに人類学者が参加することは，介入の健康面での影響の理解だけではなく，コミュニティ開発に必要な知識を深めるよい機会となります。例えば，コネチカット州の Hartford にある 2 つのコミュニティヘルス組織(Hispanic Health Council と Institute of Community Research)が行った研究は，学際的なもので，非常に人類学的な性格を持つものでした。これらの組織の研究者たちは，コミュニティにおける，HIV 感染予防のための注射器交換プログラムの開発(Singer 2001, 2003)や都市部の高齢者における HIV 感染リスクの評価(Radda et al. 2003)に，極めて重要な役割を果たしました。彼らは，構造的な要因(例：社会階層，社会サービスの利用可能性や質)がどのように HIV の拡がりに影響を与えているか，様々なタイプの社会的疎外(人種憎悪，階級的差別，性差別，日常的な侮辱)が様々な社会的問題にどのように表われているかを検討しました(Singer 2001)。Singer は，アルコール，タバコ，麻薬・覚醒剤などのような物質乱用に関する研究は，人類学の様々な分野(文化，自然，言語)が共同できる優れた機会であり，また，人類学が重大な社会問題に直接関わる機会ともなると述べています(2001：210-211)。

確かに，公衆衛生的介入は，同じ社会内で，競合，あるいは利害を共にする様々なグループの人々の間に，多様な反応を引き起こすという意味で，社会を「診断」するよい機会となります。

III．ポピュレーション介入における人類学の役割

　疫学者や人類学者が，コミュニティ介入に関わりを深めるにつれて，お互いに，普段の学問的範囲を超えた問題に直面し，それぞれが，自らの専門性の限界や可能性に気が付くようになります。例えば，1998年の米国疫学会のテーマは，「多様なポピュレーションにおける疫学とコミュニティ介入 Epidemiology and Community Interventions in Diverse Populations」でした。一方，コミュニティやその多様性について詳細な研究を得意とする人類学者には，大規模なコミュニティ介入の企画に中心的に関わった経験はほとんどありません。

　コミュニティ介入において，人類学者は，少なくとも2つの役割を果たすことができます。1つは，仲介者 broker（異文化間の橋渡し）としての，1つは企画設計者 designer としての役割です。人々がどのように自らのアイデンティティ（例：民族）を形成するかについての人類学的知識は，コミュニティと介入企画者の間の橋渡しに役立つもので，少なくとも過去40年間，つまり，ジョンズホプキンス大学に医療地理学分野が創設されて以来（第2章参照），そうした役割を果たしてきており，そうした研究の一部は，Paul（1995）の著作に記載されています。しかし，文化的仲介が，文化外の人間に本当に可能かについては議論があります。その文化に属さない「仲介者」が，2つの異なる文化間を歪みなく橋渡しできるかどうかに懸念があるからです。また，「文化的仲介者」という言葉も安易に用いるべきではありません。なぜなら，実際には，環境や政治に問題があるときにも，問題の所在が「文化」にあると決め付けることになり，一部の社会層の人々をいっそう不利な立場に追いやる危険があるからです。

　これに対し，企画設計者としては，疑いなく，人類学者は非常に重要な役割を果たすことができます。実際，米国の人類学者は，都市部や農村を舞台とした多くの「文化的に適切な」介入モデルの開発に貢献してきました（Nastasi and Berg 1999）。しかし，そうした例外を除けば，人類学者が，大規模な介入で，その設計や評価に積極的に参加する機会はほとんどありませんでした。ポピュレーション介入に参加する場合，人類学者の関心は，健康の政治的，経済的な規定要因であることが普通です（例：米国北西部の先住民における喫煙政策[Hall et al. 1999]，女性と喫煙[Nichter et al. 1997, Ernster et al. 2000]，注射針交換プログラム[Singer 2001]，西バージニアにおける喫煙規制[Stebbins 1997]）。これは，ポピュレーションレベルの介入では，大規模な構造的変化を念頭においた理論的方向付けが必要とされるからです。そのため，政治経済的な志向を持つ医療人類学者は，そうした介入に最適であり，構造的変化を引き起こす上で，重

要な貢献をすることができるのです。

多くの人類学者は，政府，宗教，ビジネスセクターが「上から」もたらす変化の弊害に厳しい目を向けてきました。そのため，人類学者は，コミュニティ構成員が参加しない，トップダウンの介入に懐疑的です。しかし，今日，ほとんどの保健介入は，トップダウンで行われており，行動の健康リスクに関して膨大なデータを持つ「専門家」の手で作られ，まるですべての人が同じように健康のことを考えているかのような前提で，官僚や科学者から与えられているのです。

コミュニティ介入に関わることによって，疫学者が，そのコミュニティの文脈に配慮するべきことを学んだように，人類学者も，対象コミュニティとの広汎な対話，そのコミュニティにおけるニーズの把握，コミュニティの人々による評価と耐えざる調整が必要であることを学んできました（例：Nastasi and Berg 1999）。こうした，言わばコミュニティの「声」に基づいて介入を行う姿勢は，目的とする健康目標，必要な行動変容，メッセージを，介入を行う側がすべて決めてしまう「トップダウン」のやり方とは正反対のものです。大規模な健康関連介入が増えていくにつれ，得意とする対話的プロセスに人類学者が参加できる機会が増えるものと期待されます。次の節では，ブラジルとバングラデシュにおいて，医学的介入を，その土地の社会的文化的文脈にうまく適合させて成功した例を紹介します。

A. ブラジルにおける事例：ORS の家庭調合と伝統的施術師の活用

北東部は，ブラジルで最も貧しい地域で，下痢症が5歳未満の子どもの最大の死因となっています。下痢症による脱水には，経口補液（ORS）が最もよい治療法で，水にグルコース，塩化ナトリウム，重炭酸ナトリウム，塩化カリウムを溶かすだけで作ることができます。WHOやほとんどの医師は，フォイル製の薬包を推奨していますが，それは調合も保存も簡単で，必要な成分を正確な割合で投与することができるからです。しかし，こうした薬包の入手は必ずしも容易ではなく，常に医療者に依存しなければならないという欠点があります。これに対し，塩と砂糖と水であれば，家庭でも簡単に作れ，費用もかからず，かつORSに非常に近い成分となることが分かっています。これなら，母親も病児にすぐに与えることができます。

ブラジルの人類学者は，ORSは，病院や医師が処方するのではなく，家庭で簡単に作れるようにするべきだと考えていました（Nations et al. 1988）。彼らは，単純で，文化的に適切なORSを，どうすれば普及させることができるかを検討しました。そこで思いついたのが，伝統的施術師の存在でした。その地域では，医師は住民2000人に1人の割合でしか存在しませんが，伝統的施術師は，150人に1人の割合で存在していました。そこで，人類学者たちは，伝統的施術師たちを訓練し，彼らが下痢症の患者に提供するハーブティーに，塩と砂糖をある決まった割合で加えるようにしたのです。ハーブティーに含まれている薬草（普通は，カモミールとペパーミント）は，補液の吸収を阻

害しないことが分かっていました。わずかに手を加えるだけで，伝統的施術師たちは，普段の治療を国際標準の治療に高めることができたのです。

B. バングラデシュの事例：ORS の「標準容器」

1980 年代に，バングラデシュの国際下痢症研究センターのフィールドワーカーたちは，村の女性がたちが作る ORS における砂糖，塩，水の割合を標準化しようとしていました。しかし，村には様々なサイズの容器があるにもかかわらず，水の分量を測るのに適した容器を見つけることはなかなかできませんでした。そこで，彼らは，母親たちに，グループ会合のときに，自分が持っている金属の容器を持ってくるように頼みました。そして，持ち込まれた各容器に，標準量の水を測って入れ，その水の高さのところに釘で線を入れることにしました。こうして，それぞれの家庭の「標準容器」が作られ，適切な容器がないという問題は見事に解決されたのです。

C. 介入における社会的影響力の利用

コミュニティ介入では，社会レベルでの影響力を利用することがあり，ときには専門家の権威を利用することもあります。水の煮沸を例にとれば，家庭レベルで，水の煮沸の必要性や，適切な煮沸時間などを伝えるには，ほとんどの場合，男性よりも，家事を取り仕切る女性がキャンペーンのターゲットとなります。一方，地域（村，区域，町，市など）レベルでキャンペーンが行われる場合には，例えば，「この地域の住民なら，水の煮沸を」，「これがここの生活スタイル。ここの住民なら，あなたも煮沸を！」といった，その地域における規範形成を意図したメッセージが用いられます。政治的圧力が必要な場合には，キャンペーンは政治的色彩を持つ場合もあり，衛生的な水，適切な保健医療サービス，十分な食物を享受する権利を当局に訴えるように住民を促すこともあります。

キャンペーンは，専門家の権威を利用して行われることもあります。例えば，薬の飲み方，禁煙，適量の飲酒，コンドームの使用，シートベルトの着用，歯磨き，肉の十分な加熱調理などのキャンペーンを計画する場合には，その影響力を高めるために，様々な権威付けが行われます。例えば，「科学者」による研究の結果，「行動 X を続けると，疾患 Y のリスクが高まる」ことが示されたとか，「政府」によれば，「政策 X は，政策 Y よりも効果的でよりコストが少ない」ので，それに従うように市民に促すとか，「医師」が「行動 X が健康によい」と言っているとかいったレトリックです。こうした，社会レベルでの影響力を利用したキャンペーンの開発に必要な，適切な対象，適切なメッセージ，適切な権威付けの検討にも，人類学が重要な貢献を行うことができます。

Ⅳ. 介入研究のツール：ランダム化比較試験の人類学的考察

A. 患者，医師の期待がランダム化比較試験に与える影響

　今日の疫学では，介入の科学性を高めるために，様々な研究デザインが考案されていますが，その中で介入(治療)の効果を評価する上で，最高の研究デザインと見なされているのが，ランダム化比較試験(randomized controlled trial：RCT)です。しかし，RCTは，真理の源と言うよりは，1つの技術と言うべきもので，社会文化的文脈に強い影響を受けます。そのことを理解することによって，RCTの意義と限界をさらに明確にすることができます。

　RCT(治療の評価に用いられる場合は，特に「臨床試験 clinical trial」と呼ばれる)の最も単純なタイプは，2つの群から構成されるもので，対象者を，ランダムに，治療を受ける群(実験群)と受けない群(コントロール群)に割り付け，その後，治療効果を測定しながら，経過観察を行って行きます。ランダム化は，理論的には，既知の要因だけではなく，未知の要因についても，群間の分布を等しくすることができます。RCTでは，プラセボ群(薬効がない以外は，実験薬とあらゆる面で区別不能な偽の薬物)を設定することもあり，その場合は，実験群で観察された効果が，純粋に実験薬の薬効によるものかどうかを判断することができます(Moerman 2002)。

　このRCTには，実は，前述のように多くの社会文化的な側面があります。コミュニティ規模の介入の場合(例：喫煙や心疾患をアウトカムとする介入)，それが実施されるまでに，計画が広くメディアを通して報道されるために，その問題に対する市民の関心が高まり，RCTが実施されている期間中に，行動を変えてしまう可能性があります。これを「覚醒(学習)効果 awareness effect」と言いますが，これが，実験群とコントロール群の両方に生じると，介入による正味の効果を小さく，もしくは消失させてしまうことがあります。

　RCTでは，新しい治療と既存の治療(あるいは無治療)との比較が行われますが，実験的治療は，既存の治療よりよい効果をもたらす「可能性」を持つものでなくてはなりません。そうでなければ，ランダム割り付けが，倫理的に正当化されないからです。そして，新しい治療法が極めて有望で，かつ病気が極めて悪性の場合には，新しい治療法に効果が科学的に確認されれば，たとえ研究の途中でも，実験を中止し，すぐにコントロール群の患者もその治療を受けられるようにしなければならないということです。RCTでは，通常，監視委員会が設置され，治療効果を定期的にチェックし，早期中止 early termination が適切かどうかについて意思決定を行います。早期中止を行うのは，研究の完遂よりも，すべての患者の利益が優先されるからです。この根底には，人間が実験動物のように扱われた，過去の非人道的な「研究」への反省があります(例：アフリカ系アメリカ人の梅毒患者に，当時利用できた治療を与えずに経過観察したタスキー

ギ梅毒研究 Tuskegee Syphilis Study，ナチスの強制収容所で行われた人体実験)。

　臨床試験が正当化される前提は，新しい治療法が，有益な可能性はあるが科学的に不確かであること，かつ参加に伴うリスクが社会的に許容範囲であることです。RCT の主な出資者は製薬企業ですが，最近では，経費削減の観点から，臨床試験を大学病院などではなく，民間会社に委託する傾向にあります。また近年，臨床試験に対する患者側からの要望が高まっています。それは，アドボカシー団体が，製薬会社や連邦政府に対して，新しい薬の開発に，圧力をかけるようになってきたからです。こうした団体は，自分の団体に属するメンバーに有益と思われる新しい治療法の研究状況を常に監視しており，臨床試験に採用されるべき患者のデータベースを整備していることさえあります。そうした団体の例としては，エイズ患者の団体である ACT UP(Löwy 2000)や，先天性疾患患者の団体である Little People of America や National Marfan Association (Rapp et al. 2001)があります。抗 HIV 薬の臨床試験が初めて行われたとき，患者団体を通して応募することが採用の一番の近道だったという事実があります。

　患者は，新しい治療が有効である保証がなくとも，あるいは副作用があり得るとしても，新しい治療を希望することがあります。それに応えるために考案された RCT の変法が，クロスオーバー試験(実験群とコントロール群をある期間の後に入れ替える研究デザイン)です。このデザインでは，初めに実験群に割り付けられた患者は，ある期間治療を受けた後にプラセボ群に転換され，逆に，初めプラセボ群に割り付けられた患者は，後で実験群に転換されます。こうした研究デザインは，治療群と無治療群への割り付けが行われる場合に特に重要です。なぜなら，病気を抱えた人々は，自分が，治療群と無治療群に割り付けられる確率が2分の1であることを受け入れる可能性は低いからです。

　人々が，RCT 参加の求めに対して，どういう文脈で同意もしくは拒否するかについては，実はあまり分かっていません。重篤な病状の新生児を持つ親に個人インタビューを行った質的研究では，親たちは，ランダム割り付けやその意味をあまり理解していないことが明らかにされており(Snowdon et al. 1997)，またある研究では，研究スタッフが，患者に，治験薬が，既存の治療より優れた治療法だと暗に示唆するような傾向があることも知られています。英国では，これらの問題に対処するために，質的研究の枠組みの中で RCT を実施するという新しい試みが行われました。その研究では，リクルーターが対象者に臨床試験の内容を説明する様子を録音して分析し，研究についての説明がどのようになされているかが検討されました。その結果，例えば，リクルーターは，まず治験薬について，それが優れた治癒的な薬物であるという風に説明し，次いで，コントロールについて，それを「経過観察 watchful wait」であると説明していることなどが明らかになりました(Donovan et al. 2002：768)。そうした分析によって，多くの問題点が明らかとなり，説明の仕方に関する改善案が研究スタッフ全員に配布されました。その中の1つとして，「経過観察」ではなく，「積極的なモニタリング」という言葉を使うように改善がなされました。こうした改善によって，患者の RCT 参加率は，

40%程度から70%にまで上昇し，それ以外にも，様々な面で，研究スタッフが自信を持って患者に説明できるようになったと報告されています。

B. RCTによる介入の限界

　RCTは，「エビデンスに基づく医学(evidence-based medicine：EBM)」の進歩に大きな役割を果たしてきました。EBMとは，臨床疫学的評価を臨床医学に持ち込む動きであり，RCTにより治療の効能を評価した上で，治療同士をさらに費用対効果面で比較しようとするものです。さらに，最近，多くの研究のデータを統合的に分析する，メタアナリシス meta-analysis と呼ばれる研究手法が登場し，「最高の」エビデンスを生む研究手法と見なされていますが，メタアナリシスでは，多くの場合，分析の対象がRCTだけに限定されるため，最高のエビデンスは，RCTが前提となるものとの風潮が支配的になっています。

　しかし，RCTは，ここ30年に新しく登場した「技術」であり，技術には常に限界が伴うことを認識する必要があります。言い換えれば，技術はいわば「眼鏡」であり，その視野に入らないものは見えないということです。例えば，社会的ネットワーク，地域の社会環境，社会格差などの健康影響をRCTで評価することは困難です。そのため，RCTを重んじる風潮の中では，そうした分野の知見は，「証明されていないもの」，したがって，「科学的意義の低いもの」と見なされる傾向があります。しかし，実際には，これは，研究テーマ自体の問題ではなく，単に研究テーマと研究デザインのミスマッチの問題に過ぎないのです。

　1980年代まで，多くの心疾患の臨床試験において，女性は研究対象から除外されていました。これも，RCTの社会的側面の1つです。これは，以前は，女性の心疾患リスクは低いと考えられていたため，その頻度が正確に測定されることがなく，そのため実態がよく分かっていなかったからです。米国の国立衛生研究所(National Institute of Health：NIH)は，そうした偏りを排除する努力を続けており，リスクのあるすべてのグループを含めること，除外する場合にはその理由を明確にすることを義務付ける規制を設けています。今後，女性，マイノリティ，子どもの健康問題がクローズアップされてくることになると思われますが，それは，疾患やリスクが増加したためではなく，これまでの研究では，これらの人々が無視されてきたからに過ぎません。

　RCTには，本質的問題があります。それは，個人やコミュニティを，介入群とコントロール群に割り付けるとき，ベースライン(介入前)特性を均等化するために，ランダムに割り付けねばならないということです。そして，ランダム化されるユニットが，個人であれば個人が，コミュニティであればコミュニティが統計解析のユニットとなります。つまり，ユニットが個人の場合は，実験群とコントロール群が，ユニットがコミュニティの場合は，介入されるコミュニティ群と介入されないコミュニティ群が比較されることになります。ここで4つの問題が生じます。その第1は，ユニットがコミュニティ

の場合，あちこちに散らばるコミュニティに対する介入は，極めて複雑で多額の費用を要するものとなること，第2は，そのため，扱えるコミュニティ数には現実的限界があり，それらをいくらランダムに群別しても，群同士の特性を等しくできるとは限らないこと(訳者加筆)，第3は，コミュニティ介入の場合の測定の対象は，個々人の値ではなく，ユニットであるコミュニティの平均値(例：血圧)や発生率(例：心疾患)であるため，参加コミュニティが少ないと，統計的比較が難しくなることです。極端な場合は，介入を行うコミュニティと行わないコミュニティがそれぞれ1つであれば，コミュニティ内の人数にかかわらず，研究対象となるユニットはわずか2つに過ぎません。そして，第4は，個人が介入のユニットである場合と異なり，介入を受けているコミュニティ内の個々の構成員のアウトカムは，互いに独立しているとは言えないということです(Kirkwood et al. 1997)。

　こうしたコミュニティベースの研究の統計的，研究デザイン的問題に対処するために，様々な手法が開発されています。例えば，各コミュニティを継続観察して，多数のデータを集めるというデザイン，介入するコミュニティとしないコミュニティをマッチングする，コミュニティの内部で，介入を受け入れた人々と受け入れなかった人々を比較するといった方法があります(これ以外の手法については，Kirkwood et al. 1997 を参照)。しかし，こうした複雑な問題が伴うため，コミュニティをユニットとした RCT が行われることはあまり多くありません。

　RCT は，健康の社会的，経済的影響を評価するには，適切な研究デザインとは言えません。1970〜80年代には，米国で大規模な RCT が行われましたが，それらは，生活扶助制度，住宅手当，職業訓練プログラムに関するもので(Oakely 1998)，保健医療に直接関係するものではなく，また，個人が対象で，コミュニティを対象とするものではありませんでした。複雑でかつ多額の費用が必要となることから，RCT が扱えるリサーチクエスチョンには限界があります。社会的ネットワーク，地域の社会環境，社会格差といった複雑な社会的要因は，個人にランダムに割り付けることができる性格のものではありません。

　これに対し，医薬品の効果，手術の予後，ある種の行動的介入の効果などは，RCT で比較的容易に評価することができます。米国の疾患管理予防センター(CDC)は，最近，予防介入研究の評価事業を開始し(Guide to Community Preventive Services)，EBM と同じように，RCT による研究結果を優先的に収集しています。しかし，そのために，結局集まるデータには，コミュニティ介入研究はほとんどなく，個人もしくは小グループ対象の研究が大半になると予想されています(Green and Kreuter 2000)。

　グローバルヘルスの分野で最近よく使われるようになってきたタイプの RCT に，多施設共同 RCT (multicenter RCT)があります。これは，国内もしくは海外を含めた多数の研究センターで多数の患者を集めて，各施設で介入群とコントロール群を設定して研究を行い，最終的にすべての施設のデータを集めて，介入の評価を行うという研究デザインです。このデザインを用いれば，個々の施設の負担を減らせるばかりではなく，患

者の多様性が確保されるために，結果の一般化可能性が高まり，また，大きなサンプルサイズを確保できるため，統計学的パワーを高めることもできます．しかし，反面，限界もあり，例えば，参加施設の患者間の社会的，文化的背景の違いがあまりにも大きいと，結果の一般化が難しくなってしまいます．多施設共同研究では，誤差を極力減らすために，研究プロトコールの単純化と標準化が行われます．しかし，逆にそのために，この研究デザインで評価できる介入のタイプは自ずと限定され，ローカルな文脈を反映させることは難しくなってしまいます．つまり，この研究デザインに見合う介入やリサーチクエスチョンしか評価することができなくなるということです．

RCTは非常に重要な研究技術であり，それに向く研究に適切に用いれば，最高のエビデンスを得ることができます．しかし，世の中には，それに向かない研究テーマが数多くあり，RCTに捉われ頼りすぎると，発想が限定され，公衆衛生の進歩にとってはむしろマイナスとなります．

V．最後に

疫学者が，コミュニティの文脈や関心事に耳を傾けるようになれば，疫学と社会科学のパートナーシップの可能性は大きく拡がります．実際，今日の介入は，多分野の共同で行われることが増えており，研究テーマの幅も広く，参加型（対象者が研究企画に参加するタイプ）が増え，また，目標とする行動変容についても柔軟な設定がなされるようになってきました．これは，人類学的見地からは，望ましい変化であり，人類学者は長らく，介入プロジェクトには，対象となる人々やコミュニティの参加が保証されるべきことを主張してきました．したがって，今日，多くのコミュニティベースの介入研究で，対象コミュニティの専門家や住民が，その企画・運営に参加できるようになったことは喜ばしいことと言わねばなりません．

一方，人類学者は，どのような行動であれ，その変容を目指せば，その行動から利益を得ている側からの反撃に会う可能性のあることを指摘してきました．タバコ，飲酒，ファストフードがその例で，いくら対象コミュニティの専門家や住民の参加でキャンペーンを行っても，テレビコマーシャルで宣伝されれば，介入効果は相殺されてしまいます．公衆衛生的介入が，そうした社会的文脈で行われることを十分念頭に置かねばなりません．

本章を含め本書全体に貫くテーマは，疫学的な前提，技術，結論は，すべて社会文化的な影響を免れないものだということです．健康に関する介入プロジェクトに，RCTが用いられることがありますが，それには大きなメリットと同時に大きなデメリットもあることに注意が必要です．また，最近，環境的介入や立法的介入に重きが置かれる傾向が強まっていますが，それは，これらの介入によって，非常に広汎な効果が期待できるからです．しかし，同時に，これらの介入には，異論も多く，混乱が生じています．

ある行動が推奨されても，それに異論が多く伴えば，人々は，結局それを不確実な情報と見なしてしまい，折角の介入の努力が損なわれてしまいます。この問題については，次の章で論じます。

参考文献

Hahn R., ed. 1999. *Anthropology in Public Health*. Oxford: Oxford University Press.
Paul B. D., ed. 1955. *Health, Culture, and Community: Case Studies of Public Reactions to Health Programs*. New York: Russell Sage Foundation.
Rose G. 1992. *The Strategy of Preventive Medicine*. Oxford: Oxford University Press.
Smedley B. D. and S. L. Syme, eds. 2000. *Promoting Health: Intervention Strategies from Social and Behavioral Research. Institute of Medicine*. Washington, DC: National Academy Press.
Sobo E. J. 1995. *Choosing Unsafe Sex: AIDS-risk Denial among Disadvantaged Women*. Philadelphia: University of Pennsylvania Press.

7 リスクの認識と表現

　1990年代になって，疫学に対する社会的批判が高まるようになりました。1993年にランセット誌 Lancet は，「疫学者が流行の原因？ Do epidemiologists cause epidemics？」と題する論説記事を掲載し，疫学者の疾病の頻度の計算や病因の分析には間違いが多すぎるのではないか，そうした疫学的知見に人々が踊らされ，過剰な不安に陥れられているのではないかと論じました。サイエンス誌 Science も，1995年に，「疫学は限界に直面している Epidemiology faces its limits」というタイトルで，「今日，健康リスクに関する情報が巷に溢れ返っているが，それらは根本的な矛盾に満ちている」という刺激的な文章で始まる記事を掲載しています（Taubes 1995：164）。図7-1の風刺漫画に示さ

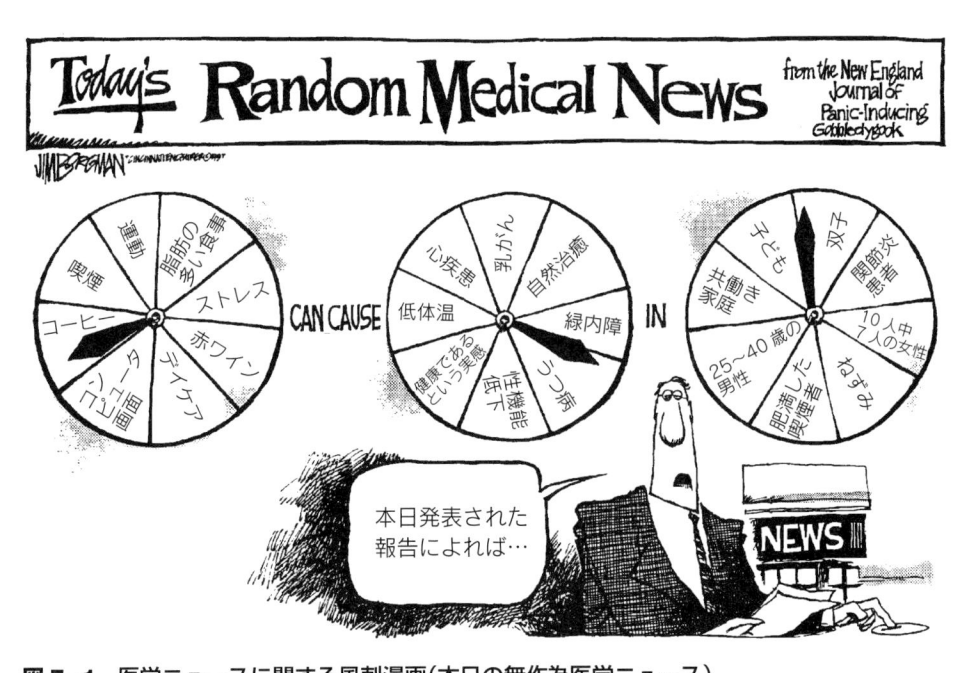

図7-1　医学ニュースに関する風刺漫画（本日の無作為医学ニュース）
出典：Borgman J. The Cincinnati Inquirer, 1997. King Features Syndicate から許可を得て転載。

れているように，疫学は，マスメディアに登場する機会が増えましたが，疫学的知見に基づく健康増進や病気の予防に関するアドバイスは，不確かで次々と変わるように見えます。しかし，それでも人々は，そうした情報に飛びついてしまうのです。

つい最近まで，疫学は，疾患の原因やリスクに関して，信頼できる情報源と見なされてきました。しかし，その権威は，確かなリスク情報を求める企業や政府，一般の人々から，次第に疑問視されるようになっています。この背景には，今日では，疫学的情報は，単に専門家の範囲にとどまらず，広く社会に報道されるようになったという事情があります。したがって，今日，疫学には，その知見の質管理とともに，その知見の公表のあり方についても再考が求められているのです。

I．リスクについての一般人の考え方と専門家の考え方

この問題を，人類学的観点から検討してみましょう。疫学では，疾患の頻度だけではなく，社会に対して，「リスク risk」という情報を発信します。このリスクという表現には，現在あるいは過去のデータから，未来を予測するという意味合いが込められています。米国のリスクコミュニケーションの専門家で，心理学者でもある Paul Slovic は，次のように指摘しています。

> 危険は現実のものだが，「リスク」は，社会的に構築された概念である。リスクの評価は，本質的に主観的なものであり，それは，科学と，心理学的，社会的，文化的，政治的な要因に基づく判断が入り混じったものだ。極端に言えば，リスクの定義は人によって異なる。ある人が，最適と思う定義をリスクに与えても，他の人から，もっと費用対効果が高い，安全性が高い，優れていると称する定義が提案されるだろうし，質的特性や文脈的要因を加味した別の定義を与えたとしても，すぐに他の定義が提案されるだろう。このように，リスクの定義には，一種のパワーゲームの要素がある (Slovic 1997：95)。

リスクに対する考えには，一般の人と専門家の間に開きがあります。一般の人々は，自分にリスクがあるとは全く考えもせずに暮していますが，専門家は常に，研究結果を，単なる頻度ではなく，リスクとして表現することを求められます。そのため，世間には，リスクという言葉が溢れかえり，リスクに対する社会通念に混乱が生じています。リスクは，脅威や安全という概念と強く結びついているため，専門家によるリスクコミュニケーションには，その影響に対する適切な配慮が求められます。

リスクは，集団中の個々人の疾患の有無（例：喫煙者の肺がん罹患，非喫煙者の肺がん罹患）に関する情報を，1つの集団的指標（例：非喫煙者に比べた喫煙者の肺がん罹患の相対リスク）に変換して創り出される概念です。ある集団におけるある疾患や障害の

発生頻度や死亡率から，疫学者は，将来，その疾患や障害が生じる確率（＝リスク）を推定します。しかし，リスクは，科学的情報を伝える概念としては，大きな問題があります。なぜなら，科学的定義は明確でも，科学者と一般の人々でその理解に大きな違いが生じる可能性があるからです。科学者にとっては，それは，比較に基づく，その疾患もしくは障害の生じる確率の推定値を意味しますが，一般の人々にとっては，脅威や危険と同義で，「リスクを冒せば，生命の危険がある」という風に受け止められるからです。

リスクの定義である，統計学的確率は，ほとんどの人々には，直感的に理解できるものではありません。「あなたは喫煙者なので，非喫煙者に比べて10倍肺がんのリスクが高い」と伝えても，喫煙者であろうとなかろうと，肺がんに罹るかも知れないし，罹らないかもしれない，結局何が違うんだと思ってしまう可能性があります。確率を実感するのは容易ではありません。高い岩壁を命綱なしで登ろうしているロッククライマーが，危険を感じるのは，指が滑って墜落の恐れがあるからであり，深刻な事故に遭遇する生涯確率が0.01（1%）であることを実感しているからではありません。ロッククライマーの考え方は，人は結局死ぬのだから，それならそれが早目に来る危険はあるにしても，それまで自分らしく生きたいということなのです。ここで天秤にかけられているのは，墜落死する可能性と登攀の喜びで，ロッククライマーは後者を取り，一歩一歩登り続けるというわけです。

人のリスク感覚には，必ずしも合理的とは言えない面があります。なぜなら，人々は，起こる確率の低い大きな事故に遭う危険を憂慮する一方で，起こる確率の高い小さな事故や健康被害には比較的無関心な傾向があるからです。例えば，空港までの運転中に事故死する可能性よりも，航空機事故で死亡する可能性を心配する，あるいは，子どもが肥満になることよりも，子どもがピーナッツアレルギーになることを心配するといった具合です。また，メディアも，西ナイル熱，ライム病，SARSなどの新しい疾患については騒ぎ立てますが，心疾患やがんなどのありふれた疾患のことが記事になることは滅多にありません。

しかし，次節に示すように，人々はその一方で，自分のリスクについて非常に適切な対応をします。人々のリスク感覚は，彼らの社会的特性，行動についての知識，行動間の比較などによって強い影響を受けます。行動を変える動機となるのは，抽象的なリスクの概念ではなく，彼らの人生計画や夢に，その疾患が及ぼす具体的なリスクなのです。

本書で一貫して見て来たように，集団レベルでの情報を，個人の予防情報に翻訳することは，複雑でかつ困難な問題です。事実，心理学，工学，公共政策の分野から，リスクコミュニケーションに関する非常に興味深い知見が明らかになっています。これらの分野では，何が危険で何を変えるべきかについて，専門家と一般の人々との間を橋渡しする努力が行われてきました。これらは，非常に学際的な研究であり，工学者と心理学者の共同から生まれた，「メンタルモデルアプローチ Mental Models Approach」は，本章で解説してきた社会科学的な試みと共通するところがあります（Morgan et al. 2002）。家庭，職業，環境，健康，医療に伴う50のリスクを客観的に比較した書籍が出

版されていますが，そこには，疫学的データと中毒学的データが用いられています(Ropeik and Gray 2002)。また，British Medical Journal の増刊号には，臨床医学，リスクコミュニケーション，社会学，政策分析の専門家たちによる，医師と患者間のリスクコミュニケーションのあり方を様々に論じた論文が掲載されています。つまり，現在，多くの学問分野で，それぞれ独立に，あるいは多分野が共同して，リスクに関するデータをどうすれば一般の人々が理解できる形で伝えることができるのか，その最善の方法についての議論が始まったということです。

▶「市民の疫学」と「民俗の疫学」

リスクに関するデータの収集は，大抵は，疫学者主導のトップダウンで始まります。しかし，この節では，その逆，つまり，ボトムアップのアプローチを取り上げます。これは，リスクも，リスク認知も，リスクに関する知識の扱い方に関する専門家的考えも，元来，人々が創り出したものだという考えに基づくものです。ここでは，「市民の疫学 popular epidemiology」と「民俗の疫学 lay epidemiology」を取り上げます。これらは，疫学がコミュニティとの関わりを深める過程で生まれてきた概念です。以下に，これらの「疫学」の概念を簡単に説明し，人類学的研究や文化疫学的研究が，そこにどのように貢献できるかを論じます。

「市民の疫学」は，1992年に提唱された概念で，「疾患の疫学的理解のために，一般市民が専門家の協力を得つつ，科学的データの収集，分析，解釈の主体となる疫学」と定義されています(Brown 1992 : 269)。同じ概念は，これに先駆けて出版された，一般の人々に環境問題の研究方法を解説したいくつかの書籍に見ることができ(Brown et al. 1990, Legator et al. 1985, Legator and Strawn 1993)，「市民の疫学」の登場も，環境と健康に関する人々の関心の高まりを反映するものです。人々がお互いに，自分たちのコミュニティの健康問題に関する情報を共有し始め，自分たちの手で健康に有害な要因を探し，正式な調査を行い，政府，大学，企業の支援者や反対者と会って対話を始めるようになってきたのです(Brown 1992 : 269-270)。

「市民の疫学」は，疾患の分布地図から始まることがあります。風向きと疾患リスクの分布を示した地図は，チェルノブイリの原子炉融解事故や，インドのボパールの化学工場の爆発事故などの研究で，なじみの深い方々もおられることでしょう。こうした地図は，住民が自分の地域で，がんなどの疾患が多発している可能性を疑い始めたときに，住民自身による研究の出発点となる重要な意義があります。

実際，住民自身が作成した地図が，マサチューセッツ州 Woburn における，地域の井戸の有毒化学物質による汚染と小児白血病発症との因果関係に関する訴訟で中心的な役割を果たしました(Harr が1996年に出版した本，映画 A Civil Action を参照のこと)。この訴訟は，ある母親が地域における小児白血病患者の分布地図を作成し，「驚くほど多発している」と思ったことから始まったものです。この地図(図7-2)によって，この問題は，科学者，弁護士，行政関係者の注目するところとなりました。

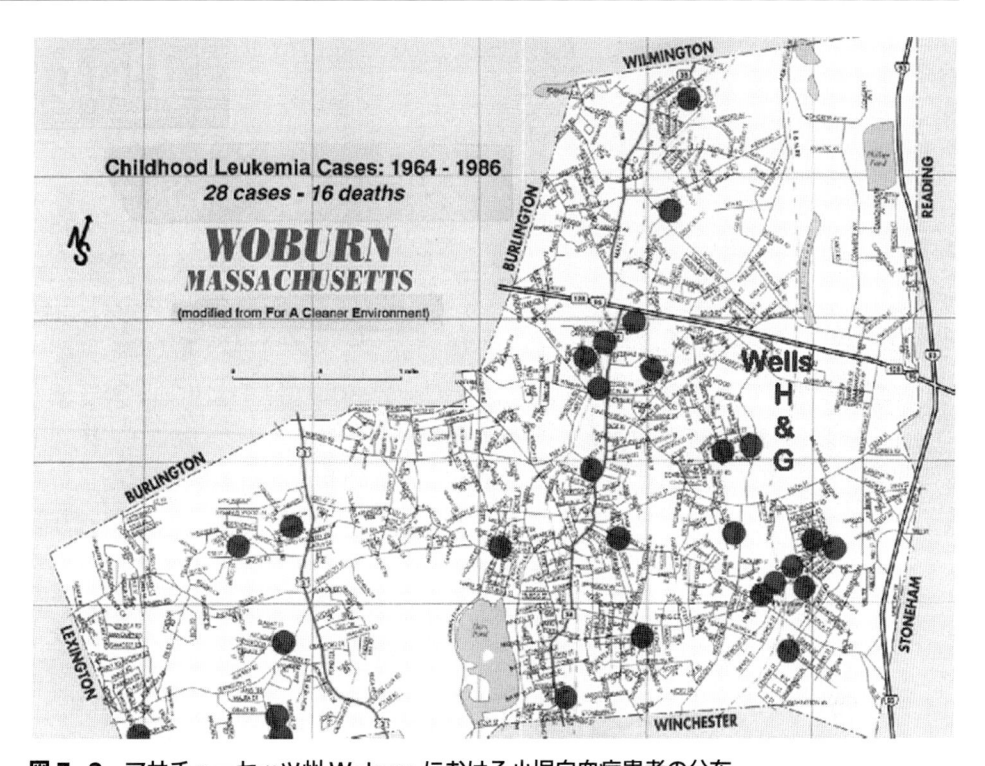

図7-2 マサチューセッツ州 Woburn における小児白血病患者の分布
http://www.geology.ohio-state.edu/courtroom/leuk41g.jpg でアクセス可能。Woburn の電話帳地図（版権は JFL Publishing が保有）

　これは非常に興味深い地図で，見た人に，患者が時間的，空間的に多発している，それも2つの井戸の周辺部に集中しているような印象を与えます。この地図には，人口の情報がないこと，それぞれの患者の井戸水への曝露期間がないこと，井戸から離れた地域の患者分布が示されていないことに注意してください。この地図から，小児白血病の発生頻度が，この地域の人口規模から見て高すぎるのかどうかの結論を下すことはできません。しかし，それでも注目を惹くものであったわけです。
　こうした地図が注目を集めるのは，それが分かりやすく見えるからです。統計学的なリスクや曝露に関するデータと違い，対象とする事物や患者を地図上で視覚化でき，人々は，地図を見慣れているため，そこに示されているメッセージや意味を，理解する，あるいは理解していると感じることができるのです。ある新聞記事に，ニューヨークのロングアイランドで，市民によって作られた乳がん地図のことが載っていました。

　　これ（地図の作成）は，乳がんが多発していると思われたあるいくつかの小さな町から始まった。不安に思った一部の住民が，手作りの地図の上に，ドライクリーニング屋，工場，井戸を含め，乳がんに関係しそうなあらゆる物と新しい患者をマップしたのだ。これがきっかけになって，州政府は，100万ドルの予算を付けて，州全体でのマッピングプロジェクトに着手した。これは，全米

でも初めての試みだった。(Goodnough 1998：30)。

　これも，手作りの地図が注目を集め，専門家による，より厳密な検討につながった例です。
　「市民の疫学」は，市民の間に，科学的な疫学的手法を普及する役割を果たし，市民がまず，自分たちの手で，関心のある健康問題を検討し，その後，専門家による確認が行われるという流れが生まれつつあります。しかし，注意を要するのは，この「市民の疫学」は，あくまでも，疫学という専門分野「内」での研究の担い手の拡張であるということです。Brown は，そのことを次のように述べています。「市民の疫学で得られた結果は，その正しさについての評価が必要なことは言うまでもない。市民の疫学で得られた知識は，非科学的な方法に基づく，通俗的な知識などではなく，たとえ，発生率や対照比較という発想を欠く，単なる素人のマッピングから始まったものだとしても，最終的には専門家も関与した研究による科学的な知識なのである」(Brown 1992：277-278)。つまり，「市民の疫学」とは，市民による健康問題の提起，専門家の支援，市民独自あるいは専門家の支援によるデータの収集に特徴付けられる疫学の分野であるということです。
　これに対し，「民俗の疫学 lay epidemiology」と呼ばれる，民俗的な健康概念に疫学的手法を応用し，その概念の意義を認めようとする流れがあります。「民俗の疫学」は，学際的な英国のグループが提唱したもので，次のように定義されています。「個々人が，自分の知り合いの範囲や地域社会で生じる病気や死についての普段の伝聞や議論，あるいは，テレビや雑誌などから得られる，公式，非公式のエビデンスに基づいて健康リスクを解釈する様式」(Frankel et al. 1991：428)。例えば，飲酒運転をすると，自動車事故を起こす確率が高まるといった，個人的で短期的なリスクに，人々は強い関心を示す反面，過剰な脂肪摂取による心疾患リスクの上昇といった，長期のリスクには，あまり高い関心を示さないことも，「民俗の疫学」的事実であると言えます。この「民俗の疫学」の概念を用いて，Frankel は，先進国で，疎外された人々が喫煙をやめないのは，それなりに合理的な行動であることを指摘しました。なぜなら，喫煙は彼らにとって，ストレスを癒す行動であり，また彼らにとって，将来のことより，とりあえず明日をどう生きるかの方が大切だからです(Lawlor et al. 2003)。このように，「民俗の疫学」では，リスクについての人々の考え方や，リスクが解釈される文脈などを，民俗的現実として受け止めようとするのです。
　農村部の住民や読み書きのできない人々において，「民俗の疫学」的事実を視覚化しようとする創造的試みがあります。最もよく知られているのが，ロバート・チェンバース Robert Chambers が創始した，途上国で住民自身によって集められた地域の情報をグラフィックに表現しようとする参加型農村評価(Participatory Rural Appraisal：PRA)です(Chambers 1997)。PRA では，村の住民とともに，農作物の使われ方や土壌の質を地図上にマッピングしたり，季節ごとの収穫量や家庭収入の変化を棒グラフで表

したり，貧富のランキングや土地の植物の薬草としての使われ方を概念図で表現したりします。PRAでは，こうした作業を，村人自身に依頼し，かつ身近で入手できる材料を用いるという，非常に革新的なやり方をします(参加型マッピングparticipatory mapping)。例えば，村民に，村の中央広場の地面に，村の地図を描いてもらい，通りがかりの人に，その地図が正しいかどうかのチェックを依頼し，間違いがあれば修正します。家の場所や，土壌の質の優劣，学校に行っていない子どものいる家庭などを示すためには，拾った棒切れや小石を使います。1日もあれば，正確な地図が完成し，土地の利用計画，学校を建てる場所，障害を持った子どもがいる家などを一目で見ることができるようになります。あるいは，村人たちに，その土地で大切な時間単位，例えば，月，気候の変化(例：雨季，乾季)，耕作期などで区分した，1年を通したグラフを作成してもらい，どの時期に農作物を植え，収穫し，売却するか，いつ現金が手に入り，いつ不足するか，いつ食物が不足するかを，そこに記入してもらうのです。こうして作成した地図や棒グラフは，保存するために，紙に書き写します。

　この作業には，2つの重要な前提があります。その第1は，村人には自分たちの知識を非常に正確に図示する能力があるということ，第2は，村人は調査を受ける対象ではなく，調査の「主体的な」存在として扱われるということです。こうしたマッピングや図の作成は，専門家と村人の双方向的で創造的な営みであり，健康問題に適用されれば，「市民の疫学」と「民俗の疫学」がブレンドされた優れたアプローチとなり，その土地の健康問題について，外部の専門家の関心だけではなく，その土地の人々の関心も反映した幅広い問題を視野に入れることができるようになります。

　人類学の分野にも，「民俗の疫学」の重要性を示すいくつかの優れた事例があります。Rayna Rappは，羊水穿刺 amniocentesis に対する女性の姿勢に関する研究を行い，それを「コミュニティの疫学 community epidemiology」と呼んでいますが，それは本書で言う「民俗の疫学」に相当するものです(Rapp 1999も参照)。

> 多くの女性たちは，科学的知識は十分ではなかったが，「コミュニティの疫学」に基づく自分なりの考えを持ち合わせており，親戚や友人たちの出産に関する経験から，自分の出産について，こう語った。「私はタバコは吸わないし，薬物もやりません。母が妹を産んだときは40歳で，その妹も遅く出産しましたが，子どもに異常はありませんでしたし，友達も皆そうです。だから，私にはその検査は必要ないと思うのですが」(Rapp 1998：154-155)。

　こうした類の考え方には，ほとんど無意識的ですが，伝聞や自分が経験した事実に基づく一般人なりの合理的判断がその背後にあります。もちろん，専門家の目から見れば不十分なものですが，そこには，自分の周囲で得られる比較的多いデータ(事実)から判断するという，疫学的思考と類似した思考パターンが存在します。

　「市民の疫学 popular epidemiology」と「民俗の疫学 lay epidemiology」の登場は，

保健医療専門家が，いわゆる「専門性」の埒外に置いてきた知識や力についての意識改革を迫るものです。しかし，上述したように，この2つの「疫学」では，一般の人々の関与や知識についての立場が大きく異なります。「市民の疫学」を，「コミュニティ主導の疫学 community-controlled epidemiology」，「民俗の疫学」を「ローカルな知識に関する疫学 epidemiology of local knowledge」と呼び変えれば，そのことがより明確になります。つまり，前者は，疫学の専門的方法論を一般市民が主体的に用いることを意味し，後者は，病気に関する非医学的(＝通俗的)な用語や概念を疫学的な方法論を用いて研究することを意味します。

▶カナダにおける「市民の疫学(コミュニティ主導の疫学)」の例

　コミュニティの健康や疾病を測定し，その全体像を描く権利は誰にあるのでしょうか？　疫学は，行政や研究機関など，権力を有する側が，弱者の健康問題を分析するツールとして用いられてきました(例：保健省 vs. 住民，医師 vs. 患者，研究者 vs. 女性や子ども)。カナダでは，「National Longitudinal Aboriginal Health Survey」という名称の国家的疫学プロジェクトを，人類学者とアボリジニの団体が共同企画するという試みが行われました(O'Neil et al. 1998)。まず，集団調査を，これまで外部の研究者が米国先住民に対して行ってきた調査とは違ったやり方で行うことが検討されました。従来の調査は，先住民を，不健全で，無秩序で，依存性の高い人間であるかのように描いてきたからです。

　第6章で見てきたように，コミュニティの内部は多様であり，それを1つの単一な組織と決めてかかるのは非常に危険です。この研究では，保健医療サービスに対するニーズは男女で異なると想定して調査を行い，また，伝統的施術の実施状況を調査し，民俗的知識の意義を明確にしようとしたアボリジニのヘルスワーカーは，一方で，それが，福音派のクリスチャンである住民の反発を招く可能性に配慮しなければなりませんでした。

　このプロジェクトは，アボリジニ団体やコミュニティで働くアボリジニのヘルスワーカーと協議するために，いくつかの市でワークショップを開催することから始まりました(O'Neil et al. 1998)。ほとんどのワーカーは当初，これまでの調査への反感から，プロジェクトに批判的でしたが，研究資金の使途，質問内容，調査の実施，分析，調査結果の普及に，コミュニティが関与できることを知ると，最終的には，調査に協力することを約束してくれました。ワーカーたちが望んだのは，その調査によって，科学者や行政関係者の求める情報だけではなく，コミュニティの人々に真に必要で信用される情報を得ることだったのです。

　こうしたコミュニティ側の懸念に応えるために，まず，いくつかの地域で小規模のパイロット調査が行われることになり，そのための運営委員会(First Nations and Inuit Regional Health Survey National Steering Committee 1999)が地域別に作られました。そして，パイロット調査の結果に基づいて，全国調査で用いるコアの質問項目を作成し，

それに各地域ごとに必要な質問項目を加えるという形で，質問票が設計されました。そして各地域の運営委員会がそれぞれの地域で，コンサルタントや大学と契約を結び，調査の実施を委託しました。例えば，マニトバ県では，61箇所ある先住民コミュニティの主なステークホルダーを対象としたインタビュー調査のために，8人のアボリジニの大学生が雇用され(O'Neil et al. 1998)，大学の研究者と民族評議会(Tribal Council)で訓練を受けた後，調査に投入されました。

マニトバでは，運営委員会によって，17のコミュニティが選択され，合計34人の住民がインタビュー調査実施担当者として選ばれました。先住民の住民登録名簿は，個人情報としてアクセスが難しく，しかも必ずしも最新化されたものではなかったため，住民のサンプリングは，それぞれのコミュニティの地図から，住宅をランダムに選ぶという方法で行われました。応答率は81％で，調査がコミュニティの強い支持を受けていることが示されました(注：カナダの国民健康調査の応答率[85％，アボリジニを除く]にほぼ匹敵[Béland et al. 2001])。

この例は，たとえ，当初調査に敵対的でさえあったコミュニティでも，コミュニティが調査の目的やプロセスに関与する機会が与えられれば，コミュニティと強い協力関係を築くことができることを示しています。この研究について，もっと詳しく知りたい人は，マニトバ大学のアボリジニ健康研究センター(Center for Aboriginal Health Research)のwebサイトを参照してください。

▶メキシコにおける「民俗の疫学(ローカルな知識に関する疫学)」に関する事例

ノースカロライナ大学で疫学を学んだ後(第2章参照)，医療人類学者のArthur Rubelは，特定の文化圏で病的と見なされている状態に，疫学的手法を用いて研究を行いました。彼が取り上げたのは，メキシコでよく見られるsusto(ススト)と呼ばれる状態で，その原因に対する考え方や対処法は，米国の医療関係者には，全くなじみのないものでした。sustoは，驚愕など，非常に強い情動によって引き起こされるもので，それによって，生気を失ってしまった状態と考えられているものです(Rubel et al. 1984)。例えば，溺れかける，墜落するなどの事故，蛇を見る，身体的な脅威，その他の強い驚きやストレスを伴う出来事などがそのきっかけとなります。患者は，安眠できず，ものうげで，衰弱し，沈み込み，そして，食事や衣服，衛生にも無頓着になってしまいます(Rubel et al. 1984：6)。その治療には，生気を失う原因となった出来事の特定と，生気を身体に呼び戻す儀式が行われます。

このトピックに関する最初の論文で，Rubelは，非医学的な疾患の存在率(有病率)prevalenceや原因を疫学的な手法を用いて検討できる可能性があると述べています(1964)。そして，その後の学際的な研究において，Rubelら(1984)は，メキシコの3つの全く異なるコミュニティにおいて，sustoの原因，対処法，アウトカムを比較し，その結果，sustoを患った人は，何らかの比較的重度の医学的疾患を有していて，早死する傾向があることを明らかにしました。しかし，彼らは，sustoは，何らかの1つの医

学的疾患によるものではなく，様々な基礎疾患と，役立たずとなった自分に対する強い落胆が組み合わされて生じたと考えられると述べています。そして，彼らは，そのことを，「自分の能力を超えた過剰な要求を負いきれず，脇に追いやられる」と表現しています（1984：122）。また，彼らは，3つのコミュニティの間で，susto に伴う症状のタイプや病状の程度に違いがあることを報告しています。Rubel らによるこれらの研究は，本書の第1章で紹介した nervios や ataques を始め，標準的な医学的カテゴリーに当てはまらない人の病み（患い）に関する研究の先駆けとなりました。彼らは，一般的な医学的定義に当てはまらない人々の病み（患い）についても，疫学はその研究対象にできることを示したのです。

▶「市民の疫学」と「民俗の疫学」の実践における意味

疫学的研究は，次第に複雑化し，学問分野の内外でその意義についての議論に曝されています。例えば，抗生物質の使用制限や喫煙の抑制に関しては，疫学者の間で議論が闘わされています。疫学のスコープが，記述から介入へ，人々の習慣的行動から企業の生産活動へと拡張されるにつれて，他の分野の科学者からは，疫学の科学としての正統性に疑問が呈されるようになってきました。

「市民の疫学」に関わっている人々は，研究のプロセスへのコミュニティの参加が，疫学の科学としての妥当性や質を高めると主張し，「民俗の疫学」に関わっている疫学者は，民間で問題とされているリスクとその対処法を明らかにするには，医学的知識だけではなく，民俗的知識が役に立つと主張します。しかし，いずれの立場に立つにせよ，今日の多くの健康リスクは，複雑で，評価や判断が難しく，個人，社会，企業，政府などの間で，疾患やリスクに対する考え方が対立することも少なくありません。ケネス・J・ロスマン Kenneth J. Rothman は，1981年に，20年後の疫学の姿を予測して，そのころ疫学者は，学術誌の中ではなく，裁判所の法廷で，リスクについて議論していることだろうと述べています（Rothman 1981）。実際，疫学者が訴訟に巻き込まれることは少なくありませんが，それに勝るとも劣らない問題は，リスク情報が溢れ過ぎて，かつそれらは相互に矛盾することさえあるため，リスク情報に対する人々の信頼性が揺らぎ始めていることです。新たな疫学的知見が発表されても，必ずしも理解の進歩につながらず，疫学への期待が高まることもありません。

疫学研究では，リスクを測定し，それを報告します。しかし，皮肉なことに，それ自体が，その正統性を揺るがす原因ともなっているのです。ランセット誌の「疫学者が流行の原因？」と題する論説では，疫学の危険性は，誤った（あるいは不確実な）疫学データが，学術誌だけならまだしも，一般メディアを通じて社会全体に流布してしまうことにあると述べています（1993：993）。疫学情報は，両刃の刃であり，多くの人々が関心を持つ情報であるがゆえに，科学的に適切に解釈されたデータだけではなく，間違いや誇張まで，同じ勢いで世の中に拡がってしまうのです。

専門家と一般市民を結びつけようとする，「市民の疫学」と「民俗の疫学」も，異な

る意味での問題に直面しています。「市民の疫学」の弱点は，市民が専門家と同じ関心やアプローチを共有するとは限らないところにあります。つまり，市民は，健康への脅威を感じ，それを避けたいと望むとき，科学的な行動よりも，政治的な行動をとることが少なくありません。人々は，研究予算の増額も主張しますが，当面の対応として，新しいプログラムや特別調査を実施するよう政治家に圧力をかけたりもします。そして，皮肉なことに，多くの場合，政治家たちは，専門家への意見聴取や専門家会議の設置などを要求して，ボールを科学の世界に投げてしまうのです。そして，ボールを投げられた専門家たちは，統計学的，政治的，臨床的に情報を検討して，市民の訴えを正当化するか，偶然で起こり得る範囲だと否定することになります。これは，日常的に繰り返されるプロセスであり，政治家に問題の先送りの機会を与えるだけで，問題解決につながることはほとんどありません(Nash and Kirsch 1986)。

「民俗の疫学」を唱える人々，つまり民間の知識や行動を認める立場からは，こうした市民の政治的行動も，想定内のことではありますが，しかし，それが，医学的な常識からあまりにかけ離れてしまった場合，それらを認めるかどうかというジレンマに陥ることになります。これは，「市民の疫学」にも言えることですが，ほとんどの専門家がエビデンスに懐疑的な段階で，市民団体が政治的に行動することをどう考えるかということです。米国では，シリコンによる豊胸手術，テレビ(コンピュータ)画面，高圧電線，予防接種，水のフッ素添加の健康リスクの問題などの例があります。

II．リスク，脅威，安全のコミュニケーション

▶人類学からの提案

人類学は，長い間，リスクやリスク認知に関する疫学的概念を批判的に分析し続けてきました(DiGiacomo 1999, Gifford 1986, Nations 1986)。その中の重要な研究の1つに，人類学者 Rayna Rapp による出生前検査の社会的影響，文化的意味に関する研究があります。彼女は，出生前検査を受容もしくは拒否した妊婦，遺伝学者，遺伝カウンセラー，臨床検査技師，検査で異常が発見された子どもの家族など，出生前検査の開発，検体採取，検査の判定，決断など様々なプロセスに関わる人々を対象に，インタビューを行いました。彼女は，カウンセリングで用いられる言葉を分析し，「positive family history(家族歴)あり」が，negative な意味であること，「uneventful(平常な)」妊娠が，それ以上の検査を必要としないという意味で使われていることなどを示しました。

Rapp によれば，遺伝カウンセリングとは，「科学的情報を伝える」→「相手の理解度を確かめる」，というやり取りを繰り返しながら，相手の不安を和らげていくプロセスです(1999：63)。彼女はこのプロセスを詳細に分析することによって，カウンセラーが，比喩的な表現や専門的説明のレベルを，相手に合わせてどのように調整しているかを明らかにしました。しかし，Rapp はまた，「統計」が，理解に知識を要する，教育

のある人間には分かりやすいが，ない人には非常に分かりにくいという特性を持つ，1つのコミュニケーション様式だと指摘し，統計的データに対する個人の理解の程度は，それまでに培われた「統計的センス」によって左右されると述べています(1999：69)。つまり，彼女の研究によって，疫学的(統計的)なデータが，人によって，どのように解釈されていくか，そのプロセスが明らかになったのです。

　疫学者は，データの「正確さ」にはこだわりますが，それが学術誌で報告された後，社会の中でどのように拡がり解釈されていくかについては，ほとんど無頓着な傾向があります。しかし，データが情報として拡がるプロセスでは，人々の多様な経験や意味の体系に基づく再解釈が生じ，必ず「シンボル変容 symbolic transformation(意味の転換)」が起こります。将来，糖尿病や心疾患に罹る可能性があるという抽象的なリスクよりも，おいしいものを飲み食いするという今の喜びをとる人もいれば，そこの景観が好きだという理由で，洪水にあったその場所に，3度目の住宅を建てる人がいるかも知れません。また，下痢症の原因菌の除去はできないことを知りながら，化学物質への曝露を恐れて，水のろ過装置を購入する人がいるかも知れません。

　リスクや利益に関する科学的データには常に2面性があるため，組織(会社，ロビーグループ，政府)は，自分に都合よく解釈して，それを世の中に広げようとします。飲酒の問題を例に取れば，セクシーな女性が「気をつけて飲んでね」とウインクする広告があるかと思えば，事故を起こした車と酔っ払った若者が映る広告が放映されるといった具合です。

　リスクに関するメッセージには，2つのパターンがあります。1つは，何をすべきか個人の(内的)選択を迫るもの，もう1つは，個人の自由を制限する外的な制約を強調するものです(Frankenberg 1988)。米国では，健康は社会的なものではなく，個人的なものと見なされる傾向があります(Toumey 1996：78)。したがって，米国におけるメッセージでは，外的な制約ではなく，個人の選択を強調するのが普通です。本屋で，リスクに関する書籍を眺めれば，そのことは明らかで，例えば，Ropeik と Gray の本には，「あなたの周りで，何が本当に安全で何が危険かを判断するために」という副題がついています(2002)。この副題は，リスクはどこにでもあり，それは個人の知識と選択で避けることができることを示唆しています。

　リスクは，現代社会の文化的生態と言うこともできます。非西洋的文化では，災厄は，妖術や呪術によってもたらされることがあるとされ，人類学者のエバンス−プリチャード E. E. Evans-Pritchard は，医療人類学の古典として著名な，「アザンデ人の世界—妖術，託宣，呪術(Witchcraft, Oracles and Magic among the Azande)」という本の中で，アフリカでの自分の経験として，ある穀物倉が崩壊し，人が下敷きになった事故について，自分のインフォーマントは，白蟻が柱を食い尽くしたためだと完璧な説明をしたのに対し(Evans-Pritchard 1937)，その村の呪術師は，「その」村人が日光を避けるためにその下に座ったとたんに「その」倉が壊れたのはなぜかを説明したと報告しています。つまり，呪術師によれば，その不幸は，偶然ではなく，ある意味で運命だったというわ

けです。現代の社会人類学者は，リスクは，第2次世界大戦後の西洋世界においても，いわば運命のように見なされていると指摘します。そのことを，Lupton(1999：3)は，次のように述べています。「生活の自己管理の重要性が強調されるにつれ，"リスク"の概念は，正常からの逸脱，災厄，恐ろしい出来事の理由を説明するものとして広く用いられるようになった」。

　人類学者は，リスクは，「人」，「場所」，「時」に固有性の高いものであるため，エスノグラフィの方法で分析されなければならないと主張してきました。本章の前半のSlovicの引用でも述べられているように，リスクの分析には，力関係の観点が不可欠であり，人々の複雑な人間関係を念頭に置く必要があります(Caplan 2000：26-27)。そうした研究の例の1つに，北部タンザニアで行われたエイズ研究があります。HIVに関するリスクの疫学研究では，パートナー数，パートナーのタイプ，コンドーム使用といった単純な性行動指標が取り上げられるのが普通ですが(Setel 1999)，この研究では，パートナー変遷に見られる多くの複雑なパターン，配偶者と別れてからの期間，ある種の性的関係を容認または否定する社会条件といった，HIV感染がなぜ生じるかを理解する上で不可欠であるにもかかわらず，それまでの疫学研究では見落とされてきた要因を視野に入れた分析が行われました(Setel 1999：83-86)。これは，第6章で取り上げた，「リスクファクターのリスクファクター」探究の好例ということができます。

　「民俗の疫学」は，新しい研究的アプローチで，その中に，疫学的政策の議論の中で，非専門家の意見や主張がどのように反映されてきたかを検討した研究があります(例：Moffatt et al. 2000)。この研究は，そうした議論にどのようにすれば，非専門家の声を反映させることができるかを探究するために行われたものです。また，疫学データが，例えば，日々の行動の指針や健康・病気の自己判断の根拠など，人によってどのように使われるかを検討した研究もあります。また，マスメディアに登場する疫学関連ニュースを内容分析 content analysis した研究も少なくありません(例：Greenberg and Wartenberg 1990)。Bartlettらの研究もその1つで，2つの英国の医学雑誌に出版された論文と2つの主要な新聞に報道された研究を比較分析し，望ましい結果が得られなかったランダム化比較試験や，途上国における研究は，新聞に報道されることが少ないことを明らかにしました(2002)。様々な疫学データについて，それらがどのように報道され，どのように人々に受け止められているかについて，また，疫学に対して社会が抱くイメージが，先進国の間，あるいは先進国と途上国の間でどのように異なるかについて，さらなる研究が必要であると思われます。いくつかの国の医学論文を比較して，疫学データに対する関心の程度が異なることを指摘した論文が出版されています(Takahashi et al. 2001)。

▶疫学者がどのように流行の原因となっているか

　前述した，ランセット誌の「疫学者が流行の原因？」と題する論説に困惑し，また不快に感じる疫学者は少なくないと思われますが，それに賛同する人類学者は実は少なく

ありません。疫学者には心外かもしれませんが，疫学情報が，いわば糸が切れた凧のように，科学的に許される解釈の限度を超えて流布してしまうという事実は，人類学的に非常によく知られた事実だからです。こうして流布する疫学情報には，疫学的に正しい情報もあれば，人々が自分に都合よく解釈した情報も含まれます。人類学的に見れば，疫学は，疾患の原因や予防に関する知識を生み出しますが，同時に，例えば，「安全な」セックスとか，「善玉」コレステロールといったパターン化した観念や，ある種の食品の摂取に伴うリスクと利益についての混乱も生み出します。情報の混乱は，例えば，赤ワインは心疾患のリスクを減らすとされる一方，肝疾患のリスクを高めると言われれば，赤ワインを飲むべきか否かの決断を迫られ，また脂肪摂取が心疾患のリスクを高めると言われれば，バター，マーガリン，あるいは低脂肪の人工バターのどれを買うべきかと悩むことになります。オートミールに若干の心疾患予防効果があるとか，食物繊維に大腸直腸がんの予防効果があるとかいった情報は，ただちに「わが社のシリアル製品 X は，食物繊維を大量に添加しているので，健康によい」といった形で，商業的に利用されることになります。

　疫学が，人々の間に，リスクに対する過剰反応，誤解もしくは混乱を引き起こす原因は，リスクの表現の仕方にもあります。例えば，同じデータを，1つの患者群には「生存確率」として，他の患者群には，「死亡確率」（＝1－生存確率）と表現を変えて提供したとき，それががん治療法の選択（放射線治療 vs. 手術）にどのように影響するかを調べた研究があります（McNeil et al. 1982：1259）。情報を「生存確率」として提供された群では18％，「死亡確率」として提供された群では44％が，放射線治療を選択しました。興味深いことに，医師に同じ調査をしても，それぞれ，16％，50％と非常によく似た結果が得られました。これは，医師を含めて，人々は，「生存確率」を希望，「死亡確率」を絶望の情報として受け止める傾向があることを示唆しています。

　一方，医師は，リスクを，ある患者個人について考える場合と，同じ疾患の患者一般として考える場合とで異なる反応をすることも知られています。Rudelmeier と Tversky（1990）は，医師に対して，ある疾患の治療法について，1人の患者についての考えを聞く質問と，同じ疾患の患者一般についての考えを聞く質問の2つの質問を行いました。その結果を，彼らは次のように報告しています。「医師は，個人として考える場合は，個々の患者に則した判断を行うが，集団として考える場合は，一般的な治療効果基準に従った判断をする」（1990：1163）。この結果は，疫学データは，集団として記述される場合よりも，個別的に記述される場合の方が，医師の臨床により大きな影響を与える可能性があることを示唆しています。疫学者には，リスク情報の質管理だけではなく，リスクの表現の仕方にも配慮が求められるということです。

　リスクの解釈やリスク認知 risk perception に関する心理学的研究では，集団による明確な違いが報告されています。例えば，白人の男性は，白人の女性や非白人の男女よりも，健康に有害な行動によるリスクを低く見なす傾向があるという研究報告があります（Slovic 1997：73）。年齢もリスク認知に影響します。14～22歳にかけての若者は，

くつろぎ感が得られ，気分がよくなることを主な理由として喫煙を開始します。彼らにとって，そのことは，喫煙の健康リスクよりも重要な意味を持つのです。事実，ある研究では，「疫学的情報に基づくリスク認知が，若者の喫煙開始行動を抑制したというエビデンスは存在しない」とされています(Romer and Jamieson 2001b : 70-71)。これに対し，成人では，リスク認知が喫煙量に影響することが知られています(同上 : 71)。こうしたリスク認知の集団格差から考えれば，リスク認知は，個人に固有のものというよりは，文化的に形成されるものと考えられます。

事実，米国における研究では，ほとんどの場合，リスク認知は，2つの要素からなる概念として表現できると結論されています。1つは，それが認知できるものであるかどうか(known：観察可能，曝露したことを自覚できる，影響がすぐに現れる，科学的に証明されている)，もう1つは，それが脅威であるかどうか(dreaded：防ぎようがない，世界に破滅をもたらす，致死的，強制的)ということです。例えば，放射性廃棄物の害は，認知不能で脅威的，核兵器の害は，認知可能で脅威的，自転車の害は，認知可能で非脅威的，飲料水のフッ素添加は，認知不能で脅威的と考えられます(Slovic 1987)。リスク認知を，ポーランド，米国，ハンガリー，ノルウェーで比較した研究では，リスク認知の構成要素は，どの国でもほぼ同じであることが確認されていますが(Goszczynska et al. 1991)，それ以外の国との比較研究はまだ行われていません。

Ⅲ．いくつかの教訓と機会

変数の定義，測定，介入デザインなどを論じた以前の章でも，リスクやコミュニケーションの重要性を常に強調してきましたが，本章では，リスクを3つの側面から論じました。すなわち，第1は，自らの健康リスクを自ら評価しようとする市民の活動と疫学との関わりという観点(市民の疫学)，第2は，医学的には定義できない病みや患いの研究に，疫学的方法をどのように応用できるかという観点(民俗の疫学)，第3は，疫学者と一般の人々の間でどのようにリスクの受け止めが異なるか，つまり，いったんその情報(正確な確率や可能性)が専門家から一般の人々に伝わった後どうなるかという観点です。

「市民の疫学」や「民俗の疫学」の貢献は，疾患や健康の社会的，文化的パターンを，より包括的に捉え，かつ掘り下げ，リスクを，個人的事象ではなく，社会的事象として描いたことであり，それにより，一般の人々の間で，リスクという概念がどのように形成され，どう伝わるか，またどうすればよりよいコミュニケーションが可能かを人々の観点から明らかにしてきたことです。数値やグラフは，リスクコミュニケーションの優れたツールで，チェンバース Robert Chambers らの「参加型農村調査(PRA)」の先駆的業績は，健康の分野にも応用することができます。参加型マッピング(コミュニティの人々自身による地図作成)は，自分の周り(親類，地域)における疾患の頻度を自覚す

るのに役立ち，グラフィックな表現は，教育レベルの低い人々における統計的データの理解の促進に役立ち，研究者とコミュニティの人々の協働を促すための優れたツールとなります。ただし，地図やグラフには，人を惹き付ける強い力がある反面，人々の注意を本来のメッセージとは異なる方向にそらしてしまう危険もあり(Tufte 1983)，また，ある人々にとっては唯一の伝達手段となりますが(Edwards et al. 2002)，一方，他の人々にとっては，幼稚で，表面的で，紛らわしいと見なされることもあるため(Fortin et al. 2001)，それを用いる文脈に注意が必要です。

　疫学データは，学術的発表(本，論文)，マスメディアによる報道，個々の市民による受け止めという流れで伝播し，そのプロセスで様々に「変容」していきます。新しいデータが発表されると，ジャーナリストや一般の人々によって，直ちに「解釈」されますが，その解釈は，どのような行動が危険で，どの程度までのリスクなら受容可能かという受け止め側の信念に基づいてなされるものです。つまり，疫学データは，様々な立場の人々に様々なタイプの反応を引き起こしますが，保健医療の専門家たちも，次第にそれをわきまえるようになり，メディアや一般向けに話をしたり文章を書く場合には，どういう点に注意すればよいかを理解するようになってきています。つまり，結果が絶対的なものではなく，さらなる研究が必要であること，統計学的推定に基づいて，治療や行動についての具体的な勧告をまとめる場合には，データを解釈し過ぎないように注意が払われるようになってきているのです。

参考文献

Chambers R. 1997. *Whose Reality Counts? Putting the First Last.* London: Intermediate Technology Publications.
Douglas M. 1992. *Risk and Blame: Essays in Cultural Theory.* New York: Routledge.
Slovic P. 1987. Perception of risk. *Science* 236:280–285.
Tufte E. R. 1990. *Envisioning Information.* Chesire, CT: Graphics Press.

8 最後に

　疾患は，人間にとって切っても切れない存在であり，罹患した個人に複雑な感情を引き起こしますが，同時に，社会にも強いインパクトを与えます。そのため，疾患は，科学的に描かれるだけではなく，しばしば非常にセンセーショナルに表現されることがあります。例えば，1998年にタイム誌 Time は，「殺人細菌 The Killer Germ：水，食物，プールと，神出鬼没の大腸菌から身を守るために」という，大げさなタイトルの記事を掲載しました。この記事は，次の第1文から始まります。「Tammy Lowery は，自分の腸管で血管が破れ始めているとは夢にも思わなかった。そんな感覚など全くなかったからだ」。この記事には，全般的脅威（「神出鬼没」），個人的曝露の可能性（「水，食物，プール」），特定の人物（Tammy）という3つの要素が含まれています。ジャーナリズムにおけるこうした記事では，具体性を高めて，読者の注目と関心を引くために，しばしば特定の事例を登場させます。そして，その後に，統計的データを引用し，問題の大きさを読者が実感できる（理解できる）ようにするのです。

　保健医療分野の研究者は，こうした，特定の事例と統計的データをミックスするアプローチには一般に非常に否定的です。研究者は，自分の分野の専門家とだけ情報交換をするだけで，一般の人々と関わることはほとんどありません。長い間，研究者はそうした狭い範囲での情報交換を習慣づけられてきたのです。これは，分野間の対話，研究者と一般の人々の対話の場において，すぐに顕（あらわ）になります。こうした対話の中では，事例研究は「単なる逸話 anecdote」，統計家であれば，「論外の数 faceless number」と，ただちに否定されてしまうからです。公衆衛生に関わる研究者や実践者は，事例報告と統計データをお互いを損なうことなく組み合わせる術（すべ）を学ぶ必要があります。最初は難しいかもしれませんが，非常に効果的であることが分かるはずです。

　私は，研究者がジャーナリストのようになるべきだと言っているのではありません。ジャーナリズムは，ニュースや情報を説得力のあるストーリーに仕立て上げる系統的なアプローチで，これに対し研究は，特殊な方法を用いて知識を探究する体系的で系統的な方法です。知識は，伝達されなければ意味がありませんが，理解されなければ，また

意味がありません。エイズ，結核，小児感染症，肺がん，心疾患，脳卒中のように，今日の世界が直面している様々な健康問題の解決のためには，少なくとも多くの分野の知識を動員しなければなりません。その意味で，こうした健康問題の解決に取り組む人々にとっては，どのように分野間の交流，あるいは専門を超えた一般の人々との交流を図るかが重要な課題であり，疫学者も新しいアプローチを学ぶ必要があります（訳注：事例と統計学的データを統合する研究スタイルは，質的方法と量的方法を組み合わせる「ミクストメソッド mixed methods」として，方法論的に普及しつつあります）。（訳注：「現代の医学的研究方法：質的・量的方法，ミクストメソッド，EBP」，木原雅子・木原正博訳，メディカル・サイエンス・インターナショナル，2012 参照）。

　病原性大腸菌流行の疫学的データと Tammy という事例を示すことには，病気の「個人像」と「統計像」を補い合うという意味があります。病気の全体像は，病気の生物学的特性や発生率だけではなく，個人的な経験から成り立っています。もちろん，そうした病気の個人像や統計像との関係，個人的リスクと全体的な脅威との関係は，それほど単純なものではありません。個人像も統計像も複雑なデータから成り立っているからです。例えば，統計像に関して言えば，質問票による疫学データは，研究参加者の行動や反応，測定における研究者の先入観などを通して，社会文化的影響を受け，個人像もその個人の置かれた社会文化的文脈に影響を受けます。病気の統計像と個人像の違いは，その見かけよりも，もっと複雑だということです。

　本書では，人類学と疫学の理論や方法を用いた多くの学際的研究の事例を紹介してきました。多分野の研究者からなるチームによって，多くの地域で学際的な研究が始められつつあります。しかし，重要なことは，**研究者が，1つの分野だけではなく，複数の分野の方法や理論に精通し，使うことができること**，つまり，行動変容の動機を理解するために，疫学者がエスノグラフィの手法を身に付け，人類学者が，民俗的病みや患いの原因を明らかにするために，ケースコントロール研究を実施するといったことです。本書で紹介した学際的な研究には，多分野の教育を受けた研究者が1人で実施したもの，多分野の研究者が方法を共有し合って実施したもの，新しい分野（例：市民の疫学）を提唱した研究チームによって行われたものと，様々なタイプがあります。

　2001 年に米国で，炭疽菌事件が起きた後，ニューヨーカー誌 New Yorker は，ある女性がお洒落なパーティで，他の出席者に，「彼女のお付きの疫学者」を紹介している漫画を掲載しました。疫学者という研究職が一般にはまだあまり知られていなかったことを示すエピソードですが，今や，疫学は世の中に不可欠であり，最近の，「エビデンスに基づく医療 evidence-based medicine (EBM)」の発展によって，臨床医学誌などでさらにその存在感を高めつつあります。しかし，臨床医が，自分の臨床的判断，したがって，自分が受けた臨床的トレーニングの正統性を RCT の論理に基づいて評価しようとする傾向が強まるにつれて，医学の分野で，興味深い議論が生じつつあります。1つは，医学教育領域における，医学教育のカリキュラムの効果を RCT で評価すべきかどうかという議論（Prideaux 2002），もう1つは，精神医学領域における，RCT の結果だけで

はなく，個々の患者に対する専門家としての判断(専門性 expertise)を尊重すべきだ(Williams and Garner 2002)という議論です．妥当な知識とは何か，これは，科学的問いであると同時に，文化的問いであり，その答えは，時とともに変わっていくものです．

I．疫学，証明，判断

> Greenberg はこう言った．「もちろん，その中年の男性たちが，全員テーブルに座って，全員がある容器から1匙の塩を，自分のオートミールにかけたといった具体的情報があれば，それはそれでよかったかもしれないが，しかしそれは実は問題ではない．それしか考えられない，それ以外に説明しようがないからだ」(Roueché 1947[1980]：1-12)．

　ニューヨーカー誌上の Annals of Medicine 誌のコラムを30年にわたって担当してきた Berton Roueché は，州の保健局とアトランタの感染症センター(現在の疾病管理予防センターの前身)によって行われた病気のアウトブレイクの調査をドラマティックに描いてきました．推理作家で物語作家でもあった彼は，充血吸虫症，旋毛虫病，炭疽病，ヒストプラズマ症，野兎病，などの感染症や，その他米国では稀な疾患の小さなアウトブレイクに対する疫学者の活躍を題材に，2世代にわたる New Yorker 誌の読者に，疫学とは何かを知らしめる役割を果たしました．

　例えば，Roueché は，地元の病院に担ぎこまれた11人の真っ青な男性患者の例を取り上げて，疫学者がどのようにその謎を解いたかを描いて見せました．それは，1944年のことでした．ニューヨーク市で，11人の高齢の浮浪者が突然チアノーゼを呈して倒れ，1人が死亡しました．疫学的な調査の結果，全員が同じレストランでオートミールを食べて30分後に重体に陥っていることから，ある種の食中毒であることが推定され，最終的に亜硝酸ナトリウムが原因であることが突きとめられました．この物質は，戦時中に，硝酸ナトリウムの代用として，食品の防腐剤として使われていた有毒物質でした．事件の起きたレストランでは，その瓶を棚の高いところに保管していましたが，ある料理人が，それを食塩と間違えて，オートミールの鍋の中に入れたばかりか，レストランの1つのテーブルの卓上塩にも混ぜてしまったのです．オートミールだけでは，亜硝酸ナトリウムの摂取量は中毒量には達しないため，疫学者は，症状が現れた人は，亜硝酸ナトリウムの混じった卓上塩を使ったに「違いない」と結論したのです．

　この事例は，サイエンスや疫学的調査にも，人間的判断が重要な役割を果たすことを明瞭に示しています．11名は，全員オートミールを食べていましたが，症状が軽かった人は，卓上塩使用の有無を尋ねようとした時点では，もう退院してしまっていたため，疫学者は，病気の起こり方のパターン，レストランでのフィールドワーク，検体検査の結果などを総合して，卓上塩が重症化の原因に「違いない」と推論したのです．この推

論には，多少の矛盾がありましたが，疫学者は，決定的ではないが，因果の連鎖を「蓋然性高く morally certain」特定できたと主張しました。この「蓋然性高く」という表現は，19世紀の表現で，「合理的な疑いを挟む余地のない程度に proof beyond a reasonable doubt」ということ，つまり，完全な証明ではなく，合理的判断であることを意味するものです。疫学では，合理的判断は，一般には，統計学的な要約量に基づいて行われます。例えば，喫煙者と非喫煙者の間に見られる肺がん患者の割合の違いが，どれほどの確率で偶然のみによると言えるかを計算します。しかし，確率である以上，常に不確実性が伴います。タバコ会社は，訴訟でその点を鋭く突いてきました。疫学者の言う蓋然性と社会が求める証明との違いは，疫学の抱える根本的な問題と言っても過言ではありません。

　現代の疫学が抱えるこうした問題は，皮肉にも，疫学が人間の主要な疾患の重要なリスクファクターを次々に明らかにしてきたこと自体に原因があります。そうした重要なリスクファクター発見の時代はもうほぼ終わってしまったからです。喫煙者と非喫煙者の間で，16倍もの違いがあるような物質や行動は極めて限られており，今日探究される健康リスクは，多要因で，そのリスク比は10倍や16倍ではなく，せいぜい2～3倍程度に過ぎません(Taubes 1995)。それより小さいリスクは，研究デザインや分析における偶然やバイアスによる可能性があり，公表されても，多少注目されればよい方で，社会から一顧だにされないことも少なくありません。しかし，疫学者の数は増える一方で，小さなリスクを取り沙汰している状況にあります。

　しかし，仮に大きなリスクファクターが見つかったとしても，その知見をすぐに効果的な治療や政策に生かすことができる訳ではありません。今日の疫学が直面する問題は，疫学的知見を，いかに行動変容につなげることができるかということです。そのためには，大胆さと謙虚さの両方が求められます。

Ⅱ. 疫学と人類学の有益な共同のために

　過去1世紀の間に，集団の健康を記述，あるいは改善することを目的とした多くの新しい学際的なプロジェクトが試みられ，成功を収めてきました。21世紀の初頭から，慢性疾患，感染症，子どもや成人の生存に関わる国際的な課題に対する，大規模な国際的資金援助が行われるようになりましたが，その中で，人類学者の参加が増えていきました。米国人類学会のニュースレターでも，医療人類学の大学院教育では，基礎および応用レベルの疫学をコアカリキュラムの一部に採用することが推奨されています(American Anthropological Association 1993, 1994)。疫学との共同の必要性を認める人類学者の数も多く，かつ増加しつつあります(Trostle and Sommerfeld 1996 を参照)。そして，米国疾病管理予防センター(CDC)に雇用される人類学者の数も，1996年の19人から，2001年の43人へと短期間に大きく増えました(J. Carey の 2001年の私信)。

日常的にとまでは行きませんが，医療人類学者と疫学者の共同プロジェクトは確実に増加しつつあるのです。

本書では，人類学者と疫学者による学際的プロジェクトの例を数多く紹介してきましたが，その中で強調してきたのは，一方の分野が，自分の分野の知識や方法の優位性に固執することは，非生産的だということです。各章で，これまで見てきた様々な共同プロジェクトの例から分かるように，疫学と人類学の違いは固い壁のような境界ではなく，いわば半透膜のようなものです。歴史的に見ても，人類学と疫学が共同したプロジェクトは少なくなく，その多くは，人の健康と，社会的，文化的要因の関わりに関するもので，過去 70 年の間に，多くの成功事例が蓄積されてきました。リサーチクエスチョンをどのように立て，変数をどう定義するかが，共同を成功させる上での重要な鍵となります。疫学で一般に使われている，「時」，「人」，「場所」の概念は非常に機械的なものですが，本書によって，それに新しい意味を吹き込むことができたのではないかと考えています。そして，これらの概念間のオーバーラップに関する探究は，今後，人類学と疫学が共同して取り組むべき重要なテーマと考えられます。例えば，ある場所を場とする人的ネットワークにおいて，「人」と「場所」の概念がどのように融合されているか，アイデンティティと健康の関連に関する研究で，「人」と「時」の概念がどう共存しているか，社会的，文化的文脈と行動や健康に関する研究において，「場所」と「時」がどのように相互作用するかといったことです。人間の行動は，偶然に起こるものではありません。社会的，文化的文脈が，行動，健康リスク，疾患の予後を規定するのです。

データ収集も，人類学と疫学が共同する余地の大きな領域の 1 つです。データ収集を「社会的交換」のプロセスと考えることによって，そこに社会や文化の影響を見ることができるようになります。そうした影響は，例えば，データ収集のツール（例：質問票）がどのように開発あるいは選択されるか，そのプロセスあるいは調査参加者の反応などにそれが現れます。一方，研究デザインは，次第に複雑化しており，分子生物学的，生理学的，家族的，コミュニティ的，社会経済的など，疾患の発生に関連するあらゆるレベルの情報を取り込むようになりつつあります。コミュニティレベルの介入は，そうした複雑な研究デザインの例であり，どのような行動戦略が有効かと，コミュニティがどう構築されているかを同時に明らかにすることができるという，二重の意味での価値があります。デザインが複雑なほど，多くの分野の共同が必要となりますが，共同を成功させるためには，他の分野の研究者が何を必要とし，何を大切と考えているかを知らねばなりません。具体的には，他の分野の研究デザインやデータ収集法について，基本的な知識を持つことが必要です。

「市民の疫学」や「民俗の疫学」で見たように，疫学者と人類学者は，その共同プロジェクトにおいて，一般の人々にどのように研究に参加してもらうか，人々のニーズに応えるために，どのように自分の分野の方法を応用できるかを模索しつつあります。こうした新しい試みは，研究だけではなく，研究者間あるいは研究者と一般の人々の間のコミュニケーションのあり方に新しい機会を拓くことが期待されます。コミュニ

ケーションにおいては，個別事例（個人像）と統計データ（統計像）の組み合わせは強力な戦略であり，今後いっそうその重要性が増すと思われ，グラフや地図の使用もそれに役立つツールとなることでしょう。

　文化疫学 cultural epidemiology と社会疫学 social epidemiology は，ある意味で共通する部分があります．本書では，疫学とは，実は文化的な営みであることを論じてきました．変数が定義され，測定され，結果が定量化され，分析され，発表され，政策が作られますが，この背後にはすべて，ある文化的前提が潜んでいるからです．文化疫学では，測定，因果推論，介入デザインは，すべて，演繹や合理的意志決定だけではなく，社会文化的信念や習慣の影響を受けると考えます．

　また，文化疫学は，集団の健康パターンが，個人の意志決定の集まりからどのように構築されるかを記述します．錠剤の方が注射よりよく効くかどうか，いつどこで喫煙は認められるべきか，人は1日にどれほど運動をするべきかなど，あらゆる考えは文化の影響を受けており，そうして決定される，何千という個々人の行動が集まって，集団としての，症状のパターン，発生率，致死率といったデータが形成されていくのです．

　しかし，文化は，個人の考えや判断の単なる集合ではなく，肌の色，宗教，カーストなどで序列化された人間の集合でもあり，それによって，資源へのアクセスも影響を受けます．文化はまた，どれほどの資金を病院あるいは兵器に使うか，どういう場合に健康問題が勃発したと見なすか，どのような疾病や不満を優先的に解決するかといった様々な決定によって構築されます．こうした決定のあり方を問うことが，疫学と文化の研究における最大の課題と言っても過言ではありません．

参考文献

Abramson J. H. and Z. H. Abramson. 1999. *Survey Methods in Community Medicine: Epidemiological Studies, Programme Evaluation, Clinical Trials.* Edinburgh: Churchill Livingstone.

―――. 2001. *Making Sense of Data: A Self-Instruction Manual on the Interpretation of Epidemiologic Data.* Oxford: Oxford University Press.

Ackerknecht E. H. 1948. Anticontagionism between 1821 and 1867. *Bulletin of the History of Medicine* 22:562–593.

―――. 1953. *Rudolf Virchow: Doctor, Statesman, Anthropologist.* Madison: University of Wisconsin Press.

―――. 1967. *Medicine at the Paris Hospital, 1794–1848.* Baltimore: The Johns Hopkins University Press.

Adair J. and K. W. Deuschle. 1970. *The People's Health: Medicine and Anthropology in a Navajo Community.* New York: Appleton-Century-Crofts.

Agar M. 1996. Recasting the "ethno" in "epidemiology." *Medical Anthropology* 16:391–403.

Ahdieh L. and R. A. Hahn. 1996. Use of the terms "race," "ethnicity," and "national origins": a review of articles in the American Journal of Public Health, 1980–1989. *Ethnicity and Health* 1:95–98.

Almeida Filho N. 1992. *Epidemiología sin números.* (Epidemiology without Numbers.) Washington, DC: Pan American Health Organization.

American Anthropological Association. *Anthropology Newsletter.* May 1993, pp. 15–16; September 1993, pp. 41–42; and April 1994, pp. 31–32.

Anderson M. R. and S. Moscou. 1998. Race and ethnicity in research on infant mortality. *Family Medicine* 30:224–227.

Armelagos G. J. and A. H. Goodman. 1998. Race, Racism, and Anthropology. In *Building a New Biocultural Synthesis: Political-Economic Perspectives on Human Biology.* A. H. Goodman and T. L. Leatherman, eds. Pp. 359–377. Ann Arbor: University of Michigan Press.

Asad T. 1994. Ethnographic representation, statistics, and modern power. *Social Research* 61:55–88.

Atrostic B. K., N. Bates, G. Burt, A. Silberstein, and F. Winters. 1999. Nonresponse in federal household surveys: new measures and new insights. Paper presented at the International Conference on Survey Nonresponse, Portland, Oregon, October 1999. Available online at: http://www.jpsm.umd.edu/icsn/papers/atrostic.htm#_ftn1. Accessed October 2001.

Audy J. R. 1958. Medical ecology in relation to geography. *British Journal of Clinical Practice* 12:102–110.

Austin H., H. A. Hill, D. Flanders, and R. S. Greenberg. 1994. Nonparticipation of eligible controls may bias results. Limitations in the application of case-control methodology. *Epidemiologic Reviews* 16:65–76.

Baer H., M. Singer, and I. Susser. 1997. *Medical Anthropology and the World System.* New York: Greenwood.

Bartlett C., J. Sterne, and M. Egger. 2002. What is newsworthy? Longitudinal study of the reporting of medical research in two British newspapers. *British Medical Journal* 325:81–84.

Beals B. 1953. Acculturation. In *Anthropology Today.* A. L. Kroeber, ed. Pp. 621–641. Chicago: University of Chicago Press.

Béhague D. P., C. G. Victora, and F. C. Barros. 2002. Consumer demand for caesarean sections in Brazil: informed decision making, patient choice, or social inequality? A population based birth cohort study linking ethnographic and epidemiological methods. *British Medical Journal* 324:942–947.

Béland Y., J. Dufour, and M. Hamel. 2001. Preventing non-response in the Canadian Health Survey. Proceedings of Statistics Canada's Symposium 2001, Achieving Data Quality in a Statistical Agency. Catalogue No.: 11-522-XIE, Ottawa, September 2002. Available online at: http://www.statcan.ca/english/conferences/symposium2002/session9/s9d.pdf. Accessed April 2003.

Bell C. M. and D. A. Redelmeier. 2001. Mortality among patients admitted to hospitals on weekends as compared with weekdays. *New England Journal of Medicine* 345:663–668.

Bentley M. E. 1992. Household behaviors in the management of diarrhea and their relevance for persistent diarrhea. *Acta Paediatrica* 381 (Suppl):49–54.

Beran R. G., J. Michelazzi, L. Hall, P. Tsimnadis, and S. Loh. 1985. False-negative response rate in epidemiologic studies to define prevalence ratios of epilepsy. *Neuroepidemiology* 4:82–85.

Berkman L. F. and S. L. Syme. 1979. Social networks, host resistance, and mortality: a nine-year follow-up of Alameda County residents. *American Journal of Epidemiology* 109:186–204.

Berkman L. F. and I. Kawachi, eds. 2000. *Social Epidemiology*. Oxford: Oxford University Press.

Berney L. R. and D. B. Lane. 1997. Collecting retrospective data: accuracy of recall after 50 years judged against historical records. *Social Science and Medicine* 45:1519–1525.

Bewell A. 1999. *Romanticism and Colonial Disease*. Baltimore: The Johns Hopkins University Press.

Black N. 1994. Why we need qualitative research. *Journal of Epidemiology and Community Health* 48:425–426.

Blalock H. M. 1968. The Measurement Problem: A Gap between the Languages of Theory and Research. In *Methodology in Social Research*. H. M. Blalock and A. B. Blalock, eds. Pp. 5–27. New York: McGraw-Hill.

———. 1990. Auxiliary Measurement Theories Revisited. In *Operationalization and Research Strategy*. J. J. DeJong-Gierveld and J. Hox, eds. Pp. 33–48. Amsterdam: Swets and Zeitlinger.

Blankenship K. M., S. J. Bray, and M. H. Merson. 2000. Structural interventions in public health. *AIDS* 14 (Suppl 1):S11–S21.

Blumenthal D., E. G. Campbell, M. S. Anderson, N. Causino, and K. S. Louis. 1997. Withholding research results in academic life science: evidence from a national survey of faculty. *Journal of the American Medical Association* 277:1224–1228.

Boerma J. T., R. E. Black, A. E. Sommerfelt, S. O. Rutstein, and G. T. Bicego. 1991. Accuracy and completeness of mothers' recall of diarrhoea occurrence in pre-school children in demographic and health surveys. *International Journal of Epidemiology* 20:1073–1080.

Borroto R. J. and R. Martinez Piedra. 2000. Geographical patterns of cholera in Mexico, 1991–1996. *International Journal of Epidemiology* 29:764–772.

Bourgois P. 1999. Theory, method, and power in drug and HIV-prevention research: a participant-observer's critique. *Substance Use and Misuse* 34:2155–2172.

———. 2002. Anthropology and epidemiology on drugs: the challenges of cross-methodological and theoretical dialogue. *International Journal of Drug Policy* 13:259–269.

Breilh J. 1994. Nuevos Conceptos y Técnicas de Investigación [New Research Concepts and Techniques]. Serie: "Epidemiología Crítica [Series: Critical Epidemiology]," No. 3. Quito, Ecuador: Centro de Estudios y Asesoría en Salud.

Brewster K. L. 1994. Neighborhood context and the transition to sexual activity

among young black women. *Demography* 31:603–614.
Briggs C. L. 1999. Lessons in the time of cholera. In Infectious Diseases and Social Inequality in Latin America: From Hemispheric Insecurity to Global Cooperation. Latin American Program, Working Paper Series no. 239. Pp. 1–30. Washington, DC: Woodrow Wilson International Center for Scholars.
Briggs C. L. and C. Mantini-Briggs. 2003. *Stories in the Time of Cholera.* Berkeley: University of California Press.
Brooks-Gunn J., P. Duncan, P. K. Klebanov, and N. Sealand. 1993. Do neighborhoods influence child and adolescent development? *American Journal of Sociology* 99:353–395.
Brown P. 1992. Popular epidemiology and toxic waste contamination: lay and professional ways of knowing. *Journal of Health and Social Behavior* 33:267–281.
Brown P., E. J. Mikkelsen, and J. Harr. 1990. *No Safe Place: Toxic Waste, Leukemia, and Community Action.* Berkeley: University of California Press.
Buck A. A., R. I. Anderson, K. Kawata, R. A. Ward, T. T. Sasaki, and F. M. Amin. 1972. *Health and Disease in Rural Afghanistan.* Baltimore: York Press.
Buck A. A., R. I. Anderson, T. T. Sasaki, and K. Kawata. 1970. *Health and Disease in Chad: Epidemiology, Culture, and Environment in Five Villages.* Baltimore: The Johns Hopkins University Press.
Buck A. A., T. T. Sasaki, and R. I. Anderson. 1968. *Health and Disease in Four Peruvian Villages: Contrasts in Epidemiology.* Baltimore: The Johns Hopkins University Press.
Burrage H. 1987. Epidemiology and community health: a strained connection? *Social Science and Medicine* 25:895–903.
Caplan P. 2000. Introduction: Risk Revisited. In *Risk Revisited.* P. Caplan, ed. Pp. 1–28. London: Pluto Press.
Casper M. 1997. Feminist politics and fetal surgery: adventures of a research cowgirl on the reproductive frontier. *Feminist Studies* 23:232–263.
Cassel J. C. 1955. A Comprehensive Health Program among South African Zulus. In *Health, Culture, and Community. Case Studies of Public Reactions to Health Programs.* B. D. Paul, ed. Pp. 15–41. New York: Russell Sage Foundation.
———. 1962. Cultural Factors in the Interpretation of Illness. A Case Study. In *A Practice of Social Medicine.* S. L. Kark and G. W. Steuart, eds. Pp. 238–244. Edinburgh: E. & S. Livingstone.
———. 1964. Social science theory as a source of hypotheses in epidemiological research. *American Journal of Public Health* 54:1482–1488.
———. 1976. The contribution of the social environment to host resistance. *American Journal of Epidemiology* 104:107–123.
Cassel J. C. and H. A. Tyroler. 1961. Epidemiological studies of culture change I: health status and recency of industrialization. *Archives of Environmental Health* 3:25–33.
Cassel J. C., R. C. Patrick Jr., and C. D. Jenkins. 1960. Epidemiologic analysis of the health implications of culture change. A conceptual model. *Annals of the New York Academy of Sciences* 84:938–949.
Caudill W. 1953. Applied Anthropology in Medicine. In *Anthropology Today.* A. L. Kroeber, ed. Pp.771–806. Chicago: University of Chicago Press.
Centers for Disease Control and Prevention. 1992. *Principles of Epidemiology.* 2nd edition. Self-Study Course 3030-G. Atlanta: Centers for Disease Control.
———. 1993. Monthly Vital Statistics Report 42, no. 2(S), July 8. Available online at: http://www.cdc.gov/nchs/data/mvsr/supp/mvsr42_2sjulacc.pdf. Accessed December 2001.
———. 2003. *Cholera: Technical Information.* Division of Bacterial and Mycotic Diseases. Available online at: http://www.cdc.gov/ncidod/dbmd/diseaseinfo/cholera_t.htm. Accessed June 2004.
Chambers R. 1997. What Works and Why? In *Whose Reality Counts? Putting the*

First Last. Pp. 130–161. London: Intermediate Technology Publications.

Chen K. H. and G. F. Murray. 1976. Truths and Untruths in Village Haiti: An Experiment in Third World Survey Research. In *Culture, Natality and Family Planning*. J. F. Marshall and S. Polgar, eds. Pp. 241–262. Chapel Hill: University of North Carolina Press.

Chiahemen J. 1995. It is much more frightening... the spread has begun. *The Independent* (London) May 14:1.

Chrisman N. J. 1977. The health seeking process: an approach to the natural history of illness. *Culture, Medicine and Psychiatry* 1:351–377.

Cohen M. N. 1989. *Health and the Rise of Civilization*. New Haven, CT: Yale University Press.

Coimbra C. Jr. and J. Trostle, eds. 2004. *Abordagens Antropológicas em Epidemiologia* [Anthropological Approaches to Epidemiology]. Rio de Janeiro: Editora Fiocruz.

Corbett K. K. 2001. Susceptibility of youth to tobacco: a social ecological framework for prevention. *Respiration Physiology* 128:103–118.

Cosminsky S., M. Mhloyi, and D. Ewbank. 1993. Child feeding practices in a rural area of Zimbabwe. *Social Science and Medicine* 36:937–947.

Crane J. 1991. The epidemic theory of ghettos and neighborhood effects on dropping out and teenage childbearing. *American Journal of Sociology* 96:1226–1259.

Creamer G., N. León, M. Kenber, P. Samaniego, and G. Buchholz. 1999. Efficiency of hospital cholera treatment in Ecuador. *Revista Panamericana de Salud Publica* 5:77–87.

Cueto M. 1997. *El Regreso de las Epidemias: Salud y Sociedad en el Perú del Siglo XX* [The Return of Epidemics: Health and Society in Twentieth-Century Peru]. Lima: Instituto de Estudios Peruanos.

Davey Smith G. and E. Susser. 2002. Zena Stein, Mervyn Susser, and epidemiology: observation, causation and action. *International Journal of Epidemiology* 31:34–37.

Davey Smith G., M. J. Shipley, and G. Rose. 1990. Magnitude and causes of socioeconomic differentials in mortality: further evidence from the Whitehall Study. *Journal of Epidemiology and Community Health* 44:265–270.

Davidoff F., C. D. DeAngelis, J. M. Drazen, M. G. Nicholls, J. Hoey, L. Hojgaard, R. Horton, S. Kotzin, M. Nylenna, A. J. Overbeke, H. C. Sox, M. B. Van Der Weyden, and M. S. Wilkes. 2001. Sponsorship, authorship, and accountability. *New England Journal of Medicine* 345:825–826.

Dawson R. J. M. 1995. The "unusual episode" data revisited. *Journal of Statistics Education* 3. Available online at: http://www.stat.unipg.it/ncsu/info/jse/v3n3/datasets.dawson.html. Accessed March 2001.

Day S. J. and D. G. Altman. 2000. Blinding in clinical trials and other studies. *British Medical Journal* 321:504.

Denberg T., M. Welch, and M. D. Feldman. 2003. Cross-cultural communication. In *Behavioral Medicine in Primary Care*. M. D. Feldman and J. F. Christensen, eds. Pp. 103–113. New York: McGraw-Hill.

DiGiacomo S. 1999. Can there be a "cultural epidemiology?" *Medical Anthropology Quarterly* 13:436–457.

Donkin A., Y. H. Lee, and B. Toson. 2002. Implications of changes in the U.K. social and occupational classifications in 2001 for vital statistics. The effect of three innovations in the reporting of vital statistics. *Population Trends* 107:23–29. Available online at: http://www.statistics.gov.uk/articles/population_trends/sococclassifications_pt107.pdf. Accessed May 2004.

Donovan J., N. Mills, M. Smith, L. Brindle, A. Jacoby, T. Peters, S. Frankel, D. Neal, F. Hamdy, and P. Little. 2002. Improving design and conduct of randomised trials by embedding them in qualitative research: ProtecT (prostate testing for cancer and treatment) study. *British Medical Journal* 325:766–770.

Douglas M. 1992. *Risk and Blame: Essays in Cultural Theory*. London: Routledge.

Downey A. M., S. J. Virgilio, D. C. Serpas, T. A. Nicklas, M. L. Arbeit, and G. S. Berenson. 1988. "Heart Smart" – a staff development model for a school-based cardiovascular health intervention. *Health Education* 19:64–71.

Dressler W. W. 1999. Modernization, stress, and blood pressure: new directions in research. *Human Biology* 71:583–605.

Dressler W. W., J. E. Dos Santos, and M. C. Balieiro. 1996. Studying diversity and sharing in culture: an example of lifestyle in Brazil. *Journal of Anthropological Research* 52:331–353.

Dressler W. W., M. C. Balieiro, and J. E. Dos Santos. 1997. The cultural construction of social support in Brazil: associations with health outcomes. *Culture, Medicine and Psychiatry* 21:303–335.

Dunn F. L. 1979. Behavioral aspects of the control of parasitic diseases. *Bulletin of the World Health Organization* 57:499–512.

Dunn F. L. and C. R. Janes. 1986. Introduction: medical anthropology and epidemiology. In *Anthropology and Epidemiology: Interdisciplinary Approaches to the Study of Health and Disease*. C. R. Janes, R. Stall, and S. Gifford, eds. Pp. 3–34. Dordrecht, The Netherlands: Reidel.

Durkheim E. 1951 [1897]. *Suicide: A Study in Sociology*. Rev. edition. (1st French ed., 1897.) J. A. Spaulding and G. Simpson, trans. Glencoe, IL: The Free Press.

Edwards A. 2003. Communicating risks. *British Medical Journal* 327:691–692.

Edwards A., G. Elwyn, and A. Mulley. 2002. Explaining risks: turning numeric data into meaningful pictures. *British Medical Journal* 324:827–830.

Ene-Obong H. N., C. U. Iroegbu, and A. C. Uwaegbute. 2000. Perceived causes and management of diarrhoea in young children by market women in Enugu State, Nigeria. *Journal of Health, Population and Nutrition* 18:97–102.

Engle P. L. and J. B. Lumpkin. 1992. How accurate are time-use reports – effects of cognitive enhancement and cultural-differences on recall accuracy. *Applied Cognitive Psychology* 6:141–159.

Epstein P. R. 1992. Cholera and the environment: an introduction to climate change. Unpublished manuscript. Boston: Harvard Medical School.

Ernster V., N. Kaufman, M. Nichter, J. Samet, and S. Y. Yoon. 2000. Women and tobacco: moving from policy to action. *Bulletin of the World Health Organization* 78:891–901.

Evans-Pritchard E. E. 1937. *Witchcraft, Oracles and Magic among the Azande*. Oxford: Clarendon Press.

Farmer P. 1993. *AIDS and Accusation: Haiti and the Geography of Blame*. Berkeley: University of California Press.

―――. 1999. Hidden epidemics of tuberculosis. In Infectious Diseases and Social Inequality in Latin America: From Hemispheric Insecurity to Global Cooperation. Latin American Program, Working Paper Series no. 239. Pp. 31–55. Washington, DC: Woodrow Wilson International Center for Scholars.

―――. 1999. *Infections and Inequalities: The Modern Plagues*. Berkeley: University of California Press.

―――. 2003. *Pathologies of Power: Health, Human Rights, and the New War on the Poor*. Berkeley: University of California Press.

Farquhar J. W., N. Maccoby, P. D. Wood, J. K. Alexander, H. Breitrose, B. W. Brown Jr., W. L. Haskell, A. L. McAlister, A. J. Meyer, J. D. Nash, and M. P. Stern. 1977. Community education for cardiovascular health. *Lancet* 1:1192–1195.

Ferguson S. A., D. F. Preusser, A. K. Lund, P. L. Zador, and R. G. Ulmer. 1995. Daylight saving time and motor vehicle crashes: the reduction in pedestrian and vehicle occupant fatalities. *American Journal of Public Health* 85:92–95.

Fernández-Marina R. 1961. The Puerto Rican Syndrome. *Psychiatry* 24:79–82.

Fikree F. F., R. H. Gray, and F. Shah. 1993. Can men be trusted? A comparison of pregnancy histories reported by husbands and wives. *American Journal of Epidemiology* 138:237–242.

First Nations and Inuit Regional Health Survey National Steering Committee. 1999. First Nations and Inuit Regional Health Survey National Report. Available online at: http://www.afn.ca/Programs/Health%20Secretariat/PDF's/title.pdf. Accessed September 2001.

Fleck A. C. and F. A. J. Ianni. 1958. Epidemiology and anthropology: some suggested affinities in theory and method. *Human Organization* 16:38–40.

Fortin J. M., L. K. Hirota, B. E. Bond, A. M. O'Connor, and N. F. Col. 2001. Identifying patient preferences for communicating risk estimates: a descriptive pilot study. *BMC Medical Informatics and Decision Making* 1:2. Available online at: http:www.biomedcentral.com/1472-6947/1/2.

Fortmann S. P. and A. N. Varady. 2000. Effects of a community-wide health education program on cardiovascular disease morbidity and mortality: the Stanford Five-City Project. *American Journal of Epidemiology* 152:316–323.

Fortmann S. P., J. A. Flora, M. A. Winkleby, C. Schooler, C. B. Taylor, and J. W. Farquhar. 1995. Community intervention trials: reflections on the Stanford Five-City Project experience. *American Journal of Epidemiology* 142:576–586.

Foucault M. 1973. *The Birth of the Clinic. An Archaeology of Medical Perception.* A. M. Sheridan Smith, trans. New York: Vintage Books.

Frankel S., C. Davison, and G. Davey Smith. 1991. Lay epidemiology and the rationality of responses to health education. *British Journal of General Practice* 41:428–30.

Frankenberg R. 1988. Risks: corporeal, somatic or incarnate? Responses: natural, clinical or social? Unpublished manuscript. University of Keele, UK: Centre for Medical Social Anthropology.

———. 1993. Risk: Anthropological and Epidemiological Narratives of Prevention. In *Knowledge, Power, and Practice: The Anthropology of Medicine in Everyday Life.* S. Lindenbaum and M Lock, eds. Pp. 219–242. Berkeley: University of California Press.

Fraser W., R. H. Usher, F. H. McLean, C. Bossenberry, M. E. Thomson, M. S. Kramer, L. P. Smith, and H. Power. 1987. Temporal variation in rates of cesarean section for dystocia: does "convenience" play a role? *American Journal of Obstetrics and Gynecology* 156:300–304.

Frenk J., T. Frejka, J. L. Bobadilla, C. Stern, R. Lozano, J. Sepulveda, and M. Jose. 1991. La transición epidemiológica en America Latina [The epidemiologic transition in Latin America]. *Boletin de la Oficina Sanitaria Panamericana* 111:485–496.

Gall N. 1993. *The Death Threat, Part of a Broader Study of Chronic Inflation as Systemic Failure: Latin America and the Polarization of the World Economy.* São Paulo: Fernand Braudel Institute of World Economics.

Gallerani M., R. Manfredini, L. Ricci, E. Grandi, R. Cappato, G. Calo, P. L. Pareschi, and C. Fersini. 1992. Sudden death from pulmonary thromboembolism: chronobiological aspects. *European Heart Journal* 13:661–665.

Galton Francis. 1872. A statistical inquiry into the efficacy of prayer. *Fortnightly Review, New Series* 12:125–135.

García Márquez G. 1989. *Love in the Time of Cholera.* Edith Grossman, trans. New York: Penguin Books.

Geertz, C. 1973. *The Interpretation of Cultures.* New York: Basic Books.

Geiger H. J. 1971. A Health Center in Mississippi – A Case Study in Social Medicine. In *Medicine in a Changing Society.* L. Corey, S. E. Saltman, and M. F. Epstein, eds. Pp. 157–167. St. Louis: C. V. Mosby.

———. 1984. Community Health Centers: Health Care as an Instrument of Social Change. In *Reforming Medicine: Lessons of the Past Quarter Century.* V. W. Sidel and R. Sidel, eds. Pp. 11–32. New York: Pantheon Books.

———. 1993. Community-oriented primary care: the legacy of Sidney Kark.

American Journal of Public Health 83:946–947.

Gettleman J. 2002. Setting course for adventure, with Imodium. *New York Times*, December 8:A37.

Gibbs W. W. 1995. Lost science in the Third World. *Scientific American* 273:76–83.

Gifford S. M. 1986. The Meaning of Lumps: A Case Study of the Ambiguities of Risk. In *Anthropology and Epidemiology*. C. R. Janes, S. M. Gifford, and R. Stall, eds. Pp. 213–246. Dordrecht, The Netherlands: D. Reidel Publishing.

Gilman R. H., G. S. Marquis, G. Ventura, M. Campos, W. Spira, and F. Diaz. 1993. Water cost and availability: key determinants of family hygiene in a Peruvian shantytown. *American Journal of Public Health* 83:1554–1558.

Glass R. I. and R. E. Black. 1992. The Epidemiology of Cholera. In *Cholera*. D. Barua and W. B. Greenough, eds. Pp. 129–154. New York: Plenum.

Global Task Force on Cholera Control. 1993. Guidelines for cholera control. Revised 1992. WHO/CDD/SER PO4 REV3 1992. Geneva: World Health Organization (WHO).

Good B. J. 1997. Studying mental illness in context: local, global, or universal? *Ethos* 25:230–248.

Goodman, A. H. 1997. Bred in the Bone? *Sciences* 37:20–25.

Goodnough A. 1998. Tracking cancer as never before. *New York Times*, April 26:A30.

Gordon J. E. 1953. Evolution of an Epidemiology of Health, Parts I, II, and III. In *The Epidemiology of Health*. I. Galdston, ed. Pp. 24–73. New York: New York Academy of Medicine.

———. 1958. Medical ecology and the public health. *American Journal of the Medical Sciences* 235:336–359.

Goszczynska M., T. Tyszka, and P. Slovic. 1991. Risk perception in Poland: a comparison with three other countries. *Journal of Behavioral Decision Making* 4:179–193.

Gottschang S. Z. 2000. Reforming Routines: A Baby-Friendly Hospital in Urban China. In *Global Health Policy, Local Realities*. L. M. Whiteford and L. Manderson, eds. Pp. 265–287. Boulder: Lynne Rienner Publishers.

Gotuzzo E., J. Cieza, L. Estremadoyro, and C. Seas. 1994. Cholera: lessons from the epidemic in Peru. *Infectious Disease Clinics of North America* 8:183–205.

Government of South Africa. 2001. South Africa: Evaluation of the New Death Notification Form [BI 1663]. Available online at: http://www.doh.gov.za/nhis/vital/docs/evaluation/sec3.html. Accessed January 2003.

Granovetter M. 1978. Threshold models of collective behavior. *American Journal of Sociology* 83:1420–1443.

Green L. A., G. E. Fryer, B. P. Yawn, D. Lanier, and S. M. Dovey. 2001. The ecology of medical care revisited. *New England Journal of Medicine* 344:2021–2025.

Green L. W. and M. W. Kreuter. 2000. Commentary on the emerging Guide to Community Preventive Services from a health promotion perspective. *American Journal of Preventative Medicine* 18:7–9.

Greenberg M. and D. Wartenberg. 1990. Understanding mass media coverage of disease clusters. *American Journal of Epidemiology* 132:S192–S195.

Guarnaccia P. J. and L. H. Rogler. 1999. Research on culture-bound syndromes: new directions. *American Journal of Psychiatry* 156:1322–1327.

Guarnaccia P. J., G. Canino, M. Rubio-Stipec, and M. Bravo. 1993. The prevalence of *ataques de nervios* in the Puerto Rico disaster study: the role of culture in psychiatric epidemiology. *Journal of Nervous and Mental Disease* 181:157–165.

Guillemin J. 1999. *Anthrax: The Investigation of a Deadly Outbreak*. Berkeley: University of California Press.

Hahn R. A. 1992. The state of federal health statistics on racial and ethnic groups. *Journal of the American Medical Association* 267:268–271.

———. 1995. *Sickness and Healing: An Anthropological Perspective*. New Haven, CT: Yale University Press.

———. 1999. How anthropology can enhance public health practice. In *Anthropology in Public Health: Bridging Differences in Culture and Society*. R. A. Hahn, ed. Oxford: Oxford University Press.

Hahn R. A., B. I. Truman, and N. D. Barker. 1995. Identifying ancestry: the reliability of ancestral identification in the United States by self, proxy, interviewer, and funeral director. *Epidemiology* 7:75–80.

Hahn R. A. and D. F. Stroup. 1994. Race and ethnicity in public health surveillance: criteria for the scientific use of social categories. *Public Health Reports* 109:7–15.

Hahn R. A., J. Mulinare, and S. M. Teutsch. 1992. Inconsistencies in coding of race and ethnicity between birth and death in US infants: a new look at infant mortality, 1983 through 1985. *Journal of the American Medical Association* 267:259–263.

Hall R. L., K. Lopez, and E. Lichtenstein. 1999. A Policy Approach to Reducing Cancer Risk in Northwest Indian Tribes. In *Anthropology in Public Health*. R. Hahn, ed. Pp. 142–162. New York: Oxford University Press.

Hanenberg R. and W. Rojanapithayakorn. 1996. Prevention as policy: how Thailand reduced STD and HIV transmission. *AIDScaptions* 3:24–27.

Harr J. 1996. *A Civil Action*. New York: Vintage Books.

Harwood A. 1977. *Rx: Spiritist as Needed: A Study of a Puerto Rican Community Mental Health Resource*. New York: Wiley.

Hauser W. A. and L. T. Kurland. 1975. The epidemiology of epilepsy in Rochester, Minnesota, 1935 through 1967. *Epilepsia* 16:1–66.

Helliwell T. 2001. Letter: Need for patient consent for cancer registration creates logistical nightmare. *British Medical Journal* 322:730.

Hermida J., C. Laspina, and F. Idrovo. 1994. *Improving Quality of Cholera Case Management in a Hospital Setting in Ecuador*. Bethesda: Quality Assurance Project.

Hicks G. J., J. W. Davis, and R. A. Hicks. 1998. Fatal alcohol-related traffic crashes increase subsequent to changes to and from daylight savings time. *Perceptual and Motor Skills* 86(3 Pt 1):879–882.

Hippocrates. 1957. Airs Waters Places. In *Hippocrates, with an English Translation*. W. H. S. Jones, trans. Pp. 71–137. Cambridge: Harvard University Press.

Holmes O. W., Sr. 1860. Currents and Counter-Currents in Medical Science. An Address delivered before the Massachusetts Medical Society, at the Annual Meeting, May 30, 1860. In *Medical Essays 1842–1882*. Urbana, IL: Project Gutenberg. Available online at: ftp://ibiblio.org/pub/docs/books/gutenberg/etext01/medic10.txt.

Horwitz R. I. and E. C. Yu. 1985. Problems and proposals for interview data in epidemiological research. *International Journal of Epidemiology* 14:463–467.

Hughes C. C., M. A. Tremblay, R. N. Rapoport, and A. H. Leighton. 1960. *People of Cove and Woodlot: Communities from the Viewpoint of Social Psychiatry*. New York: Basic Books.

Inhorn M. C. 1995. Medical anthropology and epidemiology: divergences or convergences? *Social Science and Medicine* 40:285–290.

Inhorn M. C. and K. L. Whittle. 2001. Feminism meets the "new" epidemiologies: toward an appraisal of antifeminist biases in epidemiological research on women's health. *Social Science and Medicine* 53:553–567.

Instituto Nacional de Estadística Geografía e Informática [National Institute of Statistics, Geography and Informatics]. 2003. *Síntesis Metodológica de las Estadísticas Vitales*. [Methodological Synthesis of Vital Statistics]. Mexico City: July. Available online at: http://www.inegi.gob.mx/est/contenidos/espanol/metodologias/registros/sociales/sm_ev.pdf. Accessed May 2004.

Janes C. R. 1990. *Migration, Social Change, and Health: A Samoan Community in*

Urban California. Stanford: Stanford University Press.
Janes C. R. and G. M. Ames. 1992. Ethnographic explanations for the clustering of attendance, injury, and health problems in a heavy machinery assembly plant. *Journal of Occupational Medicine* 34:993–1003.
Jones C. P. 2001. Invited commentary: "race," racism, and the practice of epidemiology. *American Journal of Epidemiology* 154:299–306.
Joralemon D. 1998. *Exploring Medical Anthropology*. New York: Allyn and Bacon.
Justice J. 1999. Neglect of Cultural Knowledge in Health Planning: Nepal's Assistant Nurse-Midwife Program. In *Anthropology in Public Health*. R. Hahn, ed. Pp. 327–344. New York: Oxford University Press.
Kark S. L. 1951. Health Centre Service. In *Social Medicine*. E. H. Cluver, ed. Pp. 661–700. South Africa: Central News Agency.
―――. 1974. *Epidemiology and Community Medicine*. New York: Appleton.
―――. 1981. *The Practice of Community-Oriented Primary Health Care*. New York: Appleton-Century-Crofts.
Kark S. L. and E. Kark. 1962. A Practice of Social Medicine. In *A Practice of Social Medicine*. S. L. Kark and G. W. Steuart, eds. Pp. 3–40. Edinburgh: E. & S. Livingstone.
―――. 1981. Community Health Care in a Rural African Population. In *A Practice of Community-Oriented Primary Care*. S. L. Kark, ed. Pp. 194–213. New York: Appleton-Century-Crofts.
Kark S. L. and G. W. Steuart, eds. 1962. *A Practice of Social Medicine. A South African Team's Experiences in Different African Communities*. Edinburgh: E. & S. Livingstone.
Kaufman J. S. and R. S. Cooper. 2001. Commentary: considerations for use of racial/ethnic classification in etiologic research. *American Journal of Epidemiology* 154:291–298.
Kawachi I., B. P. Kennedy, K. Lochner, and D. Prothrow-Stith. 1997. Social capital, income inequality, and mortality. *American Journal of Public Health* 87: 1491–1498.
Kawachi I., B. P. Kennedy, and R. G. Wilkinson. 1999. *The Society and Population Health Reader. Volume I: Income Inequality and Health*. New York: The New Press.
Kendall C. 1989. The Use and Non-use of Anthropology: The Diarrheal Disease Control Program in Honduras. In *Making Our Research Useful: Case Studies in the Utilization of Anthropological Knowledge*. J. van Willigen, B. Rylko-Bauer, and A. McElroy, eds. Pp. 283–303. Boulder: Westview Press.
―――. 1990. Public Health and the Domestic Domain: Lessons from Anthropological Research on Diarrheal Diseases. In *Anthropology and Primary Health Care*. J. Coreil and J. D. Mull, eds. Pp. 173–195. Boulder: Westview.
Kilborn P. T. 1998. Black Americans trailing whites in health, studies say. *New York Times*, January 26:A16.
Kirkwood B. R., S. N. Cousens, C. G. Victora, and I. de Zoysa. 1997. Issues in the design and interpretation of studies to evaluate the impact of community-based interventions. *Tropical Medicine and International Health* 2:1022–1029.
Kleinman A., L. Eisenberg, and B. Good. 1978. Culture, illness, and care: clinical lessons from anthropologic and cross-cultural research. *Annals of Internal Medicine* 88:251–258.
Klinenberg E. 2002. *Heat Wave: A Social Autopsy of Disaster in Chicago*. Chicago: University of Chicago Press.
Klovdahl A. S., E. A. Graviss, A. Yaganehdoost, M. W. Ross, G. J. Adams, and J. M. Musser. 2001. Networks and tuberculosis: an undetected community outbreak involving public places. *Social Science and Medicine* 52:681–694.
Kluckhohn C. 1949. *Mirror for Man*. New York: Whittlesey.
Kolata G. 1999. *Flu: The Story of the Great Influenza Pandemic of 1918 and the Search for the Virus That Caused It*. New York: Farrar, Straus, and Giroux.
Kompier M. A., B. Aust, A. M. van den Berg, and J. Siegrist. 2000. Stress preven-

tion in bus drivers: evaluation of 13 natural experiments. *Journal of Occupational Health and Psychology* 5:11–31.
Koopman J. S. and I. M. Longini Jr. 1994. The ecological effects of individual exposures and nonlinear disease dynamics in populations. *American Journal of Public Health* 84:836–842.
Kosek M., C. Bern, and R. L. Guerrant. 2003. The global burden of diarrhoeal disease, as estimated from studies published between 1992 and 2000. *Bulletin of the World Health Organization* 81:197–204.
Krieger N. 1994. Epidemiology and the web of causation: has anyone seen the spider? *Social Science and Medicine* 39:887–903.
———. 2001. Theories for social epidemiology in the 21st century: an ecosocial perspective. *International Journal of Epidemiology* 30:668–677.
Krieger N., D. R. Williams, and N. E. Moss. 1997. Measuring social class in U.S. public health research: concepts, methodologies, and guidelines. *Annual Review of Public Health* 18:341–378.
Kulynych J. and D. Korn. 2002. The effect of the new federal medical-privacy rule on research. *New England Journal of Medicine* 346:201–204.
Kunitz S. J. 1994. *Disease and Social Diversity*. London: Oxford University Press.
Lancet. 1993. Editorial: Do epidemiologists cause epidemics? 341:993–994.
Landsbergis P. A., J. Cahill, and P. Schnall. 1999. The impact of lean production and related new systems of work organization on worker health. *Journal of Occupational Health Psychology* 4:108–130.
Lange C. H. 1965. Culture Change. In *Biennial Review of Anthropology*. B. J. Siegel, ed. Stanford: Stanford University Press.
Law S. P. 1986. The regulation of menstrual cycle and its relationship to the moon. *Acta Obstetricia et Gynecologica Scandinavica* 65:45–48.
Lawlor D. A., S. Frankel, M. Shaw, S. Ebrahim, and G. Davey Smith. 2003. Smoking and ill health: does lay epidemiology explain the failure of smoking cessation programs among deprived populations? *American Journal of Public Health* 93:266–270.
LeClere F. B., R. G. Rogers, and K. Peters. 1998. Neighborhood social context and racial differences in women's heart disease mortality. *Journal of Health and Social Behavior* 39:91–107.
Lefley H. P. 1979. Prevalence of potential falling-out cases among the Black, Latin, and non-Latin White populations of the city of Miami. *Social Science and Medicine* 13B:113–114.
Legator M. S. and S. F. Strawn, eds. 1993. *Chemical Alert!: A Community Action Handbook*. Austin: University of Texas Press.
Legator M. S., B. L. Harper, and M. J. Scott, eds. 1985. *The Health Detective's Handbook: A Guide to the Investigation of Environmental Health Hazards by Non-professionals*. Baltimore: The Johns Hopkins University Press.
Leighton A. H. and J. M. Murphy. 1997. Nature of pathology: the character of danger implicit in functional impairment. *Canadian Journal of Psychiatry* 42:714–721.
Leighton D. C., J. S. Harding, D. B. Macklin, A. M. Macmillan, and A. H. Leighton. 1963. *The Character of Danger: Psychiatric Symptoms in Selected Communities*. New York: Basic Books.
Levin J. S. 1996. How religion influences morbidity and health: reflections on natural history, salutogenesis and host resistance. *Social Science and Medicine* 43:849–864.
Levine M. M. and O. S. Levine. 1994. Changes in human ecology and behavior in relation to the emergence of diarrheal diseases, including cholera. *Proceedings of the National Academy of Sciences USA* 91:2390–2394.
Lewontin R. C. 1972. Apportionment of human diversity. *Evolutionary Biology* 6:381–398.
Lilienfeld A. M. and D. E. Lilienfeld. 1980. *Foundations of Epidemiology*. 2nd edition. New York: Oxford University Press.

Lilienfeld J. and S. Graham. 1958. Validity of determining circumcision status by questionnaire as related to epidemiological studies of cancer of the cervix. *Journal of the National Cancer Institute* 21:713–720.

Lindenbaum S. 1979. *Kuru Sorcery: Disease and Danger in the New Guinea Highlands*. New York: Mayfield Publishing.

———. 2001. Kuru, Prions, and human affairs: thinking about epidemics. *Annual Review of Anthropology* 30:363–385.

Lock M. 2001. *Twice Dead: Organ Transplants and the Remaking of Death*. Berkeley: University of California Press.

Loomis D., S. W. Marshall, S. H. Wolf, C. W. Runyan, and J. D. Butts. 2002. Effectiveness of safety measures recommended for prevention of workplace homicide. *Journal of the American Medical Association* 287:1011–1017.

Low S. M. 1985. Culturally interpreted symptoms or culture-bound syndromes: a cross-cultural review of nerves. *Social Science and Medicine* 21:187–196.

Löwy I. 2000. Trustworthy knowledge and desperate patients: clinical tests for new drugs from cancer to AIDS. In *Living and Working with the New Medical Technologies*. M. Lock, Y. Young, and A. Cambrosio, eds. Pp. 49–81. Cambridge: Cambridge University Press.

Lupton D. 1999. *Risk*. New York: Routledge.

Macintyre S., A. Ellaway, and S. Cummins. 2002. Place effects on health: how can we conceptualise, operationalise, and measure them? *Social Science and Medicine* 55:125–139.

Macintyre S., S. MacIver, and A. Sooman. 1993. Area, class and health: should we be focusing on places or people? *Journal of Social Policy* 22:213–234.

Magnusson A. 2000. An overview of epidemiological studies on seasonal affective disorder. *Acta Psychiatrica Scandinavica* 101:176–184.

Management Sciences for Health. 2004. Cultural Groups: Introduction. *The Provider's Guide to Quality and Culture*. Available online at: http://erc.msh.org. Accessed March 2002 and June 2004.

Marmot M. G., G. Davey Smith, S. A. Stansfeld, C. Patel, F. North, J. Head, I. White, E. Brunner, and A. Feeney. 1991. Health inequalities among British civil servants: the Whitehall II Study. *Lancet* 337:1387–1393.

Marmot M. G. and S. L. Syme. 1976. Acculturation and coronary heart disease in Japanese-Americans. *American Journal of Epidemiology* 104:225–247.

May J. M. 1978. History, definition, and problems of medical geography: a general review. (Report to the Commission on Medical Geography of the International Geographical Union, 1952.) *Social Science and Medicine* 12D: 211–219.

Mays V. M., N. A. Ponce, D. L. Washington, and S. D. Cochran. 2003. Classification of race and ethnicity: implications for public health. *Annual Review of Public Health* 24:83–110.

McKinlay J. 1974. A Case for Refocusing Upstream – the Political Economy of Illness. In *Applying Behavioral Science to Cardiovascular Disease Risk*. Proceedings of the American Heart Association Conference. Seattle, Washington.

———. 1993. The promotion of health through planned sociopolitical change: challenges for research and policy. *Social Science and Medicine* 36:109–117.

McNeil B. J., S. G. Pauker, H. C. Sox Jr., and A. Tversky. 1982. On the elicitation of preferences for alternative therapies. *New England Journal of Medicine* 306:1259–1262.

Melander H., J. Ahlqvist-Rastad, G. Meijer, and B. Beerman 2003. Evidence-b(i)ased medicine – selective reporting from studies sponsored by the pharmaceutical industry: review of studies in new drug applications. *British Medical Journal* 326:1171–1175.

Ministerio de Salud [Ministry of Health] Argentina. 2001. *Modelos de formularios e instructivos del sistema de estadísticas vitales* [Models of Forms and Instructions of the Vital Statistics Program]. Buenos Aires, Argentina: Dirección de Estadística e Información de Salud, Programa Nacional de Estadísticas de Salud

[Directorate of Health Statistics and Information, National Program for Health Statistics].

Moerman D. 2002. *Meaning, Medicine, and the "Placebo Effect."* Cambridge: Cambridge University Press.

Moffatt S., P. Phillimore, E. Hudson, and D. Downey. 2000. "Impact? What impact?" Epidemiological research findings in the public domain: a case study from northeast England. *Social Science and Medicine* 51:1755–1769.

Morgan L. 1998. Latin American social medicine and the politics of theory. In *Building a New Biocultural Synthesis: Political-Economic Perspectives in Biological Anthropology.* A. Goodman and T. Leathmann, eds. Pp. 407–424. Ann Arbor: University of Michigan Press.

Morgan M. G., B. Fischhoff, A. Bostrom, and C. J. Atman. 2002. *Risk Communication: A Mental Models Approach.* Cambridge: Cambridge University Press.

Morris M. 1993. Epidemiology and social networks: modeling structural diffusion. *Sociological Methods and Research* 22:99–126.

Morris R. J. 1976. *Cholera 1832: The Social Response to an Epidemic.* London: Croom Helm.

Mullan F. 1982. Community-oriented primary care. An agenda for the '80s. *New England Journal of Medicine* 307:1076–1078.

Murphy J. M. 1994a. Anthropology and psychiatric epidemiology. *Acta Psychiatrica Scandinavica* Supplementum 385:48–57.

———. 1994b. The Stirling County Study: then and now. In *Special Issue on Psychiatric Epidemiology, International Review of Psychiatry* 6:329–348. S. B. Guze and W. M. Compton, eds.

Murphy J. M., N. M. Laird, R. R. Monson, A. M. Sobol, and A. H. Leighton. 2000. A 40-year perspective on the prevalence of depression: the Stirling County Study. *Archives of General Psychiatry* 57:209–215.

Nadel S. F. 1957. *A Theory of Social Structure.* London: Cohen and West.

Nakamura J. W., C. R. McLeod, and J. F. McDermott Jr. 1994. Temporal variation in adolescent suicide attempts. *Suicide and Life-threatening Behavior* 24:343–349.

Nash J. and M. Kirsch. 1986. Polychlorinated biphenyls in the electrical machinery industry: an ethnological study of community action and corporate responsibility. *Social Science and Medicine* 23:131–138.

Nastasi B. K. and M. J. Berg. 1999. Using ethnography to strengthen and evaluate intervention programs. In *Using Ethnographic Data. Volume Seven in The Ethnographer's Toolkit.* J. Schensul and M. D. LeCompte, eds. Pp. 1–56. Walnut Creek, CA: Alta Mira Press.

National Center for Health Statistics. 2001. Health Interview Health Measures in the New 1997 Redesigned National Health Interview Survey. Available online at: www.cdc.gov/nchs/about/major/nhis/hisdesgn.htm. Accessed September 2001.

———. 2003. *Revisions of the U.S. Standard Certificates of Death.* National Vital Statistics System. November. Available online at: http://www.cdc.gov/nchs/data/dvs/DEATH11-03final-ACC.pdf. Accessed May 2004.

Nations M. K. 1986. Epidemiological Research on Infectious Disease: Quantitative Rigor or Rigormortis? Insights from Ethnomedicine. In *Anthropology and Epidemiology: Interdisciplinary Approaches to the Study of Health and Disease.* C. R. Janes, R. Stall, and S. Gifford, eds. Pp. 97–123. Dordrecht, The Netherlands: Reidel.

Nations M. K. and M. L. Amaral. 1991. Flesh, blood, souls, and households: cultural validity in mortality inquiry. *Medical Anthropology Quarterly* 5:204–220.

Nations M. K. and C. M. G. Monte. 1996. "I'm not dog, no!": cries of resistance against cholera control campaigns. *Social Science and Medicine* 43:1007–1024.

Nations M. K., M. A. de Sousa, L. L. Correia, and D. M. da Silva. 1988. Brazilian popular healers as effective promoters of oral rehydration therapy (ORT) and related child survival strategies. *Bulletin of the Pan American Health Organization* 22:335–354.

Negre J. 1985. Colors, races, languages, and diseases. *Journal of the American Medical Association* 254:1310.

Nguyen V-K. and K. Peschard. 2003. Anthropology, inequality, and disease: a review. *Annual Review of Anthropology* 32:447–474.

Nichter M. 1993. Social science lessons from diarrhea research and their application to ARI. *Human Organization* 52:53–67.

Nichter M., N. Vuckovic, G. Quintero, and C. Ritenbaugh. 1997. Smoking experimentation and initiation among adolescent girls: qualitative and quantitative findings. *Tobacco Control* 6:285–295.

O'Neil J. D., J. R. Reading, and A. Leader. 1998. Changing the relations of surveillance: the development of a discourse of resistance in aboriginal epidemiology. *Human Organization* 57:230–237.

Oakley A. 1998. Experimentation and social interventions: a forgotten but important history. *British Medical Journal* 317:1239–1242.

Oppenheimer G. M. and D. Rosner. 2002. Two lives, three legs, one journey: a retrospective appreciation of Zena Stein and Mervyn Susser. *International Journal of Epidemiology* 31:49–53.

Oths K. S. 1998. Assessing variation in health status in the Andes: a biocultural model. *Social Science and Medicine* 47:1017–1030.

Pan American Health Organization. 1995. Summary of reported cholera cases and deaths by subregion and country 1991–1995. *Cholera Situation in the Americas Update Number 13.* Washington, DC: Pan American Health Organization.

Panum P. L. 1940. *Observations Made during the Epidemic of Measles on the Faroe Islands in the Year 1846.* New York: Delta Omega Society.

Paredes P., M. de la Peña, E. Flores-Guerra, J. Diaz, and J. Trostle. 1996. Factors influencing physicians' prescribing behaviour in the treatment of childhood diarrhoea: knowledge may not be the clue. *Social Science and Medicine* 42:1141–1153.

Paredes P. J., B. A. Yeager, and C. F. Lanata. 1992. Children with persistent diarrhoea. *Lancet* 339:1236–1237.

Parker R. G., D. Easton, and C. H. Klein. 2000. Structural barriers and facilitators in HIV prevention: a review of international research. *AIDS* 14 (Suppl 1): S22–S32.

Parsons T. 1975. The sick role and the role of the physician reconsidered. *Milbank Memorial Fund Quarterly: Health and Society* 53:257–278.

Paul B. D., ed. 1955. *Health, Culture, and Community: Case Studies of Public Reactions to Health Programs.* New York: Russell Sage Foundation.

Payer L. 1988. *Medicine and Culture: Varieties of Treatment in the United States, England, West Germany, and France.* New York: Henry Holt.

Paz O. 1993 [1950]. *El Laberinto de la Soledad* (The Labyrinth of Solitude) 2nd edition. Mexico City: Fondo de Cultura Económica.

Peckova M., C. E. Fahrenbruch, L. A. Cobb, and A. P. Hallstrom. 1999. Weekly and seasonal variation in the incidence of cardiac arrests. *American Heart Journal* 137:512–515.

Petersen D. J. and G. R. Alexander. 1992. Seasonal variation in adolescent conceptions, induced abortions, and late initiation of prenatal care. *Public Health Reports* 107:701–706.

Petrera M. and M. Montoya. 1993. *Impacto económico de la epidemia del cólera* [The economic impact of the Cholera epidemic]. *Perú 1991. Programa de políticas de salud, Serie informes técnicos* [Health Policy Program, Technical Report] No. 22 April. Washington, DC: Pan American Health Organization.

Pezdek K. and W. P. Banks, eds. 1996. *The Recovered Memory/False Memory Debate.* San Diego: Academic Press.

Phillips D. P., C. A. Van Voorhees, and T. E. Ruth. 1992. The birthday: lifeline or deadline? *Psychosomatic Medicine* 54:532–542.

Polgar S. 1962. Health and human behavior: areas of interest common to the social and medical sciences. *Current Anthropology* 3:159–205.

———. 1963. Health action in cross-cultural perspective. In *Handbook of Medical Sociology*. H. E. Freeman, S. Levine, and L. G. Reeder, eds. Pp. 397–419. Englewood Cliffs, NJ: Prentice-Hall.

Portaluppi F., R. Manfredini, and C. Fersini. 1999. From a static to a dynamic concept of risk: the circadian epidemiology of cardiovascular events. *Chronobiology International* 16:33–49.

Prashad V. 1994. Native dirt/imperial ordure: the cholera of 1832 and the morbid resolutions of modernity. *Journal of Historical Sociology* 7:243–260.

Prideaux D. 2002. Editorial: Researching the outcomes of educational interventions: a matter of design. *British Medical Journal* 324:126–127.

Puska P., E. Vartiainen, J. Tuomilehto, V. Salomaa, and A. Nissinen. 1998. Changes in premature deaths in Finland: successful long-term prevention of cardiovascular diseases. *Bulletin of the World Health Organization* 76:419–425.

Rabbani G. H. and W. B. Greenough. 1992. Pathophysiology and clinical aspects of cholera. In *Cholera*. D. Barua and W. B. Greenough, eds. Pp. 209–228. New York: Plenum.

Radda K. E., J. J. Schensul, W. B. Disch, J. A. Levy, and C. Y. Reyes. 2003. Assessing human immunodeficiency virus (HIV) risk among older urban adults: a model for community-based research partnership. *Family and Community Health* 26:203–213.

Rapp R. 1998. Refusing prenatal diagnosis: the uneven meanings of bioscience in a multicultural world. In *Cyborg Babies: From Techno-Sex to Techno Tots*. R. Davis-Floyd and J. Dumit, eds. Pp. 143–167. New York: Routledge.

———. 1999. *Testing Women, Testing the Fetus: The Social Impact of Amniocentesis in America*. New York: Routledge.

Rapp R., D. Heath, and K.-S. Taussig. 2001. Genealogical dis-ease: where hereditary abnormality, biomedical explanation, and family responsibility meet. In *Relative Values: Reconfiguring Kinship Studies*. S. Franklin and S. McKinnon, eds. Pp. 384–409. Durham: Duke University Press.

Redelmeier, D. A. and A. Tversky. 1990. Discrepancy between medical decisions for individual patients and for groups. *New England Journal of Medicine* 322:1162–1164.

Reeler A. V. 2000. Anthropological perspectives on injections: a review. *Bulletin of the World Health Organization* 78:135–143.

Reingold A. L. 1998. Outbreak investigations – a perspective. *Emerging Infectious Diseases* 4:21–27. Available online at: http://www.cdc.gov/ncidod/EID/vol4no1/reingold.htm.

Rogers E. S. 1960. *Human Ecology and Health: An Introduction for Administrators*. New York: Macmillan.

Romer D. and P. Jamieson. 2001a. Advertising, smoker imagery, and the diffusion of smoking behavior. In *Smoking: Risk, Perception, and Policy*. P. Slovic, ed. Pp. 127–155. Thousand Oaks, CA: Sage Publications.

———. 2001b. The role of perceived risk in starting and stopping smoking. In *Smoking: Risk, Perception and Policy*. P. Slovic, ed. Pp. 64–80. Thousand Oaks, CA: Sage Publications.

Ropeik D. and G. Gray. 2002. *Risk: A Practical Guide for Deciding What's Really Safe and What's Really Dangerous in the World Around You*. Boston: Houghton Mifflin.

Rose G. 1985. Sick individuals and sick populations. *International Journal of Epidemiology* 14:32–38.

Rosen G. 1947. What is social medicine? A genetic analysis of the concept. *Bulletin of the History of Medicine* 21:674–733.

_____. 1955. Problems in the application of statistical analysis to questions of health: 1700–1880. *Bulletin of the History of Medicine* 29:27–45.
Rosenberg C. E. 1992. *Explaining Epidemics and Other Studies in the History of Medicine*. Cambridge: Cambridge University Press.
Ross C. E. and J. Mirowsky. 1984. Socially desirable response and acquiescence in a cross-cultural survey of mental health. *Journal of Health and Social Behavior* 25:189–197.
Rothman K. J. 1981. The rise and fall of epidemiology, 1950–2000. *New England Journal of Medicine* 304:600–602.
Roueché B. 1947 [1980]. "Eleven Blue Men" from *The Medical Detectives*. Pp. 1–12. New York: Washington Square Press.
Rubel A., C. W. O'Nell, and R. Collado-Ardon. 1984. *Susto: A Folk Illness*. Berkeley: University of California Press.
Rubel A. J. 1964. The epidemiology of a folk illness: Susto in Hispanic America. *Ethnology* 3:268–283.
Sackett D. L. 1979. Bias in analytic research. *Journal of Chronic Diseases* 32:51–63.
Salgado de Snyder V. N., M. J. Diaz-Perez, and V. D. Ojeda. 2000. The prevalence of nervios and associated symptomatology among inhabitants of Mexican rural communities. *Culture, Medicine, and Psychiatry* 24:453–470.
Sattenspiel L. and D. A. Herring. 1998. Structured epidemic models and the spread of influenza in the Norway House District of Manitoba, Canada. *Human Biology* 70:91–115.
Scheper-Hughes N. 1992. *Death Without Weeping: The Violence of Everyday Life in Brazil*. Berkeley: University of California Press.
Schinazi R. B. 2000. The probability of a cancer cluster due to chance alone. *Statistics in Medicine* 19:2195–2198.
Schwartz S., E. Susser, and M. Susser. 1999. A future for epidemiology? *Annual Review of Public Health* 20:15–33.
Scotch N. A. 1960. A preliminary report on the relation of sociocultural factors to hypertension among the Zulu. *Annals of the New York Academy of Sciences* 84:1000–1009.
_____. 1963a. Medical Anthropology. In *Biennial Review of Anthropology*. B. J. Siegel, ed. Pp. 30–68. Stanford: Stanford University Press.
_____. 1963b. Sociocultural factors in the epidemiology of Zulu hypertension. *American Journal of Public Health* 53:1205–1213.
Scotch N. A. and H. J. Geiger. 1962. The epidemiology of rheumatoid arthritis: a review with special attention to social factors. *Journal of Chronic Diseases* 15:1037–1067.
_____. 1963. The epidemiology of essential hypertension: a review with special attention to psychologic and sociocultural factors. *Journal of Chronic Diseases* 16:1183–1213.
Scrimshaw S. C. and E. Hurtado. 1988. Anthropological involvement in the Central American diarrheal disease control project. *Social Science and Medicine* 27:97–105.
Sen A. 1992. Missing women. *British Medical Journal* 304:587–588.
Sepulveda J. 1993. *La salud de los pueblos indigenas de México* [The Health of Indigenous Peoples in Mexico]. México: Secretaría de Salud-Instituto Nacional Indigenista.
Setel P. W. 1999. *A Plague of Paradoxes: AIDS, Culture, and Demography in Northern Tanzania*. Chicago: University of Chicago Press.
Shryock R. H. 1961. The History of Quantification in Medical Science. In *Quantification: A History of the Meaning of Measurement in the Natural and Social Sciences*. H. Woolf, ed. Pp. 85–107. Indianapolis: Bobbs-Merrill.
Shulkin D. J. 1995. The July phenomenon revisited: are hospital complications associated with new house staff? *American Journal of Medical Quality* 10:14–17.

Simonoff J. S. 1997. The "Unusual Episode" and a second statistics course. *Journal of Statistics Education* 5. Available online at: http://www.amstat.org/publications/jse/v5n1/simonoff.html. Accessed March 2001.

Singer M. 2001. Toward a bio-cultural and political economic integration of alcohol, tobacco, and drug studies in the coming century. *Social Science and Medicine* 53:199–213.

―――. 2003. The Hispanic Health Council: an experiment in applied anthropology. *Practicing Anthropology* 25:2–7.

Singer M., T. Stopka, C. Siano, et al. 2000. The social geography of AIDS and hepatitis risk: qualitative approaches for assessing local differences in sterile-syringe access among injection drug users. *American Journal of Public Health* 90:1049–1056.

SIPRI: Stockholm International Peace Research Institute. 2002. *SIPRI Yearbook 2002: Armaments, Disarmament, and International Security*. Oxford: Oxford University Press. Tables 6.1 and 6A.3. Available online at: http://projects.sipri.se/milex/mex_wnr_table.html. Accessed June 2003.

Skolbekken J.-A. 1995. The risk epidemic in medical journals. *Social Science and Medicine* 43:291–305.

Slovic P. 1987. Perception of risk. *Science* 236:280–285.

―――. 1997. Trust, emotion, sex, politics, and science: surveying the risk assessment battlefield. *The University of Chicago Legal Forum* 1997:59–99.

Smedley B. D. and S. L. Syme, eds. 2000. *Promoting Health: Intervention Strategies from Social and Behavioral Research*. Institute of Medicine. Washington, DC: National Academy Press.

Snow J. 1936 [1855]. *Snow on Cholera; Being a Reprint of Two Papers by John Snow*. 2nd edition. New York: Commonwealth Fund.

Snowdon C., J. Garcia, and D. Elbourne. 1997. Making sense of randomization: responses of parents of critically ill babies to random allocation of treatment in a clinical trial. *Social Science and Medicine* 9:1337–1355.

Sontag S. 1978. *Disease as Metaphor*. New York: Farrar, Straus and Giroux.

―――. 1988. *AIDS and Its Metaphors*. New York: Farrar, Straus and Giroux.

Stanton B. F., J. D. Clemens, K. M. A. Aziz, and M. Rahman. 1987. Twenty-four-hour recall, knowledge-attitude-practice questionnaires, and direct observations of sanitary practices: a comparative study. *Bulletin of the World Health Organization* 65:217–222.

Stebbins K. R. 1997. Clearing the air: challenges to introducing smoking restrictions in West Virginia. *Social Science and Medicine* 44:1393–1401.

Stein Z. 1985. A woman's age: childbearing and child rearing. *American Journal of Epidemiology* 121:327–342.

―――. 1990. HIV prevention: the need for methods women can use. *American Journal of Public Health* 80:460–462.

Sterne J. A. C. and G. Davey Smith. 2001. Sifting the evidence – what's wrong with significance tests? *British Medical Journal* 322:226–231.

Stone L. and J. G. Campbell. 1984. The use and misuse of surveys in international development: an experiment from Nepal. *Human Organization* 43:27–37.

Suchman L. and B. Jordan. 1990. Interactional troubles in face-to-face survey interviews, and comments. *Journal of the American Statistical Association* 85:232–253.

Susser M. 1973. *Causal Thinking in the Health Sciences: Concepts and Strategies of Epidemiology*. London: Oxford University Press.

―――. 1987. Social science and public health. In *Epidemiology, Health, and Society*. Susser M., ed. Pp. 177–185. New York, Oxford: Oxford University Press.

―――. 1993. A South African odyssey in community health: a memoir of the impact of the teachings of Sidney Kark. *American Journal of Public Health* 83:1039–1042.

―――. 1999. Pioneering community-oriented primary care. *Bulletin of the World Health Organization* 77:436–438.

Susser M. and E. Susser. 1996. Choosing a future for epidemiology: II. From black box to Chinese boxes and eco-epidemiology. *American Journal of Public Health* 86:674–677.

Swerdlow D. L., E. D. Mintz, M. Rodriguez, E. Tejada, C. Ocampo, L. Espejo, T. J. Barrett, J. Petzelt, N. H. Bean, L. Seminario, and R. V. Tauxe. 1994. Severe life-threatening cholera associated with blood group O in Peru: implications for the Latin American epidemic. *Journal of Infectious Diseases* 170:468–472.

Syme S. L. 1974. Behavioral factors associated with the etiology of physical disease: a social epidemiological approach. *American Journal of Public Health* 64:1043–1045.

Tacket C. O., G. Losonsky, J. P. Nataro, S. S. Wasserman, S. J. Cryz, R. Edelman, and M. M. Levine. 1995. Extension of the volunteer challenge model to study South American cholera in a population of volunteers predominantly with blood group antigen O. *Transactions of the Royal Society of Tropical Medicine and Hygiene* 89:75–77.

Takahashi K., M. Washio, A. Ren, N. Tokui, T. C. Aw, and O. Wong. 2001. An international comparison of the involvement of epidemiology in the most frequently cited publications in the field of clinical medicine. *Journal of Epidemiology* 11:41–45.

Talley N. J., A. L. Weaver, A. R. Zinsmeister, and L. J. Melton III. 1994. Self-reported diarrhea: what does it mean? *American Journal of Gastroenterology* 89:1160–1164.

Tapper, M. 1999. *In the Blood: Sickle Cell Anemia and the Politics of Race.* Philadelphia: University of Pennsylvania Press.

Taubes G. 1995. Epidemiology faces its limits. *Science* 269:164–169.

Tauxe R. V., E. D. Mintz, and R. E. Quick. 1995. Epidemic Cholera in the New World: translating field epidemiology into new prevention strategies. *Emerging Infectious Diseases* 1:141–146.

Temkin O. 1971. *The Falling Sickness: A History of Epilepsy from the Greeks to the Beginnings of Modern Neurology.* 2nd rev. edition. Baltimore: The Johns Hopkins University Press.

Terris M. 1962. The scope and methods of epidemiology. *American Journal of Public Health* 52:1371–1376.

———. 1985. The changing relationships of epidemiology and society: the Robert Cruickshank Lecture. *Journal of Public Health Policy* 6:15–36.

Timmermans S. 1995. Cui bono? Institutional review board ethics and ethnographic research. *Studies in Symbolic Interaction* 19:153–173.

Todorov A. and C. Kirchner. 2000. Bias in proxies' reports of disability: data from the National Health Interview Survey on Disability. *American Journal of Public Health* 90:1248–1253.

Tollman S. M. 1994. The Pholela Health Centre – the origins of community-oriented primary health care (COPC). An appreciation of the work of Sidney and Emily Kark. *South African Medical Journal* 84:653–658.

Tolson G. C., J. M. Barnes, G. A. Gay, and L. Kowaleski. 1991. The 1989 revision of the U.S. standard certificates and reports. National Center for Health Statistics. *Vital and Health Statistics*, Series 4, No. 28, pp. 1–31.

Toumey C. P. 1996. *Conjuring Science: Science As Meaning in American Culture.* New Brunswick: Rutgers University Press.

Trostle J. A. 1986a. Anthropology and Epidemiology in the Twentieth Century: A Selective History of Collaborative Projects and Theoretical Affinities, 1920 to 1970. In *Anthropology and Epidemiology: Interdisciplinary Approaches to the Study of Health and Disease.* C. R. Janes, R. Stall, and S. Gifford, eds. Pp. 59–94. Dordrecht, The Netherlands: Reidel.

———. 1986b. Early Work in Anthropology and Epidemiology: From Social Medicine to the Germ Theory, 1840 to 1920. In *Anthropology and Epidemiology: Interdisciplinary Approaches to the Study of Health and Disease.* C. R. Janes, R. Stall, and S. Gifford, eds. Pp. 25–57. Dordrecht, The Netherlands: Reidel.

———. 1987. *Managing Epilepsy: A Community Study of Chronic Illness in Rochester, Minnesota.* Ph.D. Dissertation in Medical Anthropology. University of California, Berkeley and San Francisco.

———. 1996. Introduction: Inappropriate distribution of medicines by professionals in developing countries. *Social Science and Medicine* 42:1117–1120.

———. 2000. Conclusion. International Health Research: The Rules of the Game. In *Global Health Policy, Local Realities: The Fallacy of the Level Playing Field.* L. Whiteford and L. Manderson, eds. Pp. 291–313. Boulder: Lynne Rienner.

Trostle J. and J. Sommerfeld. 1996. Medical anthropology and epidemiology. *Annual Review of Anthropology* 25:253–274.

Trostle J., W. A. Hauser, and F. W. Sharbrough. 1989. Psychologic and social adjustment to epilepsy in Rochester, Minnesota. *Neurology* 39:633–637.

Tufte E. R. 1983. *The Visual Display of Quantitative Information.* Chesire, CT: Graphics Press.

United Nations. 2001. *Principles and Recommendations for a Vital Statistics System Revision 2.* Series M, No.19, Rev. 2. Department of Economic and Social Affairs, Statistics Section. New York: United Nations.

U.S. Bureau of the Census. 2001a. Overview of race and Hispanic origin. U.S. Census Brief. C2KBR/01-1. March 2001. Available online at: http://www.census.gov/prod/2001pubs/c2kbr01-1.pdf. Accessed September 2002.

———. 2001b. The two or more races population: 2000b. U.S. Census Brief. C2KBR/01-6. November. Available online at: http://www.census.gov/prod/2001pubs/c2kbr01-6.pdf. Accessed September 2002.

United States Government Accounting Office (USGAO). 1983. A troubled project – rural water and environmental sanitation in Peru; report to the Administrator, Agency for International Development. GAO/ID-83–42. Washington, DC: USGAO.

Verdejo G. 1998. Argentina: *Situación de salud y tendencias* [Health Status and Trends], *1986–1995.* Publicación No. 46. Buenos Aires: Organización Panamericana de la Salud.

Verdery K. 1999. *The Political Lives of Dead Bodies.* New York: Columbia University Press.

Victora C. G., S. R. Huttly, S. C. Fuchs, F. C. Barros, M. Garenne, O. Leroy, O. Fontaine, J. P. Beau, V. Fauveau, H. R. Chowdhury, M. Yunus, J. Chakraborty, A. M. Sarder, S. K. Kapoor, M. K. Bhan, L. M. Nath, and J. C. Martines. 1993. International differences in clinical patterns of diarrhoea deaths. *Journal of Diarrhoeal Diseases Research* 11:25–29.

Virchow R. I. 1985. The Epidemics of 1848. In *Collected Essays on Public Health and Epidemiology.* L. J. Rather, ed. Pp. 113–119. Canton, MA: Science History Publications.

Vuckovic N. 1999. Fast relief: buying time with medications. *Medical Anthropology Quarterly* 13:51–68.

Wallinga J., W. J. Edmunds, and M. Kretzschmar. 1999. Perspective: human contact patterns and the spread of airborne infectious diseases. *Trends in Microbiology* 7:372–377.

Wechsler H., N. A. Rigotti, J. Gledhill-Hoyt, and H. Lee. 1998. Increased levels of cigarette use among college students: a cause for national concern. *Journal of the American Medical Association* 280:1673–1678.

Weed, J. A. 1995. Vital statistics in the United States: preparing for the next century. *Population Index* 61:527–539. Available online at: http://popindex.princeton.edu/Articles/Weed.html. Accessed May 2004.

Weidman H. H. 1979. Falling-out: a diagnostic and treatment problem viewed from a transcultural perspective. *Social Science and Medicine* 13B:95–112.

Weiss M. G. 1988. Cultural models of diarrheal illness: conceptual framework and review. *Social Science and Medicine* 27:5–16.

―――. 2001. Cultural epidemiology: an introduction and overview. *Anthropology and Medicine* 8:1–29.

Wellin E. 1955. Water Boiling in a Peruvian Town. In *Health, Culture and Community: Case Studies of Public Reactions to Health Programs*. B. D. Paul, ed. Pp. 71–103. New York: Russell Sage Foundation.

Wells G. L., M. Small, S. Penrod, R. S. Malpass, S. M. Fulero, and C. A. E. Brimacombe. 1998. Eyewitness identification procedures: recommendations for lineups and photospreads. *Law and Human Behavior* 22: 603–647.

White K. L. 1997. The ecology of medical care: origins and implications for population-based healthcare research. *Health Services Research* 32:11–21.

White K. L., T. F. Williams, and B. G. Greenburg. 1961. The ecology of medical care. *New England Journal of Medicine* 265:885–892.

White R. 1999. *Putting Risk in Perspective*. Lanham, MD: Rowman & Littlefield.

Wilkinson R. G. 1996. *Unhealthy Societies: The Afflictions of Inequality*. London: Routledge.

Williams D. D. R. and J. Garner. 2002. The case against "the evidence": a different perspective on evidence-based medicine. *British Journal of Psychiatry* 180:8–12.

Williams R. A. 1975. *Textbook of Black-Related Diseases*. New York: McGraw-Hill.

Winch P. J., A. M. Makemba, S. R. Kamazima, G. K. Lwihula, P. Lubega, J. N. Minjas, and C. J. Shiff. 1994. Seasonal variation in the perceived risk of malaria: implications for the promotion of insecticide-impregnated bed nets. *Social Science and Medicine* 39:63–75.

World Bank. 1993. *World Development Report 1993: Investing in Health*. New York: Oxford University Press.

―――. 1999. *World Development Report 1998/99: Knowledge for Development*. Washington, DC: International Bank for Reconstruction and Development.

World Health Organization (WHO). 1992. *International Statistical Classification of Diseases and Related Health Problems, 1989 Revision*. (ICD-10). Geneva: World Health Organization.

―――. 2000. WHO Report on Global Surveillance of Epidemic-Prone Infectious Diseases. Table 4.1. Cholera, cases and total number of deaths reported to WHO, and number of countries reporting, 1950–1998 – Africa. WHO/CDS/CSR/ ISR/2000.1. Geneva: World Health Organization (WHO). Available online at: http://www.who.int/emc-documents/surveillance/docs/whocdscsrisr2001.pdf/index.html.

Yen I. H. and G. A. Kaplan. 1999a. Neighborhood social environment and risk of death: multilevel evidence from the Alameda County Study. *American Journal of Epidemiology* 149:898–907.

―――. 1999b. Poverty area residence and changes in depression and perceived health status: evidence from the Alameda County Study. *International Journal of Epidemiology* 28:90–94.

Yip P. S., J. Lee, and Y. B. Cheung. 2002. The influence of the Chinese zodiac on fertility in Hong Kong SAR. *Social Science and Medicine* 55:1803–1812.

Yoder S. 1995. Examining ethnomedical diagnoses and treatment choices for diarrheal disorders in Lubumbashi Swahili. *Medical Anthropology* 16:211–247.

和文索引

あ

アイデンティティ 51
アウトブレイク 86
　　——調査 85
亜硝酸ナトリウム 149
アドボカシー団体 126
アパラチア地方 30
アパルトヘイト 26
アフリカ系アメリカ人 51
アボリジニ 138
安息日再臨派 43

い

一般化可能性 67
一般的理論 69
イデオロギー 113
遺伝的多様性 51
井戸 134
糸が切れた凧 144
イヌイット 27
異文化間の橋渡し 122
意味の転換 142
意味の同一性 76
移民 41
医療人類学 3, 5, 19, 105, 117, 119, 142, 150
医療生態学 32
医療地理学 32
医療の質 63
インタビュー 76
インタビューアーバイアス 78
隠喩 91, 104, 106

う・え

ウィルヒョウ，ルドルフ 22, 34, 105
うつ病 62
運営委員会 138

エイズ 105
　　——研究 143
衛生行動 75
栄養不良 29
疫学 3, 19
疫学者が流行の原因 131, 140, 143
疫学的観察 68
疫学的測定 20
疫学的分極化 101
エコロジカルアプローチ 31
エスノ疫学研究 59
エスノグラフィ 22, 36, 59, 75
エバンス-プリチャード，エドワード・E・ 26, 142
エビデンスに基づく医学 127, 148
エンデミック 91

お

応答率 74
応用人類学 108
応用文化人類学 31
オートミール 149

か

カーク，エミリー 25
カーク，シドニー 24

改革　24
階級闘争　116
概日リズム　60
解釈的アプローチ　36
蓋然性　150
　　──高く　150
外挿可能性　67
外的な制約　142
介入　107
介入の断片化　116
回復記憶　80
カウンセリング　141
カウンターキャンペーン　112
科学技術　20
科学的研究　74
確実性　67
学習効果　125
覚醒効果　125
学問的正統性　82
家族・地域保健研究所　24, 26
家族の絆　30
カッセル，ジョン　28
カテゴリー　47
鎌状赤血球症　51
神の罰　10
蚊帳　61
空樽（からだる）の誤謬　110
ガルシア・マルケス　104
革靴の疫学者　22
環境　32
環境的介入　115
観察　19
観察的研究　68
患者団体　126
感受性　2, 30, 89
感染子　21
感度　80
がん登録　73
管理運営的介入　113
管理運営方針　114
関連　4

き

ギアツ，クリフォード　4, 29
キーインフォーマント　33
記憶の妥当性　73
企画設計者　122
キクウィト握手　86
気質原因説　10
記述的研究　68
季節　60, 61
季節性　62
季節的変動　40
規範　3
規範形成　124
急性下痢症　88
教育　48
教育的介入　110
行政的規制　115
居留地　91
禁煙キャンペーン　112
禁輸措置　105

く

偶然誤差　4
クールー病　27, 105
具体的なリスク　133
クラスター　42
グルックマン，マックス　26
クロスオーバー試験　126

け

経過観察　126
経口補液　88, 103, 123
経済的損失　102
系統誤差　4, 69
ゲイの病気　105
痙攣症候群　16
ケースコントロール研究　4, 72, 74
月経　62
下痢症　87
　　遷延性──　88
健康格差　52

和文索引

健康希求行動　69, 72
健康保険　49
現代医学　2, 70

こ

工業化　29
工業社会型生活様式　30
公衆衛生的介入　107, 111, 121, 129
工場労働者　30
抗生物質　88
　　——の過剰投与　103
構造調整プログラム　95, 100
構造的介入　109, 117
構造的変化　122
行動　2
行動学的　96
行動特性　39
行動変容　96, 117
行動理論　110, 117
合理的な疑いを挟む余地のない程度に　150
合理的判断　150
コーカソイド　51
国際下痢症研究センター　102
国際疾病分類 第10版　47
黒人　51
個人情報　7
個人像　148
個人的行動　98
個人的要因　96
個人の責任　113, 117
個人の選択　142
個人レベルの介入　24
国家の価値観　50
ゴフマン，アービン　79
言葉の同一性　76
粉ミルク　114
　　——ボイコット運動　113
コホート効果　40
コミュニケーション理論　120
コミュニティ　29, 119, 120, 127, 138
　　——介入　122
　　——開発　121

　　——規模　120
　　——主導の疫学　138
　　——診断　26
　　——の疫学　137
　　——の健康問題　134
　　——ベース　14
　　——ヘルスケア　24, 30
　　——ヘルスセンター　27
　　——を対象としたプライマリヘルスケア
　　　25, 28
コミュニティレベルの介入　151
　　——プロジェクト　120
コレラ　89
　　——安全地区　104
　　——危険地区　104
　　——キャンペーン　104
　「——と愛」　104
　　——との闘い　104
コレラ流行　86, 87, 92, 94, 99
　　ニューヨーク市の——　92
　　ベネズエラの——　99
　　ペルーの——　94
　　ラテンアメリカの——　87, 94
コンタギオン　21
　　——説　21
コンドームキャンペーン　116
コンドーム100％作戦　117
コントロール群　125
コンピュータ　35

さ

サーベイランス　13
サイエンス　6
　　——誌　131
再帰性　6
細菌説　23
最終学歴・学位　48
最適化　43
災厄　6
サモア　41
参加型　129
　　——農村評価　136, 145

――マッピング　145
参加観察（参与観察）　22, 67
参加率　77
産業革命　20

し

シートベルト着用　115
支援希求行動　72
シカゴ熱波　86
時間飢餓　63
時間配分研究　60
子宮頸部がん　80
自己診断　80
自殺論　23
自然史　87, 89
実験群　125, 126
実験的研究　68
実証主義　2
質的研究　82
質的データ　69
質的評価　119
質的方法　36, 82
疾病管理予防センター　89, 96, 128, 150
自動車事故　63
死亡確率　144
死亡証明書　47
死亡率　63
市民の疫学　134, 151
社会　5
社会医学　24, 27
　　新しい――　30
社会疫学　5, 23, 27, 29, 152
社会改革　23
社会階級　24
社会階層　39, 41
社会学的疫学　30
社会工学　116
社会構造　29
社会システムの破綻　105
社会人類学　26, 32
社会生態　95
　　――的感受性　95

――モデル　117
　　先進国型の――　95
　　途上国型の――　95
社会的解体　33
社会的環境　40
社会的地位　49
社会的交換　74, 78, 81, 151
社会的要因　5, 23, 96
社会的リスク　93
社会の投影　91
社会文化史　91, 93
自由回答式質問　69
10代の自殺　62
10代の妊娠　62
集団的指標　132
集団ヒステリー　105
集団免疫　58
集団レベルの介入　24
週末　62
住民参加　121
宿主の抵抗性　29
呪術　29
呪術師　142
主体的な存在　137
出産　62
出生前検査　141
出版バイアス　82
障害調整済損失年数　15
瘴気　21
静注補液　103
静注薬物使用者　59
小児白血病　42
　　――患者　134
情報の混乱　144
小発作　9
症例定義　54
職業　49
職業分類　49
植民地　91
受療行動　70
事例報告　147
シレジア地方　22

和文索引

素人のマッピング　136
人為的流行　23
新異文化間精神医学　54
神経内科医　13
神経発作　7, 15
信仰心　43
人口動態統計　47
人種　50
人種隔離制度　26
人種差別　52
心臓発作　62
診断技術　20
心停止　62
人的ネットワーク　58
信念　2
信憑性　67
シンボル変容　142
信頼性　67
心理社会機能尺度　14
診療録の閲覧　73
人類学　3, 5
　　──的観察　68

す

数学モデル　58
ズールー族　27
スス卜　30, 139
スターリング郡　33
ステークホルダー　139
ストレス　17
スノー，ジョン　21
スラム　96

せ

生活の不調和　42
生活の文化的調和　42
生活様式　19
正規の医療システム　70
政治家　141
政治的
　　──圧力　99, 124
　　──意図　98, 105
　　──介入　100
　　──行動　141
　　──立場　113
　　──抵抗　116
正常なプロセス　34
精神疾患の疫学　54
精神保健　33
生存確率　144
生態学　32
生態学的環境　40
セオリー　69
世界出産力調査　77
世界保健機関　47
責任転嫁　104
積極的なモニタリング　126
接触回数　58
接触調査　59
絶対的貧困　41
説明変数　5
説明モデル　72
潜在期　89
センシティブ　75, 116
　　──な質問　77
先進国型の社会生態　95
選択回答式質問　69
選択バイアス　14, 69
専門家の権威　124

そ

早期中止　125
操作　79
相対的貧困　41
双方向的　137
ソーシャルサポート　30, 42
ソーシャルネットワーク　35, 42
測定仮説　44, 48, 64
測定誤差　76
測定手段　67
組織の文化的文脈　114
その疾患に罹るリスクのある人々　20
存在率　7, 13, 20, 88
ソンタグ，スーザン　104

た

大英帝国　91
代替医療　70
タイタニック号　45
第2次世界大戦　32
大発作　9
代理人　81
多施設共同RCT　128
タスキーギ梅毒研究　125
正しい回答　75
妥当性　67
タバコ訴訟　115
多要因説　22
単一要因説　23
誕生日　62
炭疽菌テロ　93

ち・つ

地域格差　101
地域住民　57
地域診断　26
地域保健医療　24
チェンバース，ロバート　136, 145
知見の公表　132
知見の質管理　132
知識　110
致死率　99
チフス　22
注射屋　2
抽象化　69
懲罰　114
地理疫学　32
地理情報システム　35

通学年数　48
憑き物　11
強い情動　16

て

帝王切開　63, 72
抵抗性　30
手直し　24
デュルケム，エミール　23, 91
てんかん　7
伝統医学　2
伝統医療　6
伝統的
　——健康観　25
　——健康行動　25
　——施術　11
　——施術師　100, 123

と

統計解析のユニット　127
統計学的確率　133
統計学的手法　36
統計像　148
時　40, 60
時の流れ　61
特異度　80
土壌荒廃　29
途上国型の社会生態　95
トップダウン　123
ドレスラー　41

な・に

内容分析　143
ナチス　126
夏時間　63
ナバホ　28

二重出版　82
二重マスク法　78
二重盲検法　78
日常生活における自己呈示　79
日本人　41
入院治療　103
乳がん地図　135
乳歯下痢　89

ね・の

ネグロイド　51
ネッスル社　115

和文索引

ネッスル製品ボイコット運動　115
ネットワーク分析　59

農村社会型生活様式　30
ノースカロライナ大学チャペルヒル校　28

は

バイアス　69
排泄物　75
ハイリスク戦略　118
白人　51
パシフィックアイランダー　51
場所　40, 56
パターン　1, 5, 23
発生率　7, 13, 20, 88
パヌム，ピーター　22
ハワイ先住民　51
バングラデシュ　75
パンデミック　91
汎米保健機構/WHOアメリカ事務局　100, 102

ひ

非医学的　9
非応答バイアス　73
比較　4
非参加バイアス　73
ヒスパニック　51
悲嘆経験　17
悲嘆の伝統的表出　16
人　40, 44
ヒポクラテス　19
病気の伝播　58
病気のパターン　1
病原体　35
病者役割　72
標準化　76
標準容器　124
病的なプロセス　34
貧困　24, 36, 96
　　絶対的――　41
　　相対的――　41
貧富の格差　101, 105

ふ

ファベラ　104
不安発作説　10
フィールド
　――疫学　21
　――ノーツ　67
　――録　67
　――ワーク　21
フィンガープリント　59
風刺漫画　131
プエブロ・ホーベン　96
プエルトリコ　15
　――症候群　16
フェロー諸島　22
フォルテス，マイヤー　26
複合介入　116
フッ素添加　115
物理化学的環境　40
不適応　113
プライマリヘルスケア　24
ブラジル　71
プラセボ群　126
ブロードストリート　21
文化　2
文化疫学　5, 7, 152
文化的
　――意味　8
　――イメージ　109
　――慣習　61, 62
　――後進性　113
　――仲介者　122
　――能力　55
　――文脈　6
　――変容　34
　――要因　28
文化適応　34
文化内多様性　41
文化に結び付いた症候群　16
文化の違い　4
文化のパターン　1
文化理解　28

分析的研究　68
文脈的理解　25

へ・ほ

米国先住民　51
ベクター媒介疾患　56
ペスト　105
ヘルスワーカー　138

報告バイアス　78
報償　114
包皮切除　80
法律　114
発作　8
ボトムアップ　134
母乳保育　113
ポピュレーション　119
　── 戦略　118
ポレラプロジェクト　24
ポレラヘルスセンター　24

ま

前向き研究　4
麻疹　22
マラリア　10, 61
マルチレベルの多変量モデル　35
慢性疾患　23

み

ミアズマ　21
　── 説　21
見返り　75
ミクストメソッド　148
見知らぬ文化　34
水の煮沸　111
南アフリカ共和国　24
南アフリカ人種問題研究所　25
民間療法　70
民族　50
民俗的
　── 呼称　18
　── 知識　29

　── な健康概念　136
　── 分類　88
民俗の疫学　134, 136, 151

む・め・も

ムガンガ　11

メイヨークリニック　9
メタアナリシス　82, 127
メンタルモデルアプローチ　133

両刃の刃　140
モンゴロイド　51

や・ゆ・よ

火傷　10
焼け太り効果　103
病（やまい）　7
病（やみ）　18, 140

有毒化学物質　134
有病率　7, 13, 20, 88

幼児死亡率　47, 67
幼児にやさしい　113
予防医学　21
予防接種　115

ら

ライフグリッド法　73
ランセット誌　131
ランダム化比較試験　125
ランダム割り付け　126

り

リコールバイアス　72
リスク　132
　── 感覚　133
　── コミュニケーション　132, 133, 145
　── 情報の質管理　144
　── 認知　144
　── の表現　144

リスクファクター　4, 55, 111, 150
　　医学的——　117
　　究極の——　112
　　社会的——　117
　　——のリスクファクター　111, 143
立法的介入　114
罹病期間　7
流行時疫学調査　85
量的研究　82
量的データ　69
量的方法　36, 82
旅行規制　105
臨床医学　55
臨床期　89
臨床試験　81, 125
倫理審査委員会　79

れ・ろ

霊的浄化　16
レジオネラ病　42
劣度指数　98
レファラルフィルターバイアス　69

ローカルな知識　110
　　——に関する疫学　138
ローズ，ジェフリー　118
ロスマン，ケネス・J・　140

わ

患い　140
ワラオ族　99

欧文索引

A

acculturation 34
ACT UP 126
American Indian 51
analytic study 68
anthropology 3
applied anthropology 108
ataques de nervios 7, 15
auxiliary measurement theory 44, 48, 64
awareness effect 125

B・C

baby-friendly 113

case-control study 4
case fatality rate 99
Cassel, John 28
CDC 89, 96, 128, 150
Centers for Disease Control and Prevention 89, 96
Chambers, Robert 136, 145
circadian rhythm 60
circumcision 80
class warfare 116
clinical stage 89
clinical trial 81, 125
cluster 42
cohort effect 40
community
——epidemiology 137
——health care 24
——health diagnosis 26
community-based 14
community-controlled epidemiology 138
community-oriented primary health care 25
contact tracing 59
content analysis 143
COPC 25, 28
credibility 67
cultural change 34
cultural competency 55
cultural consonance in lifestyle 42
cultural epidemiology 5, 152
culture 2
culture-bound syndrome 16

D

DALY 15
Daylight Saving Time 63
dependability 67
descriptive study 68
deterioration index 98
Disability-Adjusted Life Year 15
double blind 78
Dressler, William 41
Durkheim, Emile 23

E

early termination 125
EBM 127, 148
ecological susceptibility 95
EMIC 69
endemic 91

environment 32
epidemiologic polarization 101
epidemiology of local knowledge 138
ethnicity 50
ethnoepidemiologic study 59
Evans-Pritchard, Edward E. 26, 142
evidence-based medicine 127, 148
experimental study 68
explanatory model 72
Explanatory Model Interview Catalogue 69

F・G

fallacy of the empty vessel 110
falling out 16
favela 104
field notes 67
Fortes, Meyer 26

Geertz, Clifford 29
Goffman, Erving 79
generalizability 67
Gluckman, Max 26
Guide to Community Preventive Services 128

H・I

health-seeking behavior 69, 72
help-seeking behavior 72
herd immunity 58
high risk strategy 118
HIV 94

idiom of distress 16
IFCH 24, 26
incidence 7, 13, 20, 88
infant mortality 47
injector 2
Institute of Family and Community Health 24, 26
institutional review board 79
International Centre for Diarrhoeal Disease Research 102
intervention 107

interviewer bias 78
intracultural diversity 41
IRB 79

J・K・L

Jumping Frenchman 16

Kark, Emily 25
Kark, Sidney 24
Kikwit handshaking 86
kuru 27, 105

Lancet 131
lay epidemiology 134, 136
Legionnaire's Disease 42
lifegrid method 73
lifestyle incongruity 42
Little People of America 126
local knowledge 110
Love in the Time of Cholera 104

M

Mayo Clinic 9
medical
　—— anthropology 3
　—— ecology 32
　—— geography 32
Mental Models Approach 133
meta-analysis 82, 127
metaphor 104
mganga 11
miasma 21
mixed methods 148
mixing intervention 116
morally certain 150
Moth madness 16
multicenter RCT 128

N・O

National Longitudinal Aboriginal Health Survey 138
National Marfan Association 126

natural history　89
new cross-cultural psychiatry　54
nonparticipation bias　73
nonresponse bias　73
North Karelia Project　120

observation　19
observational study　68
occupation　49
operationalization　43
oral rehydration solution　88
ORS　88, 123
outbreak investigation　85

P

PAHO　100, 102
Pan American Health Organization　100
Panum, Peter　22
participant observation　22, 67
Participatory Rural Appraisal　136
person　40
Pholera Health Center　24
place　40, 56
popular epidemiology　134
population at risk　20
population strategy　118
positivism　2
PRA　136, 145
prevalence　7, 13, 20, 88
primary health care　24
proof beyond a reasonable doubt　150
prospective study　4
proxy　81
Psychosocial Functioning Scale　14
publication bias　82
pueblos jóvenes　96

R

race　50
randomized controlled trial　125
RCT　125
RCTの社会的側面　127

recall bias　72
recovered memory　80
referral filter bias　69
reflexivity　6
reform　24
reliability　67
reporting bias　78
response rate　74
revolution　24
risk　132
risk factor for risk factor　111
risk perception　144
Rose, Geoffrey　118
Rothman, Kenneth J.　140

S

SAP　95, 100
SARS　43, 105
Science　131
seizure　8
selection bias　14, 69
sensitivity　80
Seventh Day Adventist　43
shaking syndrome　16
shoe leather epidemiologist　22
sick role　72
Snow, John　21
social
　——disintegration　33
　——ecological model　117
　——engineering　116
　——epidemiology　5, 23, 29, 152
　——exchange　74
　——factor　5
　——medicine　24
　——support　30
society　5
sociocultural history　91
sociological epidemiology　30
Sontag, Susan　104
South African Institute of Race Relations　25
specificity　80

Stanford Five-City Project 120
Stirling County 33
structural adjustment program 95
structural intervention 109
subclinical stage 89
Sudden Acute Respiratory Syndrome 43
suffering 6
Suicide 23
susceptibility 2
susto 30, 139
symbolic transformation 142
systematic error 69

T

teething diarrhea 89
Three Communities Study 120
time 40, 60
time-allocation study 60

time famine 63
transferability 67
Tufts-Delta Health Center 28
Tuskegee Syphilis Study 126

V・W・Z

validity 67
vector-borne disease 56
Virchow, Rudolf 22
vital statistics 47

War Against Cholera 104
Warao 99
watchful wait 126
World Fertility Survey 77

Zulu 27

疫学と人類学
医学的研究におけるパラダイムシフト　　定価(本体 3,500 円＋税)

2012 年 12 月 25 日発行　第 1 版第 1 刷 ©

著　者　ジェームズ A. トゥロースル

訳　者　木原正博
　　　　木原雅子

発行者　株式会社　メディカル・サイエンス・インターナショナル
　　　　代表取締役　若松　博
　　　　東京都文京区本郷 1-28-36
　　　　郵便番号 113-0033　電話 (03) 5804-6050

印刷：双文社印刷/表紙装丁：トライアンス

ISBN 978-4-89592-727-7　C3047

本書の複製権・翻訳権・上映権・譲渡権・公衆送信権(送信可能化権を含む)は㈱メディカル・サイエンス・インターナショナルが保有します。本書を無断で複製する行為(複写，スキャン，デジタルデータ化など)は，「私的使用のための複製」など著作権法上の限られた例外を除き禁じられています。大学，病院，診療所，企業などにおいて，業務上使用する目的(診療，研究活動を含む)で上記の行為を行うことは，その使用範囲が内部的であっても，私的使用には該当せず，違法です。また私的使用に該当する場合であっても，代行業者等の第三者に依頼して上記の行為を行うことは違法となります。

JCOPY 〈㈳出版者著作権管理機構　委託出版物〉
本書の無断複写は著作権法上での例外を除き禁じられています。複写される場合は，そのつど事前に，㈳出版者著作権管理機構(電話 03-3513-6969，FAX 03-3513-6979，info@jcopy.or.jp)の許諾を得てください。